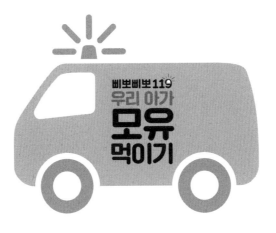
삐뽀삐뽀 119 우리 아가 모유 먹이기

삐뽀삐뽀 119 우리 아가 모유 먹이기

초판 1쇄   — 2004년 7월 15일
개정 1판 1쇄 — 2005년 4월 25일
개정 2판 1쇄 — 2009년 5월 25일
개정 3판 1쇄 — 2010년 10월 15일
개정 4판 1쇄 — 2012년 7월 15일
개정 5판 1쇄 — 2017년 5월 1일
개정 5판 5쇄 — 2024년 11월 1일

지은이 — 정유미·하정훈

펴낸이 / 하정훈

펴낸곳 / (주) 유니책방·신고번호 제25100-2016-000021호

주소 / 서울시 동작구 사당로 230-1, 3층

전화 / 02-587-8277 팩스 / 02-587-8278 E-mail / yoonibook@naver.com

Copyright ⓒ 2004, 2017 by 정유미·하정훈

All rights reserved. Published by Yoonibook Publishers Co.

ISBN 979-11-957955-1-2

이 도서의 국립중앙도서관 출판예정도서목록(CIP)은 서지정보유통지원시스템 홈페이지(http://seoji.nl.go.kr)와
국가자료공동목록시스템(http://www.nl.go.kr/kolisnet)에서 이용하실 수 있습니다.(CIP제어번호: CIP2017007687)

삐뽀삐뽀 119
우리 아가
모유
먹이기

정유미 · 하정훈 지음
소아청소년과전문의, 국제인증수유상담가

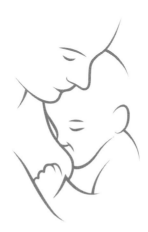

www.bfmed.co.kr

대한모유수유의사회를 소개합니다!

대한모유수유의사회는 모유수유에 관심을 가지고 연구하는 의사들이 만든 단체로, 일반인들에게 모유수유에 대한 올바른 정보를 제공하여 잘못된 관행을 고치고, 의료인들에게 모유수유에 대한 최신 의학 지식을 제공하며, 기존의 모유 관련 단체들과 협조하여 힘을 모아 모유수유 증진활동을 하는 것을 목표로 삼고 있습니다. 대한모유수유의사회의 열정과 노력이 훌륭한 열매를 맺을 수 있도록 많은 참여와 관심을 부탁 드립니다.

홈페이지는 http://www.bfmed.co.kr/ 입니다. 이곳에서는 엄마 젖 먹이기에 대한 자세한 정보를 찾아보실 수 있으며 대한모유수유의사회 선생님들께 모유수유에 대하여 직접 질문을 하실 수도 있습니다.

▶ YouTube
대한모유수유
의사회

일러두기

💜 이 책의 내용이 소아청소년과 의사의 진료를 대신할 수는 없습니다.

💜 본문에 쓰인 말 중에서 '신생아'는 생후 4주까지의 아기를 가리킵니다.

💜 본문에 나오는 모든 나이는 만 나이입니다. 소아청소년과에서 말하는 월령에 대해 혼동을 하는 분들이 많은데 2, 4, 6개월에 맞는 DTaP 예방접종을 생각하시면 아주 쉽습니다. 즉 1월 1일에 태어난 아기는 2개월인 3월 1일에 처음 DTaP 접종을 하게 되는데 하루 전날인 2월 28일은 아직 2개월이 되지 않았기 때문에 1개월이라고 말합니다. 마찬가지로 4월 30일은 3개월, 5월 1일은 4개월이고, 6월 30일은 5개월, 7월 1일은 6개월입니다.

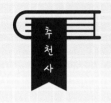

세상의 모든 엄마라면 '눈에 넣어도 아프지 않다'라는 말이 어떤 마음에서 비롯된 것인지 잘 알 것입니다. 사랑하는 우리 아이가 건강하게 자라기를 바라는 것은 모든 부모들의 한결같은 마음일 것입니다. 그리고 아이의 성장은 아이가 엄마 뱃속에 있을 때를 제외한다면, 실제로 아이가 첫 울음을 터트린 후 젖을 물리는 일부터 시작됩니다. 이때 모유를 먹이는 것이 좋다는 것은 따로 설명할 필요가 없겠지요. 모유가 건강, 영양, 지능 발달, 감성적 측면 등에서 아이에게 매우 바람직하며, 엄마에게도 여러 가지로 유익하다는 것은 이미 과학적으로 입증된 사실이니까요.

그러나 안타깝게도 모유수유는 굳은 '결심'이 필요한 일이기도 합니다. 그래서 모유수유를 고려해 보긴 했지만 여러 사정으로 모유수유를 하지 못하는 분들을 볼 때면 참으로 안타깝습니다. 그러나 더욱 안타까운 것은 모유수유를 시도는 했지만 중간에 여러 가지 난관에 부딪혀 혼자서 애쓰다가 포기하는 분들입니다. 이런 분들께 도움이 될 만한 책이 있었으면 좋겠다는 바람이 있었는데, 마침 정유미·하정훈 선생의 『삐뽀삐뽀 119 우리 아가 모유 먹이기』를 보고 무척 반가웠습니다. 이 책은 모유수유에 대한 모든 것들을 이해하기 쉽고 친절하게 설명하고 있기 때문입니다.

이 책은 모유수유에 대한 최신 지식들을 포함해 모유수유에 필요한 모든 정보들을 총망라하고 있습니다. 그러나 정보를 단지 나열해 놓은 것이 아니라 어려운 용어들을 알기 쉽게 풀어쓰고 있어 쉽게 이해할 수 있으며 무엇보다 실제에 적용해 볼 수 있도록 되어 있습니다. 그리고 궁금한 점이 있으면 언제라도 쉽게 찾아 볼 수 있게 꾸며져 있는 것도 이 책의 큰 장점입니다.

이 책의 장점으로 또 한 가지 빼놓을 수 없는 점은, 모유수유뿐만 아니라 소아청소년과 영역 전반에 대한 올바른 이해를 바탕으로 쓰여졌다는 점입니다. 모유수유는 육아의 전체적인 과정 가운데 한 부분이기 때문에 소아청소년과 영역에 대한 전반적인 이해와 더불어 이루어져야 한다는 것은 당연한 일입니다. 이 책은 모유수유에 대한 정보를 상세하게 다루고 있을 뿐만 아니라, 아이 키우기, 먹이기, 잠버릇 등 전반적인 육아 정보들을 균형있게 설명하고 있어, 육아 전반에 대한 안내서로서도 손색이 없습니다. 또한 이런 의학적 정보뿐만 아니라, 정유미·하정훈 선생이 소아청소년과 전문의로서 오랫동안 엄마들과 육아상담을 하면서 경험한 내용들을 바탕으로 하고 있어 더욱 신뢰할 만한 책입니다.

이 책이 모유수유를 계획하고 있거나 모유수유를 하고 있는 분들께 훌륭한 지침서가 될 것이라 생각합니다.

서울대학교 의과대학 소아청소년과학교실
주임교수 윤용수

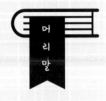

우리의 귀한 아기에게 엄마 젖을 먹입시다. 모유를 먹이면 머리가 좋아지고 병에 적게 걸리고 성격도 원만해집니다. 젖을 먹이면 엄마도 좋은데, 산후 회복이 빨라지고 여러 가지 질병을 예방하는 효과가 있습니다. 모유를 먹이는 것이 이렇게 좋다는 것은 이제 누구나 다 알 정도지만, 아직도 우리나라의 모유수유율은 매우 낮습니다. 근데 과연 그게 우리 엄마들만의 잘못일까요?

아기에게 엄마 젖을 먹이자고 몇 사람이 떠드는 것만으로 모유를 먹일 수 있는 것은 아닙니다. 엄마들에게 모유를 먹여 키우라고 강요한다고 해서 모든 엄마들이 모유를 쉽게 먹일 수 있는 것도 아닙니다. 아기가 젖을 먹는 것은 본능이지만 엄마가 모유를 먹이는 것은 교육에 의한 것이라고 합니다.

예전의 대가족 제도 하에서는 어릴 때부터 젖먹이는 모습을 항상 보고 자라기 때문에 누구나 다 젖을 먹일 수 있었습니다. 보는 것만으로도 최고의 시청각 교육을 받을 수 있었던 셈입니다. 하지만 이제 핵가족이 되면서 아기를 출산할 때까지 젖먹이는 것을 한 번도 보지 못한 엄마들이 수두룩합니다.

우리나라의 모유수유율을 선진국처럼 70% 정도로 끌어올리려면 모유수유에 대한 사회적인 시스템이 만들어져야 합니다. 어릴 때부터 엄마가 젖먹이는 모습을 보고 자라고, 초등학교 때부터 대학교 때까지 모유수유에 대한 교육을 받고, 결혼하고 임신하면서부터는 모유수유에 대한 실제적인 교육이 이 사회에서 이루어져야 합니다. 출생 시 산부인과에서 모자동실을 하고, 모유만을 먹이고, 생후 1주일 이내에 소아청소년과를 방문하여 수유 시 생긴 문제를 조기에 해결하고, 그후 한두 달에 한 번 정도 정기적인 소아청소년과 의사의 검진을 통해서 모유를 오래 먹일 수 있게 도와주어야 합니다. 모유를 먹이는 엄마에 대한 사회적인 배려도 필수입니다. 직장에 나가는 엄마들은 모유를 먹이고 싶어도 먹일 수 없는 것이 우리의 현실입니다. 모유를 짤 장소가 없어서 화장실에서 다른 사람들의 눈치를 보면서 짜야 한다면 이것은 부끄러운 일이 아닐 수 없습니다. 모유수유율을 높이기 위해서는 엄마도 노력해야 하겠지만 이 사회가 더 많은 노력을 해야 합니다. 대단한 각오를 가진 특별한 엄마라야 엄마 젖을 먹일 수 있다면 이것은 정말로 곤란한 일이 아닐 수 없습니다.

이 책은 단순히 모유를 먹는 것이 좋다는 것만 적어 놓은 책이 아닙니다. 이 책은 모유를 제대로 먹이는 방법과 모유수유 중에 생긴 문제의 실제적인 해결을 다루고 있습니다.

최근 모유에 대한 관심이 늘어나면서 지나치게 완모수(완전모유수유)에 집착하고 모유만 먹이면 모든 것이 해결되는 것처럼 이야기하는 분도 있습니다. 모유수유도 아기 인생의 한 부분입니다. 이유식 먹이기, 버릇 들이기, 잠재우기와 같은 육아의 다른 부분과 톱니바퀴처럼 맞물려 있기 때문에 지나치게 한쪽이 강조되면 조화롭게 아기를 키우기가 힘듭니다.

어른들의 식성이 다르듯이 모유수유 역시 그 방법이 매우 다양합니다. 모든 아기들에게 통용되는 원칙이 있는가 하면 아기들마다 다른 특성을 보이기도 하므로 원칙을 잘 지키면서 아기에게 맞게 수유 방법을 조절해야 합니다.

말은 '아' 다르고 '어' 다르다고 합니다. 모유수유 시 사용되는 말의 의미를 정확히 아는 것도 중요합니다. 일부에서는 '모유를 수시로 먹이라'고 말합니다. 이 용어는 원래 'on demand'라는 말을 번역한 것으로 아기가 배고파할 때 먹이라는 말입니다. 이 한 단어의 뉘앙스 차이 때문에 모유수유의 많은 문제가 발생하고 있다고 저희는 생각합니다. 신생아 때라면 몰라도 생후 3~4개월 된 아기에게 칭얼거릴 때마다 수시로 젖을 물리는 것은 별로 바람직한 일이 아닙니다.

모유 먹이기는 처음이 매우 중요합니다. 첫 일주일간 습관을 잘못 들이면 나중에는 모유수유의 원칙대로 아기를 키울 수 없게 됩니다. "아기가 먹고 싶어하는 대로 먹이라"는 말은 아기가 배고파할 때마다 먹이고 한 번 먹일 때 충분히 먹이라는 말입니다. 조금씩 자주 먹고 있는 아기는 후유를 먹지 못해서 점점 더 자주 먹게 되는데, 이런 아기에게 먹고 싶어할 때마다 먹이다가는 하루 종일 똥을 지리게 됩니다. 한 번에 충분한 양을 먹지 않는 습관이 든 아기들은 건강한 식사습관을 갖는 데 많은 문제가 생기기도 합니다. 따라서 출생 후 일주일 이내에 소아청소년과 의사의 진료를 받는 것이 성공적인 모유수유를 위해서 매우 중요합니다.

모유가 좋습니다. 하지만 제대로 알고 먹이지 않으면 아기에게 문제가 될 수도 있습니다. 또 모유가 아무리 좋아도 평생 모유만을 먹고 살 수는 없습니다. 모유를 먹는 아기도 만 6개월부터는 철분이 많은 이유식을 시작해야 합니다.

모유수유를 강조하더라도 그 의미가 잘못 전달되면 곤란합니다. 혼합수유를 할 생각을 미리 하지 마십시오. 하지만 완모수를 하겠다고 젖이 부족한 아기에게 모유만을 먹이다가 아기의 피골이 상접하게 만드는 엄마도 드물지 않습니다. 혼합수유가 나쁘다는 잘못된 말 때문에 적지만 그나마 먹던 모유마저 끊고 분유만을 먹이는 웃지 못할 일이 생기기도 합니다.

모유를 먹이는 엄마의 웰빙도 중요합니다. 그 좋아하던 커피도 딱 끊고 와인 한 잔도 아기에게 나쁠까 봐 다른 사람들 먹는데 침이나 삼키고 있을 필요는 없습니다. 아기 낳은 지 9개월이 되었는데도 잠을 설쳐가며 밤에 네댓 번을 깨서 젖을 먹이고 있다면 엄마도 가족도 괴로울 것입니다. 조금만 공부하고 조금만 노력하면 모유는 즐거운 마음으로 편하게 먹일 수 있습니다.

밤에도 아기가 먹고 싶어하면 먹여야 합니다. 하지만 12주가 지나면 모유가 잘 나오고 아기에게 다른 이상이 없는 경우, 그리고 엄마가 밤에 잠을 깨는 것이 힘든 경우 잠을 잘 자는 방법을 가르칠 수 있습니다. 미국소아과학회와 권위 있는 아동 병원들과 심리학자와 수면 전문가와 육아 전문가들은 모유를 먹는 아기들도 4~6개월경부터 건강한 수면습관을 들이는 것이 매우 중요하다고 강조하고 있습니다. 반면 밤에도 아기가 깰 때마다 모유를 먹이라고 강조하는 그룹도 있기 때문에 장단점을 잘 알고 선택해야 합니다. 선택은 어디까지나 부모가 하는 것입니다.

간혹 모유를 먹이지 못하는 엄마를 비난하는 사람도 있는데, 그러지 마십시오. 그 엄마가 모유를 먹이지 못한 것은 모유를 먹일 수 있게 배려하지 못한 우리 사회 탓도 큽니다. 그 엄마의 속은 더 탈 것입니다.

모유에 대한 책을 쓰는 4년간 우리 사회에도 많은 변화가 생겼습니다. 이제 모유를 먹이겠다는 엄마들이 급격히 늘고 있습니다. 하지만 몇 개월 먹이지 못하고 이런저런 문제로 모유 먹이기를 포기하는 엄마도 많습니다. 처음 시작만큼 중요한 것이 지속적으로 먹일 수 있게 도와주는 것이기 때문에 소아청소년과의 육아 및 모유에 대한 정기검진이 무엇보다도 필요하다고 생각합니다.

모유를 먹이십시오. 모유를 먹이는 것은 엄마의 사랑입니다. 조금 더 미리 준비하고 조금 더 공부하면, 좀더 편하게 좀더 오래 모유를 먹일 수 있습니다.

2004년 7월
정유미·하정훈 적습니다

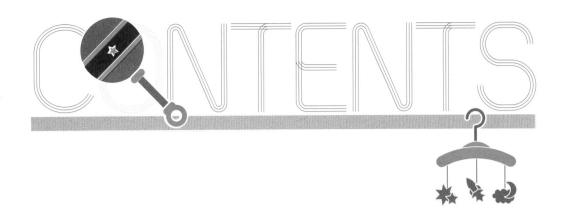

CONTENTS

❤ 추천사 5   ❤ 머리말 6

제1부 모유수유에 대해 기본적으로 알아두어야 할 것들 ❤ 15

❶ 모유수유가 좋은 이유 16
❤ 젖을 먹이는 만큼 아기에게 득이 됩니다 16   ❤ 젖을 먹이면 엄마에게도 좋습니다 19
❤ 젖을 먹여 키우면 사회적인 이득 또한 엄청납니다 21
❤ 한국 모유수유율?? 22   ❤ 최근 10년간 모유수유율이 감소한 이유 25

❷ 모유수유, 이것만은 꼭! 30
❤ 모유, 적어도 두 돌까지는 먹이자! 30   ❤ 6개월 동안은 젖만 먹입니다 31
❤ 출산 전 모유수유 교육이 중요합니다 33   ❤ 모유수유 중에 문제가 생기면 38
❤ 모유, 함부로 짜서 먹이지 마십시오. 한 번만 짜서 먹여 보겠다구요? 그거 고생으로 가는 지름길입니다! 39

❸ 모유수유에 성공하려면 42
❤ 신생아 모유수유에 성공하기 위해 꼭 알아야 할 16가지 42
❤ 신생아 모유수유에 성공하기 위해 해서는 안 되는 것 17가지 43
❤ 아기를 딱딱한 플라스틱 통에 보관하지 마세요 46

❹ 모유의 성분과 특성 49
❤ 모유에는 최상의 영양이 충분히 들어 있습니다 49   ❤ 초유란 뭘까요? 50
❤ 전유후유불균형이란 뭔가요? 51   ❤ 사출반사란 뭘까요? 55   ❤ 사출이 잘 되지 않는 경우에는 57

제2부 신생아와 그 이후 아기 모유 먹이기 ❤ 59

❶ 모유수유에 성공하려면 60

❤ 아기가 태어나기 전에 엄마가 알아둬야 할 것들 60   ❤ 임산부가 보충할 것들 63
❤ 출산 과정과 모유수유 64   ❤ 모유수유에 친근한 소아청소년과 의사를 찾으려면? 65
❤ 아기가 태어난 후 엄마가 알아둬야 할 것들 67   ❤ 신생아 적정 수유량 73
❤ 모유수유에 실패하는 가장 흔한 케이스 74   ❤ 산후조리에 대한 생각을 바꿉시다! 75

❷ 신생아 모유 먹이기 78

❤ 신생아 수유 시 엄마가 신경 써야 할 것들 78   ❤ 초기 모유수유 시 엄마가 알아둘 것들 82
❤ 유두혼동이란 뭘까요? 83   ❤ 수유 자세와 젖 물리는 방법 85
❤ 모유수유, 한쪽만? 양쪽 다? 90   ❤ 젖 빨기와 젖 나오기 93   ❤ 모유수유아 트림시키기 93
❤ 수유 중 유방 압박하기 94   ❤ 컵으로 모유 먹이기 95   ❤ 먹는 습관은 신생아 때부터 96
❤ 충분히 먹은 아기와 모유가 부족한 아기 98   ❤ 젖양 늘리는 방법 101
❤ 모유 먹는 아기에게 보충해 줄 것들 103

❸ 밤중수유에 대하여 110

❤ 신생아는 밤에도 먹여야 합니다 110   ❤ 밤중수유—우리 아기가 달라졌어요? 112
❤ 밤중수유를 줄이는 법 115   ❤ 밤중수유가 줄면 젖양도 줄까? 117
❤ 먹이기와 잠자기에 대해 엄마들이 궁금해하는 것들 118

❹ 혼합수유에 대하여 120

❤ 모유가 부족할 수 있습니다 120   ❤ 보충수유의 필요성과 먹이는 법 122
❤ 이런 아기는 보충수유를 하기 전에 이렇게 해보세요 125
❤ 모유수유와 함께 보는 분유 이야기 126   ❤ 모유대체품 판촉에 관한 국제 규약을 아시나요? 129

❺ 모유수유아의 성장과 발달 131

❤ 모유 먹는 아기의 몸무게가 적을 때 131   ❤ 몸무게가 잘 늘지 않는 모유수유아 132
❤ 신생아 시기에 몸무게가 적을 때 133   ❤ 모유와 이유식, 모유수유아 고형식 먹이기 134
❤ 세계보건기구의 모유수유아 이유식 권장 지침 136   ❤ 아침 이유식은 언제부터 주시려구요? 139
❤ 우리 아이 키/체중, 정상일까? 141   ❤ 재수유에 성공하려면 143

❻ 모유수유아의 변 145

❤ 모유 먹는 아기의 대변의 특징 145   ❤ 대변, 이런 경우는 주의하세요 147

제3부 엄마에게 문제가 있을 때의 모유수유 ♥ 149

❶ 엄마 유방에 문제가 있을 때 150
♥ 모유에 피가 섞여 나오는 경우 150 ♥ 유두 동통, 모유수유 시 젖이 아플 때 151
♥ 곰팡이 감염 때문에 아플 수도 있습니다 152 ♥ 너무 아파서 무섭다는 울혈, 피할 수 있을까? 154
♥ 유선염에 대해 알아봅시다 157 ♥ 유선염에 대한 흔한 질문들 160
♥ 유방 수술을 했거나 손상된 적이 있을 때 162 ♥ 함몰 유두, 수유 전에 수술이나 교정하지 않습니다 163

❷ 젖 분비 양상에 문제가 있을 때 166
♥ 한쪽 젖이 잘 안 나올 때 166 ♥ 젖이 샐 때 166 ♥ 젖이 너무 많을 때 167

❸ 젖먹이는 엄마가 약을 먹어야 할 때 169
♥ 기본적인 주의사항 169 ♥ 모유수유 중 먹을 수 있는 약, 먹어서는 안 되는 약 169
♥ 모유수유모 예방접종 173 ♥ 다음 몇 가지 약들은 알아두는 것이 좋습니다 174

❹ 엄마가 만성 B형간염이나 당뇨병 등 병이 있을 때 176
♥ 만성 B형간염 산모의 모유수유 176 ♥ B형간염과 모유수유에 대해 궁금한 것들 178
♥ C형간염에 걸린 엄마의 모유수유 179 ♥ 당뇨병 있는 엄마의 모유수유 180
♥ 엄마에게 수두나 대상포진 있을 때의 모유수유 181 ♥ 결핵에 걸린 산모의 모유수유 183
♥ A형간염 산모의 모유수유 184

제4부 아기에게 문제가 있을 때의 모유수유 ♥ 187

❶ 아기가 젖을 거부하거나 보챌 때 188
♥ 아기가 거부한다고 젖을 끊지 마세요 188 ♥ 수유 시 보채는 데는 다양한 원인이 있습니다 190
♥ 엄마와 아기의 증상으로 판단할 수 있는 원인 192 ♥ 수유 시 보채는 아기의 원인별 대책 194

❷ 모유수유 트러블 아기의 다양한 유형 199
♥ 젖먹다가 졸려 하는 아기 199 ♥ 제대로 젖을 빨지 못하는 아기 200
♥ 약하게 빠는 아기 200 ♥ 젖을 조금씩 자주 먹는 아기 201 ♥ 엄마 젖을 깨무는 아기 202
♥ 밥 안 먹고 젖만 빨려는 돌 지난 아기 203 ♥ 밤에 젖을 물고 자려는 아기 204
♥ 갑자기 많이 먹으려는 아기 205

❸ 모유수유와 아기의 질병 206

♥ 빈혈, 모유수유아가 더 많다구요? 206   ♥ 설사하는 아기 모유 먹이기 208
♥ 황달과 모유수유 209
♥ 아토피 질환과 모유수유 215

❹ 미숙아 모유 먹이기 216

♥ 미숙아에게도 모유는 최고의 음식입니다 216   ♥ 직접 젖을 물리기 힘든 경우에는 이렇게 217
♥ 캥거루 케어 218

제5부 엄마가 모유수유 중 부딪히는 문제들 ♥ 221

❶ 모유수유와 엄마의 일상생활 222

♥ 식사와 모유수유 222   ♥ 음주와 모유수유 223   ♥ 모유수유와 흡연 225
♥ 모유수유 중 카페인과 음료 226   ♥ 모유수유 엄마의 운동과 다이어트 228
♥ 임신과 모유수유 228   ♥ 나란히 젖먹이기(tandem nursing) 230

❷ 직장 나가는 엄마가 모유수유에 성공하려면 236

♥ 엄마가 직장에 나가면 모유를 끊게 되는 이유 236   ♥ 아기가 태어나기 전에 준비할 일들 236
♥ 아기가 태어난 후 준비할 일들 237   ♥ 직장에 복귀하는 엄마가 확인할 일들 239

❸ 모유 짜기와 모유 보관법 240

♥ 젖을 짜야 하는 경우 240   ♥ 젖 짜기 준비는 이렇게 하세요 242
♥ 손으로 젖 짜기 243   ♥ 유축기로 젖 짜기 244   ♥ 모유 보관, 이렇게 하세요 246
♥ 냉동젖 녹이는 방법 247   ♥ 해동된 모유의 상태 248   ♥ 고인 젖, 아기에게 나쁠까? 249

❹ 엄마 젖을 우유병에 담아 먹이기 251

♥ 우유병으로 모유를 주는 방법 251   ♥ 우유병을 거부하는 모유수유아 대처법 252
♥ 유축기 깔때기 고르는 방법 256

❺ 젖을 끊을 때는 이렇게 258

♥ 젖 끊기 258   ♥ 모유 먹던 아이, 우유는 언제 어떻게 먹일까? 260

제6부 모유수유에 대해 엄마들이 흔히 하는 질문들 ♥ 263

♥ 모유와 분유에 대해 264   ♥ 젖양에 대해 267   ♥ 수유 자세와 시간에 대해 271

♥ 아기의 질병과 모유수유에 대해 274   ♥ 엄마의 유방과 모유수유에 대해 274

♥ 엄마와 모유수유에 대해 277   ♥ 모유수유와 약에 대해 279

♥ 모유수유하는 엄마의 먹거리에 대해 281   ♥ 그밖에 자주 하는 질문들 284

부록

♥ 아기에게 친근한 병원(성공적인 모유수유를 위한 10단계) 286

♥ 대한모유수유의사회 상담실 선생님 명단 287   ♥ 단설소대 수술 병원 288

♥ 세계보건기구의 모유대체품 판촉에 관한 국제 규약 292

♥ 모유수유 아카데미 임상 프로토콜 299

♥ 2006년 세계보건기구 영유아 성장 기준 300

♥ 찾아보기 317

제1부

모유수유에 대해 기본적으로 알아두어야 할 것들

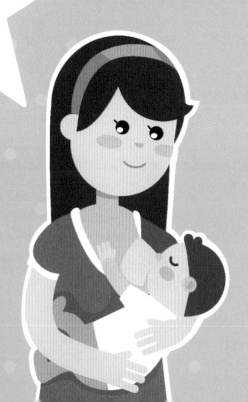

1. 모유수유가 좋은 이유

현재 많은 분유회사들이 모유를 닮은 분유를 만들려고 노력하고 있습니다. 하지만 모유는 모유고, 분유는 분유일 뿐입니다. 아직도 모유의 신비는 다 밝혀지지 않고 있기 때문에 분유가 모유를 능가하는 것은 불가능합니다. 초유 역시 엄마의 초유와 소나 염소의 초유는 전혀 다른 것이기 때문에 소나 염소의 초유를 먹인다고 엄마의 초유를 먹인 효과를 볼 수는 없습니다.

모유를 먹입시다! 모유를 먹이는 것은 엄마의 사랑을 먹이는 것입니다. 모유를 먹이면 아기와 엄마와 이 사회 모두가 큰 득을 보게 됩니다. 그래서 선진국에서는 모유수유를 권장하는 데 국가가 앞장서고 사회 전체적으로 엄마가 모유수유를 잘할 수 있게 도와주고 있습니다. 모유를 먹이는 것은 작게 보면 아기에게 도움이 되지만, 크게 보면 국가의 경쟁력을 높일 수 있는 중요한 일입니다.

젖은 먹이는 만큼 아기에게 득이 됩니다

💜 젖을 먹이면 아기의 건강에 도움이 된다는 점 모두 잘 알고 계시겠지요? 중이염, 상기도, 하기도 감염, RSV 모세기관지염, 미숙아 괴사성 장염 등 감염 질환이나, 한국 엄마들이 제일 걱정하는 아토피 피부염이나 천식, 그 외 당뇨병, 비만, 심지어 소아암까지도 줄일 수 있습니다.

그 중 미숙아에게 치명적인 괴사성 장염을 포함해서 상기도, 하기도 감염, RSV 모세기관지염, 영아돌연사 증후군 예방 효과는 70%가 넘습니다. 현대 의학의 그 어떤 방법으로도 이렇게 효과적으로 예방할 수는 없습니다.

그런데 이런 효과는 젖을 얼마나 많이, 또 오래 먹였느냐에 따라 달라집니다. 즉, 혼합수유보다는 완전모유수유가, 4개월보다는 6개월 이상 젖을 먹일수록 예방 효과가 커지는 겁니다. 이것을 영어로는 dose-response, 즉 용량 반응 효과라고 합니다. 하지만 조금이라도 젖을 먹이면, 위장염, 당뇨병, 비만을 줄일 수 있습니다. 특히 아토피 피부염과 천식은 가족력이 있어도 적어도 3개월만 완전모유수유를 하면 40% 정도 줄어들고 모유수유를 하면 인구 집단 수준에서 IQ도 3.5 정도 높은 것으로 알려져 있습니다.

모유수유 정도에 따른 아기의 건강 이득 (dose-response)

질환	위험도 감소(%)	특징
위장염	64	조금이라도 모유수유를 함
2형 당뇨병	40	조금이라도 모유수유를 함
염증성 장 질환	31	조금이라도 모유수유를 함
비만	24	조금이라도 모유수유를 함
괴사성 장염	77	완전 인간 젖 수유(모유로 만든 강화제 포함)
영아돌연사증후군	73	완전모유수유
셀리악 병	52	글루텐 노출 시 2개월 이상 모유수유
아토피 피부염	42	완전모유수유 > 3개월, 아토피 가족력(+)
천식	40	완전모유수유 ≥ 3개월, 아토피 가족력(+)
아토피 피부염	27	완전모유수유 > 3개월, 아토피 가족력(-)
천식	27	완전모유수유 ≥ 3개월, 아토피 가족력(-)
1형 당뇨병	30	완전모유수유 > 3개월
RSV 모세기관지염	74	완전모유수유 > 4개월
하기도 감염	77	완전모유수유 ≥ 6개월: 4-6개월
상기도 감염	70	완전모유수유 > 6개월: < 6개월
중이염	50	완전모유수유 ≥ 6개월: 3개월
반복되는 중이염	49	완전모유수유 ≥ 6개월: 4-6개월
급성림프구성백혈병(ALL)	20	> 6개월
급성골수성백혈병(AML)	15	> 6개월

▶ YouTube
모유의 장점
dose-response

때문에, 직장 여건이 좋지 못해도 젖을 끊는 것보다는 출근 전과 퇴근 후에 젖을 계속 먹이면서 혼합수유를 하는 것이 아기의 건강에 훨씬 득이 됩니다. 출생률이 세계 꼴찌인 한국에서 아기도 낳고, 직장에서 일도 하시는 우리 엄마들, 모두 모두 힘내시고, 한 모금이라도 더 자신 있게 젖을 먹이시기를 바랍니다.

▶ YouTube
100일에
체중 2배?

💙 주의할 점 모유의 질병 예방 효과는 100%가 아닙니다. 예를 들어 모유수유아는 분유수유아에 비해 과체중과 비만이 적다는 것이지 모유만 먹이면 절대로 비만이 되지 않는다는 것이 아닙니다. 모유 수유뿐만 아니라 아기의 발달에 따른 육아에도 똑같은 정성을 기울여 신체적, 정신적으로 건강한 인간으로 키우는 것이 우리 엄마, 아빠들의 진정한 바람이자 목표일 것입니다.

💡 뇌가 25%밖에 안 만들어졌어유

인간은 몸에 비해서 뇌가 제일 큰 동물입니다. 인간은 그 중에서도 제일 극단적으로 뇌가 큽니다. 인간은 이렇게 몸에 비해 뇌가 제일 큰 만물의 영장이지만, 반대로 태어날 때는 가장 미숙한 동물입니다. 다른 영장류와 달리 사람 신생아 뇌는 어른의 25%밖에 되지 않습니다. 반면 인간과 많이 비슷한 침팬지는 45%, 고릴라는 65%의 뇌가 이미 만들어진 상태로 태어납니다. 어찌 보면 인간 아기보다 훨씬 더 똑똑하게 태어난다고 볼 수 있습니다. 인간 아기는 너무 불리한 조건으로 태어나는 것입니다. 만삭까지 두어도 뇌가 25%밖에 만들어지지 않습니다. 그러니까 의학적인 이유가 없으면 좋은 날이라고 날 잡아서 일찍 출산하지 말아야 합니다.

그런데 왜 이렇게 되었을까요? 그 이유는 진화학적으로 인간 뇌가 점점 커지면서 머리가 좋아진 반면에, 날렵하게 직립 보행을 하게 되면서 오히려 골반은 좁아졌기 때문입니다. 그래서 이 두 목적을 위해 엄마 몸과 아기 몸이 함께 적응을 한 것입니다. 침팬지는 어미 골반이 새끼 머리에 비해서 크기 때문에 아무 문제 없이 낳을 수 있습니다. 하지만, 사람은 엄마 골반에 비해서 아기 머리가 너무 커서 잘 빠져 나와야 합니다. 그래서 의학적 도움이 없으면 엄마나 아기가 위험해질 수 있는 경우도 생기게 됩니다. 간신히 엄마 골반에 맞춰서 작은 뇌로 태어나도, 신생아는 머리 비율이 4등신이나 되고, 미숙아인 경우는 이보다 더 해서 머리가 몸의 1/3이나 됩니다. 그런데, 최대한 작은 뇌로, 25%만 갖고 태어난 아기이기 때문에 정말 할 줄 아는 게 하나도 없습니다. 걷거나 말은커녕, 시력이 0.1도 안 되어서 잘 보이지도 않습니다.

엄마가 먹여주고, 원하는 걸 엄마가 다 알아차려서 해 주어야 합니다. 마치 엄마 뱃속에 있을 때처럼 말입니다. 이렇게 엄마 뱃속에서 280일 동안 만들어지는 뇌는 완성품의 1/4밖에 안 되기 때문에, 태어나서 첫 2-3년 동안 나머지 뇌가 빨리 발달해서 따라 잡아야 합니다. 연구 결과에 따르면 사람은 출생 초기에는 뇌 용적이 매일 1%씩 자란다고 합니다.

그 결과 9개월 넘게(280일 동안) 엄마 뱃속에서 만들어진 것보다 생후 첫 6개월 동안 훨씬 더 빨리 뇌가 만들어집니다. 엄마 젖만 먹이는 완전모유수유 기간에 이런 일이 일어난다니까 정말 놀랍지 않으나요?

즉, 인간 아기는 뇌 발달이라는 면에서 볼 때 다 만들어져 태어나는 게 아니라 엄마 뱃속에서 280일, 더하기 생후 2년을 합한 1000일이 되어야 비로소 어느 정도 완성이 되는 것입니다. 최소 2년 이상 젖을 먹여야 하는 이유가 바로 여기에 있다고 볼 수 있습니다. 참고로, 인간은 두 돌이 되면 성인 뇌의 2/3, 5년이 되면 90% 정도까지 뇌가 만들어집니다.

2023년 한국에서 태어났다는 이유만으로, 뇌가 25%뿐인 신생아를 조리원에서 2-3주 동안 엄마와 떼어 놓는 것은 어떻게 생각해야 할까요? 초점이 하나도 안 맞는 뿌연 흑백사진 정도로밖에 못 보고, 아무것도 할 수 없는 아기입니다. 매일매일 뇌가 1%씩 자라는데, 다시 없는 이 경이로운 순간에 엄마도, 아빠도 곁에 없어요. 부디, 젖양, 유축량이 아니라, 아기에게 집중하시기 바랍니다. 아기에게만 집중하세요. 되돌아오지 않을 시간입니다. 뇌가 자라고 있어요. 안전하고 따뜻하게 아기를 엄마 가슴에 품어 주어야 합니다. 아기와 24시간 내내 같이 지내면 젖을 짜서 먹일 필요가 전혀 없습니다. 하루 종일이 아니면 그건 모자동실이 아닙니다. 지금까지 탯줄로 연결되어 키워 왔듯이, 당분간은 계속 젖을 먹여 완성해야 합니다.

뇌 발달(성인 대비)		24시간 모자동실 비교		
출생	25%	국가	모자동실	조사 시점
6개월	50%	한국(조리원)	1.8%	2020년
1년	70%	한국	4.6%	2021년
2년	77%	한국	60.0%	2030년(목표)
3년	80%	미국	84.0%	2022년
5년	90%	영국	89.0%	2010년
20년	100%	아일랜드	95.9%	2008년

▶ YouTube
뇌가 25%밖에
안 만들어졌어요

진화 과정 끝에 만물의 영장이 되었지만, 그 대신 인간은 엄마의 골반을 미완성 상태로 빠져 나왔기 때문에, 2년 정도가 지나야, 뇌가 충분히 발달된다고 볼 수 있습니다. 정말 힘든 한 고비를 넘겼지만 아직 다 끝난 건 아닙니다. 꼭 기억하세요. 아직 뇌가 1/4밖에 안 만들어졌습니다. 너무 미숙하게 일찍 태어날 수밖에 없는 인간에게 뇌가 성인의 80%가 되는 생후 2년까지는 모유수유가 아직 태반이 못 다한 일을 해야 합니다.

젖을 먹이면 엄마에게도 좋습니다

아기 낳고 쉬지도 못하고 젖 먹이느라 애쓰는 딸을 보면서 안타까워하시는 할머니, 할아버지들을 위해, 모유수유가 엄마에게 미치는 유익한 영향에 대해서 말씀드리겠습니다.

♥ 젖을 먹이면 힘들어서 산후조리가 되지 않을 거라고 지레 겁을 먹는 경우가 많은데, 사실은 그렇지 않습니다. 사람도 다른 포유류처럼 출산 바로 다음 단계가 당연히 젖먹이는 것이기 때문에 모유수유는 산후 회복에 꼭 필요합니다.

♥ 우선, 젖을 먹이면 산후 출혈이 줄어듭니다 아기가 젖을 빨면 옥시토신이라는 호르몬이 나옵니다. 이 호르몬은 젖을 나오게 하는 작용도 있지만 자궁도 수축시키기 때문에 산후 출혈을 줄일 수 있습니다. 그래서 세계보건기구는 재난 상황에서 약을 구할 수 없을 때는, 분만 후 곧장 아기에게 젖을 물리는 방법으로 산후 출혈을 막도록 권고하고 있습니다.

♥ 젖을 먹이면 더 빨리 엄마다워지고, 아기와의 유대감이 깊어집니다 아기를 낳자마자 곧장 모성애가 펑펑 쏟아져서 아기 욕구를 다 알아차리고, 마음속 깊이 사랑하는 마음이 생기는 것이 아닙니다. 오히려 아프고 피곤하고 잠도 못 자고 제발 좀, 대신 누가 먹여 주고 재워 주면 좋겠다는 생각이 들기도 합니다. 신생아실에서 부를 때마다 젖 먹이러 왔다 갔다 하다 보면 생리적으로 분비되기로 되어 있는 호르몬도 충분히 안 나오게 됩니다. 미안한 마음은 들지만 아무리 의식적으로 잘해보려 해도 내 몸 불편한 것이 먼저이고 생각만큼 아기가 사랑스러워 보이지 않을 수도 있습니다.

반대로, 하루 종일 품에 안고 젖 먹이고 재우다 보면 사랑호르몬이라는 옥시토신과 프로락틴이 잘 나와서 저절로 모성애가 생깁니다. 옥시토신이 통증을 줄일뿐더러, 젖을 먹이면 스트레스 호르몬도 낮아집니다. 그래서 낯선 아기를 쉽게 알아가게 되어 준비된 엄마인 양 능숙하게 아기를 돌볼 수 있게 됩니다.

♥ 산후우울증이 적습니다 젖 먹이는 엄마들은 젖을 먹이지 않거나 젖을 일찍 뗀 엄마들보다 산후우울증이 적은 것으로 알려져 있습니다. 또 젖을 먹였던 엄마들은 아이를 학대하거나 방치하는 경우가 모유수유를 하지 않은 경우에 비해 적다고 합니다.

💗 **아기 키우기도 쉽습니다** 젖은 준비하지 않아도 늘 적당한 온도로 아기가 원하면 언제라도 바로 줄 수 있습니다. 우유병처럼 소독할 필요도 없습니다. 빅나 넘은 분유는 버려야 하지만 젖은 몇 시간 있다가 다시 먹여도 상관없습니다. 고인 젖 염려는 할 필요가 전혀 없습니다.

💗 **젖을 먹이면 엄마가 날씬해집니다** 원래 임신 중에는 나중에 젖을 만들 지방이 엄마 몸에 저장되는데, 젖을 먹이면 지방이 제 역할을 다해 몸무게가 빨리 빠집니다. 특히 배에 쌓였던 지방이 많이 빠져나가 임신 전 몸매로 돌아가기 쉽습니다. 하지만, 젖양을 늘리겠다고 너무 많이 먹거나, 산후조리한다고 누워만 있으면 오히려 체중이 늘 수 있으니까 주의하세요.

💗 **젖을 먹이면 어느 정도 피임 효과도 볼 수 있습니다** 산후 6개월 동안은, 밤낮으로 직접수유로 젖만 먹이고, 아직 생리가 돌아오지 않았으면, 모유수유만으로 98% 정도 피임 효과가 있습니다. 단 직장에 나가는 엄마라면 이런 조건 외에 아기와 떨어져 있을 때도 함께 지낼 때 이상으로 자주 젖을 짜야 약 95% 피임 효과를 볼 수 있다 합니다. 모유수유로 인해 월경을 하지 않는 기간이 연장되면 자녀 터울이 길어져 미숙아 출산 위험이 낮아집니다. 또한 엄마는 무월경 기간 동안 체내에 철분을 충분히 저장하여 빈혈을 예방할 수 있습니다. 모자 건강을 위해 최소 18개월, 가능하면 3년 이상 터울 조절을 하는 것이 좋겠지요.

▶ YouTube
모유수유를 하면
피임이 될까?

💗 **모유수유를 하면 아기만이 아니라 엄마도 병에 적게 걸립니다** 그런데, 아기에 대한 장점이 젖을 얼마나 많이, 오래 먹느냐에 따라 달라지는 용량 반응처럼, 엄마도 누적 모유수유 기간에 따라 질병 예방 효과가 달라집니다. 즉, 여러 아기에게 젖을 먹인 것을 다 합한 기간이 길수록 고혈압, 고지혈증, 심혈관 질환, 당뇨병 같은 성인병이 더 많이 예방됩니다. 예를 들어, 임신성 당뇨병이 아니라면, 1년 더 젖을 오래 먹일수록 당뇨병이 4~12% 줄어듭니다. 마찬가지로, 수유 기간이 1년이 늘어날수록 유방암이 4.3%씩 적어진다니 놀랍지 않습니까? 또 12개월만 먹여도 유방암과 난소암 모두 28% 감소하는 것으로 알려져 있습니다. 즉, 여러 아기에게, 더 오래 젖을 먹일수록 그 효과가 커집니다.

손자, 손녀의 건강만이 아니라 소중한 내 딸의 건강을 위해서도 꼭 모유수유를 잘 할 수 있도록 도와주시기를 할머니, 할아버지께 부탁드립니다. 젖을 먹이면 엄마에게도 훨씬 득이 됩니다.

▶ YouTube
누적 모유수유
기간에 따른
엄마의
모유수유 장점

젖을 먹여 키우면 사회적인 이득 또한 엄청납니다

엄마 젖으로 아기를 키우면 아기가 병에 적게 걸리게 되어 의료비도 절감되고 아기가 아파서 부모가 조퇴나 결근을 하고 병원에 가야 하는 시간 등 엄청난 간접비용을 절약할 수 있습니다. 어린 아기를 키우는 이 시기는 부모에게 정신적으로나 육체적으로나 경제적으로 가장 힘든 시기입니다. 아기가 덜 아프면 그만큼 다른 식구들과의 관계를 위해 쓸 수 있는 시간과 여유도 더 많아집니다. 분유를 먹여 키우는 비용도 만만치 않습니다. 미국에서 모유수유로 1년에 절약할 수 있는 건강 비용이 36억 달러나 되고 미국 엄마들 중 90%가 6개월간 완전모유수유를 하면 해마다 130억 달러를 절약할 수 있다고 합니다. 분유값과 우유병 등 분유수유에 필요한 도구를 사는 데 드는 비용과 분유수유 준비하는 시간 역시 엄청난 비용입니다. 또한 분유를 만들고 운반하는 데 필요한 에너지, 폐기되는 분유 깡통과 우유병 때문에 생기는 환경오염은 사회 전체적으로 커다란 짐이 됩니다. 무엇보다도 모유를 먹이면 사회의 장래 기둥이 될 우리 아이들의 머리도 좋아지고 튼튼하게 자라기 때문에 국가 경쟁력이 높아집니다.

▶ YouTube
한국에서
모유수유하려면

주의해서 알아두실 점!

아기와 엄마가 모유수유를 함으로써 얻는 장점은 대부분 아기가 먹은 젖 양과 비례하기 때문에 모유만을 먹일수록, 그리고 모유를 오래 먹일수록 점점 더 커집니다. 그래서 세계보건기구와 유엔아동기금(유니세프)와 대한모유수유의사회는 적어도 두 돌까지 아기에게 젖먹이는 것을 권장합니다. 하지만 모유수유아도 분유수유아와 마찬가지로 때가 되면 철분과 기타 영양소가 풍부한 고형식을 충분히 먹여야 합니다. 일반적으로 모유수유아나 분유수유아 모두 6개월부터 고형식을 시작하면 됩니다.

💜 그런데 우리는 지금? 그런데 21세기 한국에서는 젖먹이는 것이 오히려 분유수유보다 비용이 더 많이 드는 경우가 흔히 있습니다. 지구상에서 인류는 수천 년 동안 젖을 먹여 왔고 지금도 먹이고 있습니다. 그런데 왜 우리는, 산전에 미리 유축기를 사야 하고, 왜 지금은 산후조리를 위해 한약을 먹어야 하며, 아기끼리 다른 방에 플라스틱 상자에 넣어 보관하면서 엄마는 피부관리, 마사지, 요가, 모빌 만드는 데 돈을 써야 하며, 젖 잘 나오게 하기 위해 먹어야 하고 해야 할 것은 또 왜 이리도 많은지, 그리고, 산전부터 시작하여 아기를 낳고 나서 젖이 많아도, 적어도, 젖을 끊을 때도 한 시간씩 여러 차례 유방 마사지를 받아야 하는지 차분히 생각해 보아야 할 일입니다.

한국 모유수유율??

과연 한국 모유수유율은 세계 평균 미달일까요? 국제적으로 비교를 하려면 우선 용어 정의를 다른 나라와 통일해야 합니다.

첫째로, 일반적으로 모유수유율이라 할 때는, 완전모유수유율, 즉 젖만 먹이는 경우뿐 아니고 완전모유수유와 혼합수유, 즉 모유와 분유를 함께 먹인 경우까지를 포함한 개념입니다. 다시 말해 모유수유율=완전모유수유율(모유) 더하기 혼합수유율(모유+분유)입니다.

즉 수유량은 고려하지 않고, 젖을 전혀 먹지 않은 경우만 제외하고 조금이라도 젖을 먹은 적이 있는 경우를 다 포함한 개념이 모유수유율입니다. 즉 아기가 먹고 있는 모유와 분유 비율이 10:0, 9:1, 1:9인 모든 경우를 다 더해서 한 국가의 모유수유율에 포함시키는 것이죠. 그래서 모유수유율만으로는 모유수유가 얼마나 잘 되고 있는지를 정확히 판단하기가 곤란합니다.

때문에 비타민, 무기질, 약물 말고는 물, 주스, 보리차, 설탕물, 분유, 이유식 같은 것을 전혀 주지 않고 엄마젖만 먹이는 완전모유수유율도 함께 보아야 합니다. 참고로 이 개념은 이유식 전까지만 의미가 있기 때문에 이유식을 시작한 후에는 분유를 먹지 않고 젖만 먹어도 완전모유수유라고 하지 않습니다.

둘째, 모유수유율은 반드시 한 시점을 기준으로 합니다. 즉, 출생 시, 생후 1개월, 6개월, 12개월 등 시기에 따라서 당연히 젖을 먹는 정도가 달라지기 때문에 모유수유율이라고 할 때는 어느 시점인지가 명확해야 합니다.

우리나라 모유수유율이 어떻게 변화하고 있는지는 1964년부터 3년마다 한국보건사회연구원이 발표하고 있고 2021년에 「가족과 출산조사」로 명칭이 바뀐 「전국 출산력 및 가족보건복지 실태조사」에서 가장 정확하게 확인할 수 있습니다. 이 자료는 반 세기 넘게 우리나라 정책을 만들고 평가하고 또 국제적으로 세계보건기구나 유니세프 등에서 국가 간 지표를 비교하는 데 아주 중요한 역할을 해 왔습니다.

보사연 출산력 조사를 2000년 이후 2021년까지 정리하면 다음과 같이 그래프로 요약할 수 있습니다. 한국의 모유수유율은 2012년경에 가장 높았다가 정체 혹은 감소되는 추세입니다. 최근 이런 부진한 경향은 완전모유수유율에서 더 뚜

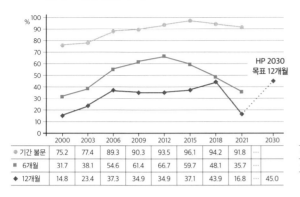

・한국 모유수유율 추이

	2000	2003	2006	2009	2012	2015	2018	2021		2030
● 기간 불문	75.2	77.4	89.3	90.3	93.5	96.1	94.2	91.8		
● 6개월	31.7	38.1	54.6	61.4	66.7	59.7	48.1	35.7		
◆ 12개월	14.8	23.4	37.3	34.9	34.9	37.1	43.9	16.8		45.0

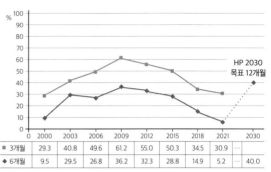

・한국 완전모유수유율 추이

	2000	2003	2006	2009	2012	2015	2018	2021		2030
■ 3개월	29.3	40.8	49.6	61.2	55.0	50.3	34.5	30.9		
◆ 6개월	9.5	29.5	26.8	36.2	32.3	28.8	14.9	5.2		40.0

렷합니다. 오른쪽 그래프에서 네모로 표시된 6개월 완전모유수유율이, 2009년에는 36.2%였는데, 2018년에는 14.9%, 2021년에는 5.2%가 되어 12년 동안 86%나 떨어진 것입니다.

반면 최근 10년간 미국 상황을 비교해 보면 미국은 모유수유율과 완전모유수유율이 모두 완만하지만 꾸준히 증가하고 있습니다. 반면 한국은 2015년까지는 미국보다 높았는데, 그 이후는 급격히 떨어지고 있고, 특히 완전모유수유율은 2009년 이후 계속 추락하여 급기야 2021년에는 5.2%가 되었습니다.

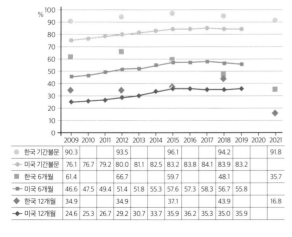

・한국/미국 모유수유율 비교

	2009	2010	2011	2012	2013	2014	2015	2016	2017	2018	2019	2020	2021
● 한국 기간불문	90.3			93.5			96.1			94.2			91.8
● 미국 기간불문	76.1	76.7	79.2	80.0	81.1	82.5	83.2	83.8	84.1	83.9	83.2		
■ 한국 6개월	61.4			66.7			59.7			48.1			35.7
■ 미국 6개월	46.6	47.5	49.4	51.4	51.8	55.3	57.6	57.3	58.3	56.7	55.8		
◆ 한국 12개월	34.9			34.9			37.1			43.9			16.8
◆ 미국 12개월	24.6	25.3	26.7	29.2	30.7	33.7	35.9	36.2	35.3	35.0	35.9		

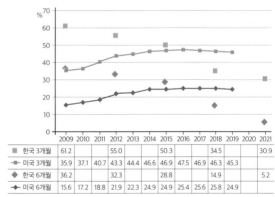

・한국/미국 완전모유수유율 비교

	2009	2010	2011	2012	2013	2014	2015	2016	2017	2018	2019	2020	2021
■ 한국 3개월	61.2			55.0			50.3			34.5			30.9
■ 미국 3개월	35.9	37.1	40.7	43.3	44.4	46.6	46.9	47.5	46.9	46.3	45.3		
◆ 한국 6개월	36.2			32.3			28.8			14.9			5.2
◆ 미국 6개월	15.6	17.2	18.8	21.9	22.3	24.9	24.9	25.4	25.6	25.8	24.9		

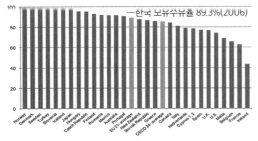

· 한국/OECD국가 모유수유율(2005년) 비교

한국 모유수유율 89.3%(2006)

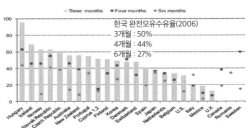

· 한국/OECD국가 완전모유수유율(2005년) 비교

한국 완전모유수유율(2006)
3개월 : 50%
4개월 : 44%
6개월 : 27%

다음은 미국 외 다른 OECD 선진국들과 비교해 보겠습니다(위 그래프). 짐작할 수 있듯이 경제적으로 어려운 나라일수록 젖을 많이 먹이고, 선진국일수록 분유를 더 먹이는 경향이 있습니다. 오래된 것이기는 하나, 2005년 OECD 자료를 보면 한국은 당시 모유수유율이 89%, 3개월과 6개월 완전모유수유율이 50%와 27%로 OECD 평균에 가깝습니다.

2010년 자료를 분석해서 2016년 Lancet지에 발표되었던 자료도 비슷합니다. 진한 색은 저개발국가이고 막대 아래로 갈수록 경제적으로 부유한 국가들입

· 소득별 국가그룹 간 모유수유율 비교(2010년)

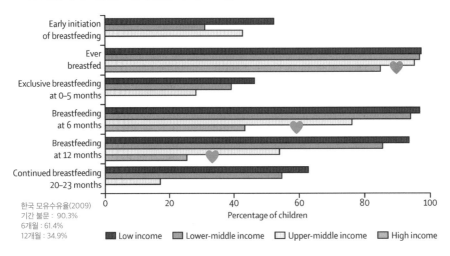

한국 모유수유율(2009)
기간 불문 : 90.3%
6개월 : 61.4%
12개월 : 34.9%

▶YouTube

한국
모유수유율은
OECD 평균
정도입니다

▶YouTube

한국의 기이한
완전모유수유율

니다. 2010년에 가장 가까운 2009년 보사연 자료를 색깔 하트로 표시해 보면 선진국은 12개월이나 6개월, 혹은 기간을 불문하고 모유수유율이 저개발국가에 비해 훨씬 낮습니다. 하지만 그런 선진국들에 비해서 우리나라는 어느 시기나 꽤 높은 편에 속합니다. 즉, 적어도 2010년경 한국 모유수유율은 선진국 중에서는 높은 편인 것을 확인할 수 있습니다.

보다 더 최근 2016년 유니세프가 발표한 선진국 즉 high income 국가 간 모유수유율을 비교한 자료도 있습니다. 여기서도 우리나라는 모유수유율이 63 내지 98.7%인 선진국 중에서 중간 정도인 88%입니다. 즉 한국 모유수유율은 선진국의 평균 정도입니다.

· **선진국 간 모유수유율 비교(2016년)**

국가	모유수유율(%)
호주	92.0
바베이도스	93.2
캐나다	89.0
칠레	95.0
핀란드	92.0
프랑스	63.0
독일	82.0
아일랜드	55.0
이탈리아	86.0
노르웨이	95.0
오만	98.0
카타르	94.6
한국	88.0
싱가포르	96.0
스페인	77.0
스웨덴	98.0
영국	81.0
미국	74.4
우루과이	98.7

최근 10년간 모유수유율이 감소한 이유

한국 모유수유율, 그 중에서도 완전모유수유 현실을 자세히 들여다보면 아주 이상한 현상을 볼 수 있습니다. 전 세계적으로 모유수유율과 완전모유수유율은 생후 초기에 가장 높았다가 점차 낮아지는 것이 일반적입니다. 예를 들어 미국에서 최근에 발표된 2018년 통계를 보면 초기에 65% 정도였던 완전모유수유율이 서서히 낮아져서 1개월에 60% 아래로 떨어지고 이후 완만하게 감소해서 6개월에 25% 정도가 됩니다.

우리나라도 2009년까지는 이와 비슷한 양상을 보였습니다. 오히려 현재의 미국보다 완전

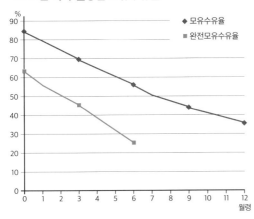

· **2019년 미국 월령별 모유수유율**

◆ 모유수유
■ 완전모유수유율

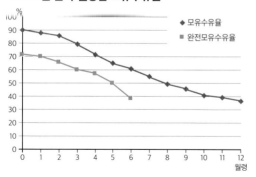

• 2009년 한국 월령별 모유수유율

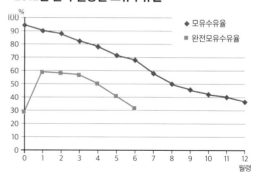

• 2012년 한국 월령별 모유수유율

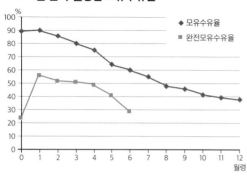

• 2015년 한국 월령별 모유수유율

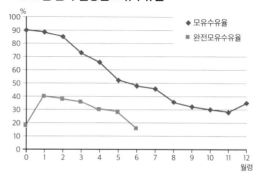

• 2018년 한국 월령별 모유수유율

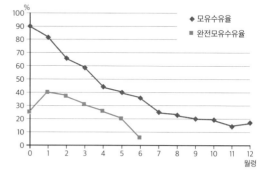

• 2021년 한국 월령별 모유수유율

모유수유율이 10% 정도씩 높아서 초기에 73%였다가 떨어져 6개월에 36% 정도였습니다. 그런데 한국은 다른 나라와 달리 특이하게도 그 이후 완전모유수유율이 생후 1주보다 2주, 3주가 되면서 점점 더 높아지는 양상을 보이고 있습니다.

3년마다 발표되는 한국보건사회연구원「전국 출산력 및 가족보건복지 실태조사」자료를 2009년부터 2018년까지 그래프로 그려 보면 이 점을 확연히 볼 수 있습니다. 이렇게 분만 초기에 완전모유수유율이 낮다가 생후 3-4주에야 최고치에 도달하는 이유가 무엇일까요?

・2000~2009년 완전모유수유율

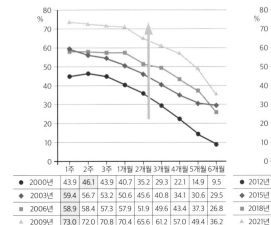

	1주	2주	3주	1개월	2개월	3개월	4개월	5개월	6개월
● 2000년	43.9	46.1	43.9	40.7	35.2	29.3	22.1	14.9	9.5
◆ 2003년	59.4	56.7	53.2	50.6	45.6	40.8	34.1	30.6	29.5
■ 2006년	58.9	58.4	57.3	57.9	51.9	49.6	43.4	37.3	26.8
▲ 2009년	73.0	72.0	70.8	70.4	65.6	61.2	57.0	49.4	36.2

・2012~2021년 완전모유수유율

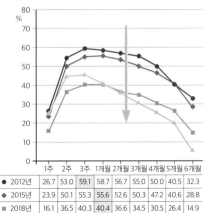

	1주	2주	3주	1개월	2개월	3개월	4개월	5개월	6개월
● 2012년	26.7	53.0	59.1	58.7	56.7	55.0	50.0	40.5	32.3
◆ 2015년	23.9	50.1	55.3	55.6	52.6	50.3	47.2	40.6	28.8
■ 2018년	16.1	36.5	40.3	40.4	36.6	34.5	30.5	26.4	14.9
▲ 2021년	26.0	44.8	45.3	40.8	36.9	30.9	25.9	20.1	5.2

・생후 1~3주 완전모유수유율 변화(2000~2021년)

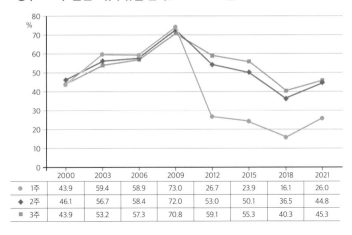

	2000	2003	2006	2009	2012	2015	2018	2021
● 1주	43.9	59.4	58.9	73.0	26.7	23.9	16.1	26.0
◆ 2주	46.1	56.7	58.4	72.0	53.0	50.1	36.5	44.8
■ 3주	43.9	53.2	57.3	70.8	59.1	55.3	40.3	45.3

　　좀더 자세히 들여다보면 다음 페이지의 그래프에서 볼 수 있듯이 2009년까지는 완전모유수유율이 증가했었는데, 그 이후는 급격히 떨어지고 있습니다. 더욱 특이한 것은 완전모유수유율이 최고점에 도달하는 시기가 해가 갈수록 늦어지고 있다는 점입니다. 2012년에는 3주째에 가장 높았던 데 비해서 2015년과 2018년에는 3주를 지나서 1개월이 되었을 때에야 완전모유수유율이 가장 높습니다.

　　이에 대한 원인은 2013년에 이미 「한국의 모유수유 실천 양상과 영향요인 및

• 산후 모자동실 이용수준과 모유수유 실천율 (2012년 전국출산력 및 가족보건 복지실태조사)

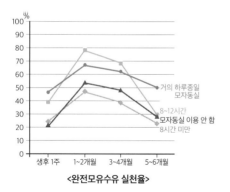

<완전모유수유 실천율>

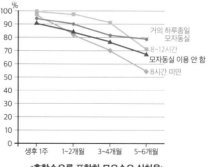

<혼합수유를 포함한 모유수유 실천율>

정책과제」를 통해 본 적이 있습니다. 즉 거의 모자동실을 하지 않는, 병원과 산후조리원 환경, 그리고 높은 제왕절개분만율 때문에 첫 1-2주에 모유수유율이 낮다가 이후 가정에 돌아간 후에야 증가하는 것으로 추정되었습니다.

　현재 우리나라는 출산율은 급감하고 있는 데 반해서 산후조리원 숫자와 산후조리원을 택하는 엄마들의 비율은 늘고 있습니다. 2012년을 기점으로 집 대신에 조리원을 선택하는 산모가 반을 넘었고 현재는 75% 이상이 조리원에 머물고 있습니다. 또 예전에는 조리원에서 지내는 기간이 1주 내지 10일 정도였지만 요즘은 2-3주씩으로 늘어나는 추세입니다. 또 다른 이유는 다른 나라와 달리 모자분리가 일상이 되면서 더 일찍, 더 많이 분유 보충을 한 결과로 생각됩니다.

YouTube
산후조리원 평가

YouTube
셀프 산후조리 할 수 있을까?

• 24시간 모자동실 비교

국가	모자동실	조사 시점
한국 (조리원)	1.8%	2020년
미국	81.0%	2020년
영국	89.0%	2010년
아일랜드	95.9%	2008년

• 산후조리원 추이, 출생아수/1000 (2006~2022년)

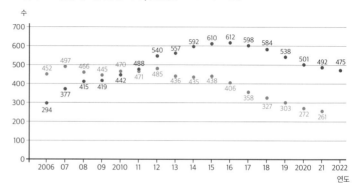

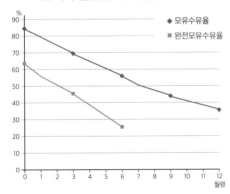

・2019년 미국 월령별 모유수유율

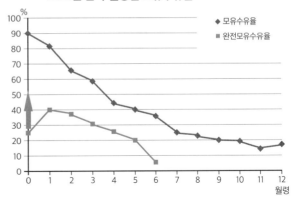

・2021년 한국 월령별 모유수유율

조리원 24시간
모자동실

모자동실
Q&A

초반에 15%에 못 미치는 완전모유수유를 1개월 만에 40%까지 끌어올리기 위해서는 정말로 많은 눈물과 수고, 아픔, 그리고 비용이 지불되었을 터입니다. 생후 첫 수주는 모유수유 성공에 가장 결정적인 시기입니다. 엄마가 아기와 떨어져 있으면 아기가 배고파하는 신호를 엄마가 알아차려서 반응할 수 없기 때문에 24시간 모자동실이 절대적으로 필요합니다.

즉 엄마와 아기가 밤낮으로 항상 함께 지내면, 엄마가 수유 신호를 알아차려 반응하는 것을 배우기가 훨씬 쉽습니다. 또 신생아의 위는 아주 작아서 쉽게 채워지기 때문에 분유를 보충하면 젖을 덜 열심히 빨게 됩니다. 그러면 유방이 효율적으로 자극되지 못해서 젖양이 부족해지고, 또 보충을 해야 하는 악순환이 생겨서 결국 모유수유에 실패하게 됩니다. 분유를 보충하면 특히 아기들은 장내 세균총이 달라지고 알레르기가 생길 위험이 커집니다.

부디 한 해 26만에 불과한 한국 신생아와 엄마들이 어려움 없이 모유수유를 시작할 수 있도록 산부인과와 산후조리원에서 24시간 모자동실을 하고 의학적 이유 없이 분유보충하는 관행이 중단되기를 바랍니다.

2. 모유수유, 이것만은 꼭!

모유는 언제까지 먹일까요? 적어도 돌까지는 먹여야 분유를 먹이지 않을 수 있습니다. 돌이 지나도 엄마와 아기가 원하면 얼마든지 더 먹여도 좋습니다. 두 돌 이상 먹이는 것이 더 좋습니다. 그리고 이렇게 적어도 돌까지 모유를 먹이기 위해서는 출산 전에 모유수유에 대한 교육을 받는 것이 정말 중요합니다. 출산 후에는 이런저런 일들로 경황이 없기 때문에 더욱더 산전 교육이 중요한 것입니다. 아기와 24시간 같이 있을 수 있는 모자동실의 여건을 만들고, 의학적인 이유가 없다면 젖은 짜지 말고 엄마가 직접 물려서 먹이십시오. 젖을 짜서 먹이면 젖먹이기가 점점 더 힘들어질 뿐만 아니라 모유수유의 장점을 상당 부분 잃어버릴 수 있습니다.

산후조리원의
모자동실 문제

모유, 적어도 두 돌까지는 먹이자!

모유는 적어도 돌까지는 먹여야 분유를 먹이지 않을 수 있습니다. 두 돌이 지나서도 모유를 먹이는 것이 좋습니다. 이렇게 말하면 "설마 두 돌까지?"라고 반문하는 분들이 많지만 세계보건기구와 유엔아동기금(유니세프), 미국 소아과학회, 대한모유수유의사회 등 많은 전문 기관들에서 적어도 두 돌까지는 모유 먹이기를 권장합니다. 그 이후에도 아기가 원하는 만큼 더 먹여도 좋습니다. 만 네 살 된 아이가 모유를 먹는다면 미개인들 이야기인 양 듣는 분들이 많은 것이 우리나라의 현실입니다. 네 살 된 아이에게 모유를 먹인다 해서 전혀 문제될 게 없고 오히려 권장할 만하며, 이렇게 먹이는 엄마가 있다면 표창장이라도 주어야 합니다. 모유는 오래 먹일수록, 많이 먹일수록 좋습니다. 영양적인 면도 물론이지만 면역학적인 면만을 따지더라도 모유의 장점은 두 돌이 지나서도 지속됩니다. 예를 들어 분비형 면역글로불린 A는 아기의 월령에 상관 없이 젖을 먹는 동안 내내 하루에 0.5~1g을 엄마 젖을 통해 공급받게 됩니다. 또한 모유수유하는 엄마가 누릴

젖을 오래 먹이려 할 때 주의해야 할 몇 가지

아기는 젖만으로 크는 것이 아닙니다. 모유와 더불어서 잠도 자고 나중에 밥도 먹어야 하고 바른 습관도 들여야 합니다. 좋은 차는 엔진도 좋아야 하지만 바퀴도 좋아야 하고 브레이크도 좋아야 합니다. 마찬가지로 아이를 키울 때도 모든 것이 조화를 이루어야 아이들이 훌륭하게 자랍니다. 너무 모유에만 신경 쓰느라고 돌이 지나서도 고형식을 제대로 먹이지 못한다면 그것은 보통 문제가 아닙니다.

수 있는 이득도 젖을 오래 먹일수록 더 많아집니다.

6개월 동안은 젖만 먹입니다

♥ 모유에는 아기에게 충분한 영양이 들어 있습니다 만 6개월(대략 180일)이 될 때까지는 아기에게 모유만을 먹여도 영양상 충분하고, 적절한 성장 발달을 보장할 수 있습니다. 돌 전에 피치 못할 사정으로 모유를 끊어야 할 때는 철분이 보강된 분유를 먹이는 것이 원칙입니다. 이때 생우유나 두유를 분유 대신 먹이는 것은 피해야 합니다. 모유에는 분유보다 적은 양의 철분이 들어 있지만, 흡수가 잘 되기 때문에, 젖을 먹인다고 아기에게 빈혈이 더 잘 생기는 것은 아닙니다. 하지만 젖만 먹는 아기도 소아청소년과 의사가 필요하다고 판단하는 경우는 6개월 전이라도 철분 보충을 권하는 경우도 있습니다.

♥ 영양적인 면에서 주의할 것이 있습니다 젖을 먹는 아기도 만 6개월부터 고기를 먹여야 합니다. 모유가 아기에게 최고의 음식인 것은 분명합니다. 하지만 소도 나이가 들면 풀을 뜯어 먹듯이 아기도 계속해서 모유만으로는 살 수가 없습니다. 때가 되면 이유식이라고 말하는 고형식을 제대로 해야 하는데, 특히 만 6개월부터는 젖만으로는 철분이나 다른 영양소를 보충할 수 없기 때문에 철분이 많은 고기와 채소를 먹이는 것이 중요합니다. 이때부터는 엄마 젖과 더불어서 5가지 식품군을 골고루 먹이는 것이 좋습니다. 5가지 식품군은 쉽게 말해 밥, 채소, 고기, 과일, 모유입니다. 분유를 먹던 아기들도 마찬가지로 만 6개월부터는 이유식을 시작해야 합니다.

♥ 잠도 중요합니다 모유수유아는 밤에도 마냥 젖을 먹으려 하는 경우가 많은데 어른이 밤에 자듯이 아기도 언젠가는 밤에 잠을 잘 자야 합니다. 그 시기는 아기의 상태에 따라 잘 정해야 합니다. 엄마 젖이 충분히 나오고, 아기 몸무게가 잘 늘고, 발육 상태가 좋고, 낮에 충분히 먹는 아기가 만 3개월이 되었다면, 그리고 엄마가 밤에 잠 좀 편하게 자봤으면 좋겠다는 생각이 든다면(이것이 제일 중요합니

다), 이제는 엄마의 웰빙도 중요하니까 밤에 잠을 좀 길게 재우는 것을 시도해 볼 수 있습니다. 밤에 잘 수가 없어서 힘들어 잠을 줄이는 일은 없어야 합니다. 배고플 때 먹이듯이 졸릴 때 재우는 것이 중요합니다. 졸려서 짜증내거나 울 때 재우면 이미 늦습니다.

💜 버릇 가르치기도 중요합니다 툭하면 젖만 물리는 엄마들이 있습니다. 신생아 시기에는 당연히 그렇게 해야 합니다. 그런데 다 큰 아기에게도 우선 편하니까 아기들이 "잉" 소리만 내도 젖부터 물리는데, 모유는 배고플 때 먹는 음식입니다. 물론 엄마 젖은 아기에게 위안을 줄 수 있고 엄마와 아기의 유대관계를 돈독히 해줄 수 있는 묘약이기도 합니다. 그러나 모든 것이 과하면 곤란합니다. 8개월부터는 버릇을 제대로 가르쳐야 합니다. 버릇을 가르치지 않고 모든 것을 젖으로 해결하면 고집이 세지고 자기 마음대로 하려는 버릇이 생길 수 있습니다. 이 점은 특히 주의하시고 젖을 먹이십시오.

• 세계보건기구 모유수유아 고형식 권장량

월령	6~8개월	9~11개월	12~23개월
총 열량 섭취량 (kcal)	620	690	900
모유 : 이유식 섭취 열량 (kcal)	490 : 130	380 : 310	310 : 580
모유 : 이유식 섭취 열량 비율	≒ 3 : 1	≒ 1 : 1	≒ 1 : 2
모유수유량 (ml)	≒ 700	≒ 540	≒ 450

젖을 먹는 아기도 이유식을 잘 먹어야 합니다!

모유는 아기에게 최고의 음식입니다. 하지만 엄마 젖을 먹는 아기도 만 6개월(대략 180일)부터는 이유식이라고 부르는 고형식을 먹여야 합니다. 특히 철분과 아연의 보충이 중요하기 때문에 만 6개월부터는 철분과 아연이 많은 육류를 먹이는 것이 권장됩니다. 우리나라에서는 일반적으로 쌀죽에 철분이 많은 음식을 첨가해서 먹입니다. 만 6개월(대략 180일)부터는 고기와 채소를 이유식에 꼭 첨가해서 먹여야 합니다. 참고로 세계보건기구의 자료에 따르면, 젖먹는 양은 생후 첫 6개월 동안 서서히 늘어나 6개월(대략 180일) 이유식을 시작하기 직전에 가장 많다가 이유식이 진행되면서 점차 줄어들어 돌 이후에는 젖을 하루에 대략 450cc 정도 먹고 점차 필요한 열량 공급을 젖보다 고형식에서 더 많이 취하게 됩니다.(참고로 세계보건기구의 모유수유아 고형식 권장량은 위의 표와 같습니다.)

출산 전 모유수유 교육이 중요합니다

젖을 먹이겠다는 엄마의 마음만으로 모유를 먹일 수 있는 것은 아닙니다. 아기가 엄마 젖을 먹는 것은 본능이지만 엄마가 모유를 먹이는 것은 교육에 의한 것입니다. 아기가 엄마 젖을 빠는 것은 본능이지만 엄마가 젖을 제대로 물리는 것은 배워야 하는 일입니다. 출산 전 모유수유 교육에서 꼭 익혀야 하는 내용은 이런 것들입니다.

💜 젖을 먹일 것인지, 분유를 먹일 것인지는 밥을 먹을 것인지, 빵을 먹을 것인지와는 차원이 전혀 다른 이야기입니다. 의학적 이유가 없다면 사람은 사람 젖을 먹어야 하며 이는 인간으로 태어난 아기의 권리이자 엄마의 권리입니다. 인간이 소젖을 기본으로 한 분유를 먹기 시작한 지는 200년도 채 되지 않았습니다. 분유가 모방하려는 인간젖의 성분에 대한 연구가 활발해진 것도 채 50년이 되지 않았습니다. 아직까지 밝혀지지 않은 수많은 젖의 성분들을 과연 분유가 따라잡을 수 있을까요? 아기와 엄마의 건강과 행복을 위해 꼭 젖을 먹일 결심을 단단히 하기로 합니다.

💜 출생 후 첫 1주일이 모유 수유 성패의 갈림길 출산 후 엄마는 경황이 없습니다. 준비를 미리 해두지 않으면 젖을 먹이기가 힘듭니다. 출산 전부터 산부인과에 젖을 먹이겠다고 알려서 동의를 받고 하루 24시간 내내 모자동실을 할 것을 상의해야 합니다. 분만 직후부터 곧장 아기를 엄마 품에 안아 주어 아기 스스로 엄마 젖을 찾아 먹을 수 있도록 해주어야 하며, 의학적인 이유가 없다면 엄마 젖만 먹이고 우유병을 빨리지 말아야 합니다. 모자동실을 하면서 아기가 배고프면 젖을 물립니다. 산부인과뿐 아니라 조리원에서도 아기는 반드시 24시간 내내 엄마 곁에, 엄마 품에 있어야 합니다. 배고픈 신호는 너무나 간단합니다. 신생아 시기에는 잠에서 깨어나는 것이 곧 배고프다는 뜻입니다. 처음에는 젖을 먹일 때마다 양쪽을 모두 먹이는데 한쪽 젖을 적어도 15분 이상 아기가 젖을 충분히 비울 때까지 먹이고 나서 다른 쪽 젖도 먹입니다. 하루에 8~12회 수유가 기본이고 밤에도 수유를 해서 엄마와 아기 모두 빨리 수유하는 방법을 익혀야 합니다. 첫 수주 동안은 아

기가 4시간 이상 자면 깨워서라도 먹여야 합니다. 제왕절개나 무통분만을 한 경우 엄마에게 사용된 마취약의 성분이 출생 직후 아기를 졸리게 만들어 아기가 조금 먹다가 허기만 면해도 자는 수가 있습니다. 이때는 먹다가 잠든 아기를 깨워서 유방을 충분히 비우는 것이 중요합니다.

♥ 젖을 어떻게 물릴 것인지 정확히 배워서 익혀야 합니다 수유 자세는 50cm 정도 되는 실제 신생아 크기의 인형을 가지고 미리 연습을 합니다. 남이 하는 것을 보는 것만으로는 부족합니다. 쉬워 보이지만 막상 닥치면 몸이 따라 주지 않습니다. 아기 낳고 정신이 없더라도 몸이 알아서 척척 할 수 있도록 충분히 연습해 둡시다. 산전 진찰을 받는 산부인과나, 첫 아기 때 다니던 소아청소년과나, 가까운 보건소나 어느 곳이라도, 실제 젖먹이는 자세와 젖물림을 정확히 가르쳐 주는 곳에서 교육을 받으시기 바랍니다. 가능하면 예비 아빠도 꼭 함께 참석해서 말로만이 아니라 젖먹이기를 능숙하게 실제로 도울 수 있는 방법을 배우는 것이 좋습니다.

수유 자세와
젖 물리는 방법

♥ 수유 자세와 젖물림, 이것만은 꼭 알아야 하루에 6시간 이상 젖을 먹이려면 우선

엄마와 아기가 편해야 합니다. 누워서 먹이는 자세와 앉아서 먹이는 자세 두 가지는 배워 두십시오. 유방을 구겨서 억지로 아기 입에 넣으려 하지 말고 배고픈 아기 스스로 젖을 먹으려고 입을 벌리게 하는 것이 관건입니다. 눕든 앉든, 유두는 아기의 윗입술과 아랫입술 사이 정중앙을 겨냥하는 것이 아니라 코를 향하게 하고, 대신 아래 턱을 유방에 가깝게 닿게 해야 수월합니다. 배고픈 아기는 젖을 먹기 위해 입을 벌릴 것이고 이때를 놓치지 말고 재빨리 아기를 바싹 끌어안으면 젖을 듬뿍 물게 되는 것입니다. 젖을 꿀꺽꿀꺽 삼키려면 아빠가 원샷할 때처럼 고개가 약간 뒤로 젖혀져야 합니다. 그러려면 아기 목덜미 아래 등을 단단히 지지하고 받쳐 주되, 뒤통수는 누르지 말아야 합니다. 매일매일 아기를 들고 젖을 먹이려면 손목이나 어깨, 뒷목에 힘이 들어가 근육통이 심해질 수 있습니다. 들지 않더라도 아기가 유방 높이에 오도록 베개, 방석, 수유 쿠션이나 타월 같은 것을 요령 있게 아기 밑에 받쳐 주십시오. 너무 푹신하거나 둥글지 않고 약간 단단한 느낌이 들면서 편평한 것일수록 아기를 지지한 자세를 편안히 오래 유지할 수 있습니다.

💙 **아기가 잘 먹고 있는지 아는 방법** 유방에는 눈금이 없습니다. 때문에 젖양이 충분한지, 아기가 젖을 잘 먹고 있는지 늘 불안해하는 분들이 많습니다. 일단 산부인과에서 퇴원한 후 엄마나 아빠가 손쉽게 알 수 있는 방법은 대소변량을 확인하는 방법입니다. 아주 단순하게 말한다면 태어난 지 1, 2, 3, 4, 5, 6일째 소변을 각각 1, 2, 3, 4, 5, 6번 정도 보고, 대변은 각각 1, 2, 2, 3, 3, 4번 정도 보면 어느 정도 걱정을 덜 수 있습니다. 하지만 이렇게 대소변을 보아도 실제 수유량은 형편없이 적은 경우가 종종 있습니다. 때문에 별다른 일이 없어도 출산 후 3~4일이 되면, 즉 자연분만하고 퇴원하면 하루, 이틀 내에 소아청소년과에서 진찰을 받고 아기가 잘 먹고 건강하게 자라고 있는지 반드시 확인을 해야 합니다. 특히 황달이 생기기 쉬운 때이므로 황달이 있는지, 있다면 어느 정도인지 보게 됩니다. 금요일이나 토요일에 퇴원했다면 월요일에는 잊지 말고 꼭 진료를 받도록 하십시오.

　손꼽아 기다렸던 아기이든, 뜻밖에 찾아온 허니문 베이비이든, 조만간 우리 가족이 될 아기를 위해 엄마, 아빠가 해줄 수 있는 가장 큰 선물은 행복한 모유수유일 것입니다. 아이와 함께할 20여 년의 여정 속에서 부모로서 첫 발걸음을 성공적으로 내딛기 위해 산전 모유수유 준비는 꼭 필요합니다.

▶ YouTube
아기 대소변
횟수와 젖양

신생아, 필대 굶기지 마세요!

최근에 "신생아를 굶겨도 좋은가요?"라고 묻는 엄마들이 있습니다. 어디서 신생아에게 단식이 좋다는 말을 듣고 생후 첫 수일간 모유조차도 먹이지 않으려는 부모가 간혹 있습니다. 경악할 일입니다. 출산 전부터 시작해 출산 후 2~3일 정도까지 나오는 진한 초유는 양이 매우 적습니다. 하루에 20~40ml 정도로 아주 적은 양이 나오기도 합니다. 따라서 모유수유를 할 때 아주 초기에는 아기가 먹을 수 있는 엄마 젖이 아주 적습니다. 그러나 이렇게 적은 젖이라도 이 시기의 아기에게는 충분한 양이며, 원래 적게 먹는 시기에 적게 먹는 것은 신의 섭리인 것입니다. 초유에는 단백질과 칼슘, 무기질, 그리고 여러 가지 중요한 면역 성분이 농축되어 들어 있기 때문에 반드시 아기에게 먹여야 합니다.

♥ 모유수유 성공을 위한 독학

그러면 2023년 한국 여건에서 모유수유에 성공하려면 어떻게 해야 할까요?

포유동물인 인간은 수십만 년 동안 젖을 먹여 왔습니다. 지금도 80억 세계 인구 중 대다수가 젖을 먹이고 있습니다. 특히 나라마다 각기 좀 다른 이유식을 먹기 전, 첫 6개월 동안은 전 세계인이 다 똑같이 엄마 젖을 먹고 있습니다. 분유가 만들어진 지는 150년 정도 되었습니다. 2023년 한국에 태어난 내 아기에게는 무엇을 먹일까요?

수십만 년 인류 역사상, 그리고 현재 전 세계에서,

1. 산전 함몰유두 수술
2. 산전 유방 관리
3. 산부인과 모자분리
4. 길일(吉日) 잡은 (제왕절개) 조기만삭아 분만
5. 산후 보약
6. 산후조리원 모자분리와 유축수유
7. 유방 마사지
8. 젖 끊는 마사지

같은 관행이 당연시되는 나라는 거의 없습니다. 수십만 년 인류 역사상 분유가 만들어진 지는 150년 정도 되었고, 한국에 산후조리원이 생긴 지는 25년이 되었습니다.

아기는 태어나고 싶은 때와 장소를 골라서 태어난 게 아닙니다. 사람 아기는 인류 역사상 전 세계에서 보편적으로 해 오던 대로 엄마젖을 먹여 키우는 게 제일 쉽고 건강한 방법입니다. 내 아기는 시험 대상이 아닙니다. 시행착오는 피해야 합니다. 아기는 태어난 순간부터는 엄마, 아빠가 전적으로 책임지고 돌보고 키워줄

▶ YouTube
39주, 기다릴 가치가 있을까?

▶ YouTube
외국사는한국엄마 산후조리

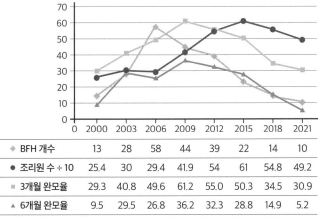

・아기에게 친근한 병원(BFH), 산후조리원 증감에 따른 완전모유수유율

	2000	2003	2006	2009	2012	2015	2018	2021
◆ BFH 개수	13	28	58	44	39	22	14	10
● 조리원 수 ÷ 10	25.4	30	29.4	41.9	54	61	54.8	49.2
■ 3개월 완모율	29.3	40.8	49.6	61.2	55.0	50.3	34.5	30.9
▲ 6개월 완모율	9.5	29.5	26.8	36.2	32.3	28.8	14.9	5.2

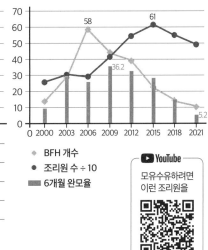

・아기에게 친근한 병원, 산후조리원 증감에 따른 6개월 완전모유수유율

◆ BFH 개수
● 조리원 수 ÷ 10
■ 6개월 완모율

▶ YouTube
모유수유하려면 이런 조리원을

생명입니다.

　누구든지 원래부터 엄마, 아빠로 태어난 사람은 없습니다. 하지만 아기 키우기에는 재수, 삼수가 있을 수 없습니다. 열심히 해서 이번에 잘해야 합니다. 잘못된 것을 고치기는 처음부터 제대로 하는 것보다 몇 배 더 어렵습니다.

　그런데, 내가 아기를 키울 한국은 그다지 좋은 여건이 아닙니다. 모유수유 분야에서는 홈스쿨, 학교, 학원, 쪽집게 강사도 찾기가 어렵습니다. 아기 낳기, 전에 독학해서 검정고시로 합격하는 수밖에 없습니다. 공부할 범위가 적은 것이 참 다행입니다. 모유수유에 선행 학습이나 복습은 전혀 필요가 없습니다. 대신, 예습은 꼬박꼬박 잘 해야 됩니다. 엄마, 아빠가 모유수유 전문가가 되는 게 지름길입니다.

▶ YouTube
이것만 알면 모유수유 성공!

▶ YouTube
39주 이전 분만 주의!

분만 전 학습목표입니다

1. 길일이라고 일찍 날 잡지 말고, 39주 이후 예정일 무렵 자연분만(의학적 이유 없으면)
2. 수유 자세와 젖 물리는 방법 실제 인형으로 능숙하게 반복 연습
3. 24시간 모자동실하는 산부인과 찾기
4. 24시간 모자동실하는 산후조리원 찾기

<u>산후 첫 1주 학습목표입니다</u>

1. 24시간 모자동실

2. 하루 10번씩 30분 이상 양쪽 직접수유

3. 의학적 이유 없이 분유, 우유병, 노리개젖꼭지 안 쓰기

4. 분만 첫날 손으로 젖 짜는 방법 익히기

5. 산후 2~5일경 올 수 있는 울혈 대처하는 방법 알아두기

6. 산부인과 퇴원 후 1~2일 내에 소아청소년과 진료

이 중 제일 중요한 것 2개는 산전에 수유 자세와 젖 물리는 방법을 익히고 24시간 모자동실하기입니다. 아기 낳고 나서 도움받을 수 없다고 전제하고 완벽하게 수유자세와 젖 물리는 방법을 습득해야 합니다. 24시간 모자동실하는 산부인과와 산후조리원을 찾으면 가장 좋겠지만, 어렵다면 더 오래 머물게 될 산후조리원이라도 24시간 모자동실하는 곳을 찾는 게 우선입니다. 못 찾았다면, 다른 엄마들은 신생아실에 맡기더라도 나는 24시간 모자동실할 수 있게 해 주는, 그런 조리원을 찾으세요.

모유수유 중에 문제가 생기면

젖을 먹이다가 문제가 생기면 지체하지 말고 소아청소년과 의사나 모유수유를 전문적으로 다루는 의료요원과 상담하여야 합니다. 초기에 제대로 대처하지 않으면 문제가 점점 심각해져 나중에는 젖을 먹이고 싶어도 포기할 수밖에 없는 경우도 있습니다. 특히 모유수유는 첫 일주일이 중요한데 이 시기는 엄마도 정신이 없는 때이기 때문에 어쩔 줄 모르고 당황하다가 조기에 교정할 시기를 놓치는 경우가 많습니다. 하여서 생후 1주 이내에 소아청소년과에 가서 정기점검을 받는 것이 매우 중요합니다. 한국에서는 BCG와 B형간염 접종을 하러 생후 4주경에나 처음으로 소아청소년과를 방문하는 경우가 많은데 이때는 이미 많은 엄마들이 모유수유에 문제가 생겼어도 손도 써 보지 못하고 더 이상 모유를 먹이기 힘든 상황까지 가버린 경우가 대부분입니다. 생후 1주 이내 소아청소년과 방문은 모유수유뿐 아

니라 아기 키우기 전반의 정기적인 점검으로도 중요합니다. 이 시기의 소아청소년과 의사의 한마디가 아기의 인생을 바꿀 수도 있습니다.

모유, 함부로 짜서 먹이지 마십시오. 한 번만 짜서 먹여 보겠다구요? 그거 고생으로 가는 지름길입니다!

🖤 유축기는 출산 준비물이 아니라 오히려 모유수유 훼방꾼입니다 젖을 먹이기 위해 반드시 필요한 것은 엄마와 아기, 그리고 그 둘이 함께 꼭 붙어 있는 것입니다. 그러나 인터넷 쇼핑몰이나 블로그에도 모유수유를 하는 엄마가 꼭 준비해야 하는 출산준비물로 유축기를 당연히 권하고 있는 것이 국내 현실입니다. 젖이 잘 안 나오거나, 젖이 너무 많이 돌면 유축기로 짜야 하고 자동유축기와 수동유축기가 있는데, 가격 차이가 많으니까 수동유축기만 있어도 충분하다고 초보 엄마들을 유혹합니다.

분만 후 아기와 엄마가 처음부터 24시간 내내 같이 붙어 있다면—**말 그대로 붙어 있어야 합니다. 엄마의 유방 두 개 사이 오목한 곳이 바로 아기가 하루 종일 있을 곳입니다**—젖이 잘 안 나오거나, 젖이 너무 많아 유축기를 쓰겠다는 생각이 생길 겨를이 없습니다.

유축기는 도움이 되기보다는 오히려 짜서 먹이고 싶은 유혹을 불러일으키는 훼방꾼입니다. 임신 중 산후조리원 예약을 하러 갈 때는 산모들이 지내는 방마다 유축기가 구비되어 있거나 눈에 잘 띄는 곳에 유축기가 보이는 곳은 가장 먼저 제외하는 것이 현명합니다. 엄마가 진정으로 모유수유를 하고 싶은 마음이 있고 또 해야 한다고 믿는다면 말입니다.

선배 엄마가 쓰던 유축기를 물려받거나, 무료라니까 보건소에서 유축기를 미리 빌려다 놓으려고 애쓰지 마십시오. 무료니까 받아 놓은 분유 샘플과 마찬가지로 공짜니까, 싸니까 마련한 유축기도 눈에 보이면 짜서 먹이고 싶은 유혹에 빠지기 쉽습니다.

유축기 사용이 불필요한 이유는 엄마의 젖양은 아기의 요구량에 맞게 저절로 조절되는 것이 자연의 섭리이기 때문입니다. 젖이 부족하다고 잘못 생각해서, 혹은 남은 젖은 다 짜 내야 한다고 잘못 알고 있어 이리저리 머리 굴려 엄마가 인위적으로 젖양을 조절하려다 보면 사랑스런 아기에게 젖먹이는 기쁨과 행복이 저 멀리 달아나 버리고 맙니다. 아기를 안고 어르고 먹이는 일을 왜 또 하나의 노동으로 만들어 버리려고 합니까?

분만 후 초유가 조금씩 나오는 첫 하루, 이틀 동안은 아기가 깰 때마다 젖을 물리면 됩니다. 첫날 한 번 수유량은 2~10cc에 불과하지만 하루에 10번 정도 계속 젖을 먹이면 아기에게 충분한 양입니다. 3~4일쯤 되면 반대로 젖이 너무 많이 돌아 유방이 단단해지고 아기가 다 먹지 못해 젖이 남는 일이 생깁니다. 때문에 이렇게 되기 전에 미리 손으로 젖 짜는 방법을 배워서 연습해야 합니다. 울혈

이 있을 때도 가장 효과적으로 유방을 비우는 것은 젖물림을 정확히 하여 아기가 직접 젖을 빨아 먹는 것입니다. 젖을 먹여도 많이 불편하면 생후 3~4일경 울혈이 있을 때만 일시적으로 수유 후에 유축을 할 수 있는데 미리 배워 두면 손으로도 잘 짤 수 있습니다. 하루, 이틀 쓰려고 굳이 유축기를 마련할 필요가 없다는 뜻입니다. 분만 후 2주 정도가 되면 이제는 유방을 비우는 정도에 따라 젖양이 결정되는 성숙유 시기가 됩니다. 이때도 계속 젖을 유축기로 짜고 있으면 젖양이 하염없이, 쓸데없이 많아져 아기는 심한 사출과 배앓이로 고생하고, 엄마는 영양분을 소실하는 문제가 생깁니다.

젖을 짤 때는 짠 젖을 어떻게 먹일지도 미리 생각해 두어야 합니다. 조금 나오는 초유는 손으로 짜서 숟가락에 담아 먹이고 좀더 젖이 잘 나오면 컵에 담아 먹이면 됩니다. 신생아에게 유축기로 짠 젖을 우유병에 담아 벌컥벌컥 들이키게 하지 마십시오. 엄마 젖 빠는 것과 너무 달라 직접수유를 하기 어려워하는 아기들도 있습니다.

복직하여 낮 동안 아기를 볼 수 없는 엄마나, 미숙아 중환자실에 아기를 두고 혼자 퇴원한 엄마가 아니라면 유축기는 마련할 생각은 절대로 하지 마십시오. 이런 경우라면 가격이 싼 수동유축기가 아니라 큰 맘 먹고 직장여성용 유축기를 사거나 병원급 양측 전동식 유축기를 대여하는 것이 가격 대비 효과 면에서 경제적입니다.

▶ YouTube
유방 울혈
예방과 대처법

▶ YouTube
산후 첫 1시간
초유

▶ YouTube
젖 함부로 짜서
먹이지 마세요

유축기는 출산 준비물이 아닙니다. 함께 있는 엄마와 아기, 그리고 엄마의 두 손으로 젖 짜기를 배우면 그것으로 충분합니다.

💗 **아기 젖먹이는 것만은 엄마가 직접!** 최근에 모유를 짜서 먹이는 엄마들이 부쩍 늘었습니다. 특히 산후조리원을 이용하는 엄마들 중에서 아기에게 젖을 직접 물리지 않고 젖을 짜서 신생아를 돌봐주는 분들에게 주면 그분들이 우유병에 담아서 모유를 먹이는 경우를 흔히 봅니다. 하지만 모유는 특별한 경우가 아니라면 아기가 직접 엄마 젖을 빨아먹는 것이 원칙이며, 그렇게 먹어야 모유의 장점을 죄다 가질 수 있습니다. 산후조리원에서 쉬는 엄마라면 다른 건 다 조리원에 맡기더라도 기본적으로 아기를 돌보는 것과 젖먹이는 것은 직접 해야 합니다. 힘들다구요? 그럼 다른 것은 다 다른 사람에게 맡기더라도 아기 젖먹이는 것만은 반드시 엄마가 직접 하도록 하십시오.

💗 **짜서 먹이면 젖먹이기가 점점 더 힘들어집니다** 산후조리원에서는 짜서 주기만 하면 다른 사람이 먹여주니 엄마에게 간편한 방법이겠지만 산후조리원을 나오면 누가 먹여줍니까? 결국은 엄마가 짜서 엄마가 먹여야 합니다. 젖을 직접 물리면 빨면서 먹으니 한 번에 끝나지만 짜서 먹이게 되면 짜는 시간 따로, 먹이는 시간 따로 들기 때문에 하루 종일 먹이다가 볼일 다 보게 됩니다. 결국 엄마가 쉴 시간이 없어서 젖먹이기가 점점 더 힘들어지고 엄마가 힘들면 젖은 마르기 마련입니다.

💗 **유축기 사용이 꼭 필요한 경우!** 모유가 적은 경우 젖양을 늘리는 목적으로는 유축기 사용이 매우 중요합니다. 최근에 불필요하게 유축기를 사용하는 수유모들이 엄청나게 고생하면서 일부에서 유축기 사용 자체를 나쁘게 보는 이야기를 하는 경우도 있는데, 이것 역시 유축기를 함부로 사용하는 것과 마찬가지로 엄마들을 괴롭게 하는 것입니다. 유축기는 함부로 사용해서도 안 되지만 꼭 필요한 경우는 소아청소년과 의사나 모유수유를 전문으로 상담하는 의료요원의 자문을 받아서 적절하게 사용해야 합니다.

▶ YouTube
유축 지옥 탈출
대작전

3. 모유수유에 성공하려면

모유수유에 성공하기 위해서는 신생아 시기에 모유수유를 어떻게 하느냐가 중요합니다. 출산 전에 모유수유에 대한 교육을 받아서 아기가 태어났을 때 어떻게 젖을 먹여야 하는지 정확히 알고 있어야 정신없는 출산 직후에도 아기에게 모유를 제대로 먹일 수가 있습니다. 또 하나 중요한 것은 신생아 시기에는 엄마 젖을 제외하고는 아무것도 먹이지 말아야 한다는 것입니다. 분유나 포도당 등 다른 것을 먹이면 젖을 효과적으로 늘리기 어렵고, 또 오곡가루 같은 것을 먹이면 아기가 알레르기 체질로 평생 고생할 수 있습니다.

신생아 모유수유에 성공하기 위해 꼭 알아야 할 16가지

신생아 깨워 먹이기

1. 산전에 수유 자세와 젖 물리는 방법 등 모유수유에 대한 교육을 받는다.

2. 24시간 모자동실을 해주는 산부인과와 산후조리원을 선택한다.

3. 출산할 병원에서 모유수유를 도와줄지 확인한다.

4. 가능하면 자연분만을 선택한다.

5. 출생 후 30분~1시간 이내에 모유수유를 시작한다.

6. 아기가 배고파할 때마다 먹인다.

7. 신생아는 자다가 깨면 배고픈 것이므로 울기 전에 젖을 먹인다.

8. 젖이 돌기 전 첫날부터 하루에 적어도 8~12회 젖을 먹인다.

9. 매 수유 시 한쪽 젖을 15분 이상 충분히 먹이고 나서 반대 쪽도 먹인다.

10. 먹다가 덜 먹고 잠들면 손바닥, 발바닥을 지압하듯 눌러주어 깨워서 충분히 먹인다.

11. 밤에도 엄마가 데리고 자면서 직접 수유를 하고 4시간 이상 자면 깨워서 먹인다.

12. 하루종일 24시간 내내 직접 수유를 하고 의학적 이유가 없으면 젖을 짜서 우유병으로 먹이지 않는다.

13. 분만 후 24시간 이내에 손으로 젖 짜는 방법을 배워 둔다.

14. 분만 후 3-4일째 젖양이 많아져 유방이 단단해질수록 수유 자세와 젖물림을 올바로 해서 직접수유를 한다.
15. 엄마 젖만 먹이고 의학적으로 필요한 경우가 아니면 분유를 먹이지 않는다(물, 설탕물, 보리차 금지).
16. 엄마 젖 외에 우유병이나 노리개젖꼭지는 빨리지 않는다.

신생아 모유수유에 성공하기 위해 해서는 안 되는 것 17가지

♥ 신생아 직접 수유 대신 짜서 먹이기 신생아는 의학적인 이유가 없다면 직접 수유 대신 젖을 짜서 먹여서는 안 됩니다. 짜서 먹이면 젖양이 잘 늘지 않을 뿐 아니라 시간이 두 배가 들고 모유 먹이기가 세 배는 더 힘들어집니다. 짜서 먹인 젖은 직접 엄마 유방에서 빨아먹는 젖과 성분에도 다소간 차이가 있습니다. 특히 젖이 돌기 전, 유방이 말랑말랑할 때부터 하루 10번 이상씩 젖을 먹이고 있어야 하는데 산부인과와 조리원에서 신생아실에 아기를 두고 우유병으로 먹이다 젖이 돌면 유두가 불어나는 젖에 눌려서 납작해져 더 젖을 물리기가 어려워집니다. 엄마와 아기를 떼어 놓아서 울혈을 조장하고 나서 유방마사지로 울혈을 해결하는 것은 병 주고 약 주는 셈입니다.

♥ 신생아에게 포도당 먹이기 신생아 시기에는 엄마 젖을 제외하고는 물도 설탕물도 분유, 보리차도 먹이지 않는 것이 중요합니다. 이런 것을 먹이면 모유를 효과적으로 늘릴 수 없으며 아기에게도 해가 됩니다.

♥ 황달 있다고 젖 끊기 황달이 있다고 모유를 끊어서는 안 됩니다. 황달은 출생 후 경과한 시간에 따라 정상 수치가 달라지는데 심한 황달일 경우 치료 목적으로 1~2일 정도만 모유수유를 중단하기도 합니다. 이때도 아기가 먹던 횟수만큼 젖을 짜서 젖양을 유지해야 하고 분유는 컵으로 먹이는 것이 좋습니다. 물론 황달의 원

인과 정도에 따라 반드시 그에 맞는 치료를 받아야 합니다.

♥ 설사한다고 젖 끊기 설사를 해도 모유 수유를 끊어야 하는 경우는 거의 없습니다. 오히려 보채거나 졸릴 때마다 짧게 젖을 물리지 말고 배고파할 때 한 번에 충분히 먹이는 것이 좋습니다.

♥ B형간염 보유자 수유 금지 만성 B형간염 산모라도 출생 직후에 헤파빅과 간염 예방접종을 하는 경우 모유수유를 하는 데 문제가 없습니다. 활동성이든 비활동성이든 아무런 상관이 없습니다.

♥ 몸무게가 적다고 젖 끊기 몸무게가 적고 모유가 많이 부족한 경우 모유를 끊고 대신 분유로 바꾸어 먹이는 것은 권하지 않습니다. 젖양이 적다면 모유량을 늘리는 방법을 적극적으로 시도하고, 젖을 충분히 늘리기 전까지는 적절한 양으로 보충수유를 해야 합니다.

♥ 울면 젖먹이기 신생아들은 울기 전에 젖을 먹여야 합니다. 우는 것은 배고프다는 마지막 표현입니다. 반면 신생아 시기가 지나면 우는 것이 모두 다 배고픈 것은 아니므로 아기의 신호를 정확히 이해하는 것이 중요합니다.

♥ 보챌 때마다 무조건 젖먹이기 아기들은 배고파하면 먹여야 합니다. 그러나 아기들이 보채거나 우는 데는 기저귀가 젖었거나, 졸리거나, 심심하거나, 반대로 외부 자극이 너무 많은 경우 등 여러 가지 이유가 있습니다. 운다고 무조건 젖부터 물릴 생각은 버려야 합니다.

♥ 시간 맞춰 먹이기 신생아는 젖을 몰아서 먹기도 합니다. 먹은 지 30분도 안 되어 또 먹겠다고 하다가도 어떤 때는 4시간 이상 자기도 합니다. 때문에 3시간마다 먹일 생각은 버리고 배고플 때마다 먹여야 합니다.

♥ 입꼬리에 손을 대어보고 빨 때마다 먹이기 초보 엄마들은 아기가 언제 배고픈지 몰라서 손가락을 입 근처에 대보고 아가가 빨려 하면 배고픈 것으로 착각하고 젖을 먹입니다. 이것은 곤란합니다. 아기들은 배가 고프지 않아도 입에 닿는 것은 반사적으로 빨게 마련입니다. 2주 동안 조리원 신생아실에 아기를 맡겼다가 집에 데려오면 언제 배고픈지 알 수 있을까요? 분만한 날부터 아기와 매일 24시간 같이 지내보십시오. 지내다 보면 배고픈 모습이 보입니다.

♥ 신생아, 밤에 분유 먹이기 최근 산후조리하는 엄마들이 밤에 쉬겠다고 아기를 다른 방에 플라스틱 통에서 재우면서 다른 사람에게 맡기는데, 신생아 때 밤에 젖을

💡 일본 산후케어센터와 한국 산후조리원

1997년 한국에 산후조리원이 처음 생긴 이후 산후조리와 모유수유에 관해, 국가에서 주관한 여러 연구 보고가 있었습니다. 하나하나, 수천만원씩 예산이 들어가고, 수 개월 동안 열심히 조사되었는데, 그 결과 가 널리 알려지지 못하고 사장되는 것 같아 너무 안타깝습니다.

특히 2015년에 8개월 동안 진행되었던 보건복지부 연구과제는 매우 중요한 내용을 담고 있습니다. 그 연 구는 <산후조리원 적정 운영기준 마련>이라는 제목으로 한국보건사회연구원에서 수행되었으며 연구비 는 4800만원이었습니다.

그 중에서 2015년 5월 2박3일 동안 일본 동경 지역의 조산원과 대학병원 부속 산후케어센터, 그리고 구 청 아동가정과를 방문한 후 발표되었던 출장 보고서를 간략히 소개드립니다.

하치요 조산원에서는 출산과 산후케어센터 입소가 가능했고 저출산과 핵가족화로 아기들과 접촉할 기회가 없이 엄마가 되어 거의 혼자 육아를 해야 하는 불안감을 없애 주기 위해 산후케어가 필요하다 고 하였습니다. 엄마가 집에 돌아가 육아를 할 수 있도록 수유 방법을 배우고 아기와의 생활 리듬을 만들어 가는 것이 목적이었기 때문에 모자동실을 하고 있었습니다.

무사시노 대학병원 부속 산후케어센터에도 모자동실을 하고 있었는데 역시 엄마가 자립할 수 있게 도와주는 것이 목적이었기 때문입니다. 즉, 신생아와 접할 기회와 육아 경험이 없는 엄마에게, 아기를 바로 곁에서 돌보면서 아기가 원하는 것을 알 수 있도록 돕는 것이 목적이었습니다.

한편 세타가야구청에서 하고 있던 산후케어 사업은 특이하게도, 아동학대 예방을 목적으로 하고 있 었습니다. 즉 엄마가 산후에 심신이 불안정한 시기에 육아 불안을 해소해야 추후에 아동 학대 예방으 로 이어진다는 것이지요.

그 결과, 일본 출장 보고서의 결론은 다음과 같습니다.

1. 일본 산후케어센터는 모자동실을 통해, 주로 엄마가 자립해서 불안감 없이 육아를 할 수 있도록 돕 고 그 결과 장기적으로 아동 학대를 방지하는 것을 목적으로 한다.

2. 반면 한국 산후조리원은 산모의 조리를 최우선으로 하여 모자가 분리되어 있다. 따라서 향후 조리 원의 존재 이유를 심도 있게 검토하여 적절한 방향 제시가 필요하다.

그 보고서에서 사용된 명칭 자체가 일본은 아기를 위주로 한 산후케어센터, 한국은 엄마를 위주로 한 산 후조리원이었습니다. 2020년 현재 한국 상황에 시사점이 참으로 큰 소중한 보고서라고 생각됩니다.

안 먹이면 모유가 제대로 늘지 않고 **유방 울혈이 생기고 배고픈 때를 놓쳐 직접 수유를 못 하고 또 젖을 짜야 하는 악순환이 반복됩니다. 또 밤에 분유를 배불리 먹은 아기는 아침에 엄마 젖 빠는 것을 만족하지 못해 유방을 거부하기도 합니다.**

♥ 젖먹이고 나서 또 분유 먹이기 아기들은 아무리 배부르게 먹어도 입에 닿는 것은 무조건 빱니다. 젖 먹고 나서 우유병을 빤다고 해서 반드시 젖이 부족하다고 볼 수는 없습니다. 어른들도 식사를 거하게 하고 났더라도 아이스크림이나 케이크

같은 달콤한 디저트의 유혹을 물리치기는 어렵지 않습니까?

♥ 유축기로 젖양 가늠하기 유축기로 젖을 짜면 긴장한 이기기 믹는 깃보다 일빈직으로 적게 나옵니다. 짜서 적게 나온다고 젖이 적다고 생각하고 무조건 분유를 먹여서는 안 됩니다.

♥ 초유가 적다고 의사 처방 없이 분유 먹이기 출산 후 첫 1~2일간은 원래 젖이 적게 나옵니다. 이때 젖이 적어 보인다고 의학적으로 필요하지도 않은데 분유를 먹이지 마십시오. 분유를 먹이는 만큼 젖은 적게 만들어집니다. **첫날은 한 번에 5cc, 둘째 날은 한 번에 10cc** 먹을 정도로 젖이 적게 나오지만 이것은 신생아에게 적합한 양입니다.

♥ 울 때 노리개젖꼭지 빨리기 신생아 시기에 노리개젖꼭지를 빨리면 유두혼동이 생길 수 있고, 젖양도 줄 수 있습니다.

▶ YouTube
젖양 부족에 대한 오해

▶ YouTube
신생아 모유수유 실패의 지름길

아기를 딱딱한 플라스틱 통에 보관하지 마세요

♥ 아기를 낳은 엄마는 모자동실을 해야 한답니다. 모자동실 너무 어렵고 버겁기만 한 용어입니다. 따뜻하고 기분 좋은 엄마 뱃속에서 지내던 아기가 밖으로 나온 순간 어떤 느낌일지 가만히 상상해 보세요. 아기의 자리는 어디여야 할까요? 분만실에서부터 회복실에서도 그리고 산부인과 입원 중일 때뿐 아니라 산후조리원이나 집에서 조리할 때에도 아기의 자리는 엄마 품, 아주 멀어도 엄마 곁이어야 합니다.

모든 것을 엄마에게 의지하고 있는 내 새끼, 뻣뻣한 속싸개에 꽁꽁 싸매서 플라스틱 상자에 넣어 저기 다른 방에 보관할 생각은 꿈에도 마십시오. 누가 데려가려 해도 결사적으로 막아야 할 것을 잠 좀 자야겠다고, 몸이 불편하다고 선뜻 주어 버려서는 안 됩니다. 엄마, 아빠의 시간은 이제 온전히 엄마, 아빠만의 것은 아닙니다. 당분간은 아기가 삶의 한가운데에 있고, 점차 아기 스스로 할 수 있는 일들이 많아질 때까지는 아기는 시간과 정성을 들여 돌보아 주어야 하는 나의 분신입니다. 지금 조금 힘들지만 올바르고 소중한 이 관계가 10년, 20년 후에 아주 큰 보람으로 다가올 것입니다. 출생 후 첫 90분 동안 엄마와 분리되었던 아기들은 엄마와 함께 있던 아기에 비해 10배 더 많이 울었다는 연구 결과도 있습니다. 소중한 내 아기 함부로 울리지 맙시다.

사람은 아주 자주 젖을 먹어야 하는 동물입니다. 특히 신생아 시기에는 거의 하루 종일 엄마 품에서 자다 깨어 젖을 오물거리고 빨다가 잠이 드는 것이 아주 자연스러운 현상입니다. 아기들은 분유통에 써 있는 숫자대로 시간 맞춰 깨어서, 눈금 맞춰 먹는 기계가 아닙니다. 함께 자다 아기가 깨는 기적을 보이면 엄마도 눈이 떠지고 아기를 끌어당겨 젖을 물리고 충분히 먹은 후 흐뭇한 표정으로 다시 잠에 빠지는 아기를 바라보다 잠이 드는 것이 이제 엄마의 일상입니다. 아기가 잘 때 마사지, 요가, 체조, 심지어 꽃꽂이나 모빌 만들기를 배울 생각은 접어 두십시오. 지금 필요한 것은 아기와 온전히 함께 시간을 보내는 것입니다. 그러려면 **아기가 잘 때 엄마도 자야 합니다.** 이제부터는 하루에 밤낮이 한 번씩만 있는 것이 아니고 아기가 깰 때마다 해가 뜨는 걸로 엄마, 아빠 시계를 맞추어야 합니다.

엄마다움은 본능이지만, 한편으로는 사회적인 관계입니다. 아기를 낳은 엄마가 모두 다 일순간에 모성이 충만한 상태로 변신하는 것은 아닙니다. 아기를 품에 안고 먹이고 재우고 달래고 바라보는 동안 옥시토신이나 프로락틴 같은 호르몬 분비가 왕성해져 서서히 엄마다운 엄마로 변해 가게 됩니다. 때문에 다른 사람이 부를 때만 가서 아주 가끔 아기를 보거나 만지는 엄마는 시간이 상당히 흘러도 아기가 여전히 낯설고 아기를 안거나 기저귀 가는 것도 어설플 수밖에 없습니다.

아기도 마찬가지입니다. 조금 전까지만 해도 아기의 온 세상이었던 엄마가 이제는 어디 있는지 알 수도 없고 딱딱한 상자 안에서 자다가 배고파 깨어도 아는 체하는 사람도 없습니다. 신생아실에서는 여러 아기를 한두 사람이 돌보기 때문에 아기가 배고파하는 초기에 엄마를 부르기 힘듭니다. 그러다 보면 아기가 칭얼거리면서 울기 시작할 때 부르게 되고, 엄마가 출산 후 지친 몸을 힘들게 움직여 신생아실까지 가는 동안 아기는 울다가 지치게 됩니다. 울다 지친 상태에서 젖을 먹이면 아기는 조금 먹고 허기만 면하면 곯아떨어지게 됩니다. 이렇게 조금 먹은 아기는 금방 다시 배가 고파 깨는데, 이번에도 먹고 싶어 할 때 엄마는 나타나지 않습니다. 엄마는 한 번에 충분히 먹이지 못하고 하룻밤에도 몇 번을 불려 나가다 보면 이제 젖먹이는 것이 너무 힘들어져 밤에는 제발 분유 좀 먹여 달라고 합니다. 그럼 이제 모유수유는 물 건너가게 되는 것입니다.

　　모든 것이 익숙한 집에 돌아와 조리하는 것이 가장 좋겠지만, 산후조리원에 가더라도 그곳에 머무는 열흘, 2주, 혹은 3주라는 기간은 다시는 돌아오지 않는 소중한 시간입니다. 청소, 빨래, 식사 준비, 큰 아이 돌보지 않아도 되고 오로지 전적으로 나를 필요로 하는 아기에게 집중할 수 있는 기회를 100% 활용하십시오. 모든 것은 때가 있습니다. 지금 중요한 것은 아기에게 젖을 잘 먹여 튼튼하게 키우고 아기의 몸짓, 눈빛으로 아기와 소통하는 방법을 배우는 것입니다. 마사지, 요가, 체조, 꽃꽂이나 모빌 만들기는 나중에 하거나 정 안 되면 포기해도 되지만 내 아기에게 젖을 먹이고 돌보는 것은 지금 아니면 기회가 없습니다. 이때 아니면 살을 못 뺀다고 생각하지 마세요. 엄마가 너무 많이 먹지 않고 너무 가만히 누워 있지만 않아도 젖을 먹이면 천천히 살이 빠지게 되어 있습니다. 특히 제일 빼기 힘들다는 뱃살은 젖을 먹이면 가장 잘 빠집니다.

　　모자동실, 너무 어렵게 생각하지 마십시오. 하루 종일 자주 젖을 먹어야만 하는 내 아기를 내 품에 안고 먹이고 재우는 것, 너무나 자연스러운 일입니다. 언제 또 이렇게 아기와 둘이 꼭 붙어 지낼 때가 있을까요? 하루 24시간 소중한 내 아기와 함께할 수 있는 행복을 만끽하시기 바랍니다.

4. 모유의 성분과 특성

모유가 아기에게 최고의 음식인 이유는 아기에게 필요한 모든 영양 성분이 최고의 품질로 들어 있기 때문입니다. 게다가 모유의 성분은 아기의 성장에 따라 변화하며, 미숙아 출산 시에는 미숙아에게 필요한 면역 성분이 더 많이 들어가 있습니다. 또 모유는 한 번 수유할 때도 처음에 나오는 성분과 나중에 나오는 성분이 다릅니다. 처음에 나오는 전유는 입맛을 돋우고 나중에 나오는 후유는 포만감을 충족시켜 줍니다.

모유에는 최상의 영양이 충분히 들어 있습니다

💜 **모유에는 아기에게 필요한 모든 성분이 들어 있습니다** 모유에는 단백질, 지방, 탄수화물, 비타민, 철분 등 아기에게 필요한 모든 성분이 최고의 품질로 들어 있습니다. 예를 들어 모유에 들어 있는 철분의 경우 그 양은 적지만 훨씬 효과적으로 흡수되어 아기에게 충분한 철분을 공급할 수 있습니다. 일반적으로 건강한 만삭아에게 생후 첫 6개월간 모유만 먹인다고 빈혈이 생기지는 않습니다.

💜 **엄마 젖은 아기에게 최고의 음식입니다** 모유가 아기에게 최고의 음식인 것은 누구나 잘 알고 있습니다. 공평하게도 부자 엄마든 가난한 엄마든 아기에게 먹일 젖은 거의 마찬가지로 완벽한 상태로 나옵니다. 엄마가 완전 채식주의자인 경우만 아니라면 다른 것을 특별히 더 보충할 필요 없이 음식만 골고루 먹으면 됩니다. 아기가 성장함에 따라 아기에게 필요한 성분을 보충하기 위해서 모유의 성분도 바뀝니다. 그리고 미숙아를 출산한 엄마의 모유에는 미숙아에게 필요한 다불포화지방산이나 면역 성분이 더 많이 들어 있습니다. 날씨에 따라서도 젖 성분이 바뀌기 때문에 날이 더워서 아기가 땀을 많이 흘린다고 만 6개월 이전의 아기에게 물을 더 먹일 필요도 없습니다. 또 모유는 한 번 수유할 때 처음에 나오는 성분과 나중에 나오는 성분이 다릅니다. 처음에는 전유가 나와서 입맛을 돋우고 나중에는 지방이 풍부한 후유가 나와서 포만감을 충족시켜 줍니다.

> **민 6개월(대략 180일) 찐에 모유 외에 다른 깃은 믹이지 마세요!**
>
> 최근 신생아 시기에 오곡가루 같은 것을 아기에게 먹이라고 말하는 사람이 있습니다. 이는 황당함을 넘어 매우 위험한 이야기입니다. 아기를 알레르기 체질로 만들 수도 있습니다. 세계보건기구와 국제연합 아동기금(유니세프), 대한소아청소년과학회, 미국소아과학회 등 의학적으로 권위 있는 기구들에서는 신생아 시기에 모유만 먹이기를 권하고, 모유를 먹일 수 없는 경우 분유를 먹이라고 합니다.

♥ **아기의 성장에 따라 모유의 성분은 변합니다** 분만 후 첫 2~3일간 나오는 모유를 초유라고 부릅니다. 초유에는 단백질과 칼슘, 무기질, 그리고 여러 가지 중요한 면역 성분이 더 많이 들어 있습니다. 특히 감염되기 쉬운 이 시기에 초유는 첫번째 예방주사라고 불릴 만큼 면역 기능이 뛰어난 음식입니다. 양이 적은 초유는 수일간에 걸쳐서 양이 늘어나 이행유가 되고, 분만 후 약 2주 쯤에는 성숙유가 됩니다. 처음 모유의 성분에는 카제인의 함량이 적지만 생후 4~6주가 지나면서 카제인의 양은 점점 늘어납니다. 카제인 성분이 늘어나면서 모유수유 아기의 변이 점점 굳어지고 며칠 만에 한 번씩 변을 보기도 합니다. 모유는 아기의 나이에 따라 성장에 필요한 성분이 바뀌어 갑니다.

초유란 뭘까요?

♥ **초유는 엄마의 면역 기억을 통째로 아기에게 전달해 줍니다** 초유는 성숙유보다 색깔이 더 진하고, 비중도 더 무겁고, 단백질과 무기질이 많고, 탄수화물과 지방은 적으며, 면역 성분이 많습니다. 특히 초유는 아기가 첫 번째 맞는 예방주사라고 할 만큼 질병을 예방하는 면역 성분이 농축된 엑기스이기 때문에 초유를 제대로 먹이는 것이 중요합니다. 또 초유에는 면역 물질만 있는 것이 아니고 엄마의 면역 기억을 통째로 가진 면역 세포들이 함유되어 있어 초유를 먹이면 아기의 장을 통해서 혈액과 면역 체계로 직접 들어가 엄마의 면역 기억이 아기에게 전달됩니다.

▶ YouTube

젖이 돌기 전에
초유 먹이기

💗 **사랑의 초유와 소의 초유는 다릅니다** 소의 초유는 당연히 사람의 초유와 전혀 다릅니다. 아기에게 엄마의 초유를 먹이지 못했다고 소의 초유를 먹일 이유는 없습니다. 사람과 소처럼 종을 넘어서 면역 성분을 전해 줄 수는 없습니다. 만일 다른 동물끼리 면역성이 전해진다면 그것은 도움이 되는 것이 아니고 거부 반응을 일으키게 될 것입니다.

전유후유불균형이란 뭔가요?

▶ YouTube
전유후유불균형
예방하려면

💗 **모유는 한 번 수유할 때 앞쪽과 뒤쪽의 성분이 다릅니다** 수유 후반으로 갈수록 지방 함량이 많은 후유가 나옵니다. 수유 중 나중에 나오는 후유는 지방이 많고 칼로리가 높아서 아기의 성장과 두뇌 발달에 중요합니다. 모유 내 지방은 점진적으로 증가하고 특히 유방이 비워질수록 마지막에 급속도로 증가하기 때문에 딱 잘라서 어느 시점까지는 전유이고 그 이후부터는 후유라고 말할 수는 없습니다. 그리고 한 번 수유 시뿐만 아니라 하루 전체를 놓고 볼 때도 지방 함량은 변합니다. 즉 **하루 중 유방에 젖이 많이 차 있는 아침보다는 저녁에 잠들기 직전 유방의 젖을 거의 다 비워 낸 무렵의 젖에 지방 함량이 더 많습니다.** 그리고 후유가 좋다고 앞쪽 젖을 짜버리고 후유만 먹여서는 안 됩니다. 전유와 후유는 둘 다 아기에게 꼭 필요하답니다.

💗 **모유수유 시간이 너무 짧거나 길면** 신생아 시기에는 한 번 젖을 먹일 때 한쪽 젖당 15분 정도는 먹이는 것이 좋습니다. 그런데 젖을 충분히 먹지 않으면 그만큼 젖 생산이 서서히 줄어들게 됩니다. 게다가 짧게 빨게 되면 지방이 풍부한 후유를 못 먹는 경우가 많아서 아기의 체중 증가에 이상이 생길 수 있습니다. 또한 이렇게 적게 자주 먹게 되면 전유후유불균형으로 변을 자주 찔끔찔끔 봐서 제대로 관리를 하지 않으면 엉덩이가 헐기도 합니다. 또 이와는 반대로 매번 50분 이상, 너무 오래 빤다면 혹시 빠는 힘이 약하거나, 제대로 빠는 방법을 모르거나, 모유가 적게 나오는 것은 아닌가 생각해 보아야 합니다. 이렇게 되면 칼로리 부족으로 아기의 몸무게가 잘 늘지 않을 위험이 있습니다.

♥ **전유를 많이 먹은 아기의 증상** 만일 아기가 조금씩 자주 먹어서 한쪽 젖을 충분히 비우지 않고 전유만 먹게 되면 변을 묽게 보고, 자주 보고, 하루 종일 똥질만 하기도 하여 엉덩이가 짓무르게 될 수 있습니다. 장운동이 빨라져 녹변을 보기도 하고, 뱃속이 부글부글 끓기도 하고, 보채기도 합니다. 지방이 부족한 전유만 먹은 아기는 금방 배가 고파져 먹고 또 먹으려 합니다. 자주 먹게 되면 한 번에 먹는 양이 점차로 줄게 됨에 따라 전유만 먹는 것이 점점 더 심해져서 상황이 악화됩니다. 그리고 이렇게 전유만 먹는 것이 지속되면 영양 부족으로 몸무게도 잘 늘지 않게 됩니다.

♥ **전유만 먹이게 되는 흔한 경우**

• 한 번 먹일 때 충분히 오래 빨리지 않는 경우.
• 먹는 도중에 잠이 들어 수유를 오래하지 못하는 경우.
• 적게 먹는다고 너무 자주 조금씩 먹이는 경우.
• 몸무게가 적다고 시도 때도 없이 먹이는 경우.
• **젖양이 너무 많아서 아기가 배불리 먹어도 젖을 많이 남는 경우.**
• 한쪽 젖을 충분히 비우지 않은 상태에서 너무 일찍 반대 쪽 젖을 빨리는 경우.
• 배고프지 않은 아기를 달랠 목적으로 수시로 젖을 먹이는 경우.
• 밤에 자주 깨는 아기에게 수시로 젖을 물리는 경우.
• 신생아 시기에 의학적인 필요가 없는데도 젖을 짜서 먹이는 경우.
• **젖이 모자라지도 않는데 수유 후에 계속 젖을 짜서 젖이 필요 이상 많아진 경우.**

♥ 물젖이라고 생각되면 어떻게 하나 모유 먹는 아기의 변이 묽은 경우 많은 사람들이 물젖이라고 젖을 끊고 분유로 바꾸라고 합니다. 하지만 이런 경우 모유를 끊어서는 절대 안 됩니다. 만일 물젖이라 생각되면 한쪽 젖을 충분히 빨려서 그쪽 젖을 비워주어야 합니다. 신생아의 경우 젖은 15분 이상 빨리는 것이 좋으며 20분쯤 빨려도 좋습니다.

♥ 수유 중에 잠이 들어서 짧게 먹는 경우 이럴 때는 아기의 손바닥이나 발바닥을 세게 눌러주거나 뺨을 턱 쪽으로 부드럽게 만져주거나 물에 적신 손수건으로 얼굴을 닦아주거나 트림을 시키거나 기저귀를 갈아주거나 방을 시원하게 하는 등의 방법으로 아기를 깨워서 더 먹여야 합니다. 일시적으로 수유 중 젖이 잘 나오지 않는 경우라면 수유 중에 유방을 지그시 눌러주어서 젖 흐름을 좋게 해주어 아기가 지속적으로 먹을 수 있게 도와주는 것이 좋습니다.

물젖이란 말은 잘못된 말!

간혹 "젖이 묽은데 주위에서 물젖이라고 합니다. 아기에게 영양이 없다는데 분유로 바꾸어야 할까요?"라고 묻는 엄마들이 있습니다. 또 젖만 먹으면 똥을 하루 종일 지린다고 하소연하는 엄마들도 있습니다. 이런 경우 할머니들이 엄마 젖이 참젖이 아니고 물젖이라 영양이 없으니 끊고 분유를 먹이라고 하는 경우가 많습니다. 하지만 물젖이란 없습니다. 대개는 엄마의 젖이 문제가 아니고, 젖먹이는 방법이 잘못되었을 가능성이 많습니다. 보챌 때마다 찔끔찔끔 먹이지 말고 배고파할 때 한 번에 한쪽 젖을 충분히 먹이고 나서 반대쪽 젖을 먹이면 이런 증상은 대부분 사라지게 됩니다.

♥ 젖을 짜서 먹이는 것은 바람직하지 않아 최근 산후조리원에서 유축기를 사용해 모유를 짜서 먹이라고 권유하는 경우가 늘면서 전유후유불균형이 더 빈번히 발생하고 있습니다. 일반적으로 손이나 유축기로 젖을 짜면 아기가 직접 빨 때처럼 효과적으로 비울 수가 없지만 지나치게 많이 유축을 하면 젖양이 감당할 수 없을 정도로 늘기도 합니다.

♥ 수유 중에 젖이 잘 나오지 않아서 유방을 충분히 비우지 못하는 경우 아기가 오물거리면서 빨기만 하고 삼키지 않는 시점에서 유방을 눌러주어서 젖이 잘 나오게 해주십시오.

♥ 젖이 너무 많이 나와서 아기가 한쪽 젖을 다 먹을 수 없는 경우 수유 시에 한쪽 젖만 먹고 반대쪽 젖을 남길 때는 유방이 아프지 않을 정도로만 살짝 짜주면 서서히 젖양이 줄어서 아기가 먹는 만큼 만들어지게 됩니다. 또 처음에 젖을 조금 짜주고 나서 먹이는 방법도 있으나 너무 많이 짜면 젖양이 더 늘어나기

때문에 이렇게 앞쪽 젖을 짜는 것은 일시적으로만 사용합니다.

💗 **수유 후에 젖을 짜줘서 필요 이상 젖이 많아진 경우** 수유 후에 젖 짜는 것을 중지해야 합니다. 수유 후 남은 젖을 짜야 한다고 잘못 알고 계신 엄마들이 많은데 일반적으로 수유 후에는 남은 젖이나 먹지 않은 반대쪽 젖을 짜지 않습니다. 다만 젖양이 부족하거나 젖이 불어서 아픈 경우에는 필요한 만큼 젖을 짤 수 있습니다. 젖먹이고 나서 남은 젖을 짜야 한다는 것은 엄마들을 괴롭히는 대표적인 잘못된 수유 상식입니다.

💗 **변이 묽다고 모유를 끊고 분유를 먹여서는 곤란** 아기의 변이 묽게 나오면 젖을 끊는 분도 있는데 그래서는 곤란합니다. 변이 묽을 경우 지방이 많은 후유를 먹이는 것이 중요하며, 분유를 먹일 이유는 없습니다. 설사를 할 때 분유를 먹여야 하는 경우는 참으로 드물며, 이런 경우라면 반드시 소아청소년과 의사의 진료를 받아야 합니다. 옆집 엄마 말을 듣고 경솔하게 모유를 분유로 바꾸어서는 안 됩니다.

💗 **엉덩이가 짓무르는 경우** 이런 경우에는 엉덩이를 잘 닦고 말려주어야 합니다. 짓무름이 심한 경우라면 소아청소년과 의사의 진료를 받고 치료를 해주어야 하며, 기저귀발진용 보습제를 충분히 발라주어야 합니다. 그리고 이 문제는 엉덩이로부터 발생한 것이 아니기 때문에 모유를 먹이는 방법을 개선해서 한쪽 젖을 충분히 비우도록 해주어야 해결이 됩니다. 분유를 먹여서 해결할 생각은 하지 마십시오. 변이 묽게 나오고 녹변을 눈다고 아기에게 기응환 같은 약을 함부로 먹여서는 안 됩니다. 분유를 함부로 먹여서도 안 됩니다. 정장제를 함부로 먹일 생각도 하지 마십시오.

> ### 젖만 먹으면 설사를 하는데 분유만 먹으면 좋아진다?
>
> 젖은 먹이고 싶지만 설사를 해서 엉덩이가 짓물러서 먹일 수 없다는 것이 소아청소년과에서 흔히 보는 해결되지 않는 설사의 한 유형입니다. 이 경우는 십중팔구 너무 젖을 찔끔찔끔 자주 먹여 생긴 문제입니다. 모유는 앞과 뒤의 성분이 다르지만 분유는 처음부터 끝까지 성분이 같기 때문입니다. 이 경우 모유를 끊지 말고 대신 젖을 후유까지 충분히 먹이면 대부분 좋아집니다.

💗 **꼭 주의할 점** 젖이 부족한 엄마가 전유후유불균형을 염려하여 한 번 수유 시에 한쪽 젖만 먹이고, 심지어 다음 번에도 유방이 다 비워지지 않았다고 아까 먹였던 젖만 먹이는 경우가 종종 있습니다. 이는 잘못

된 진단에 잘못된 처방을 따르는 것과 같습니다. 젖이 부족한 경우는 전유건 후유건 따지지 말고 무조건 한 번 수유 시에 양쪽 젖을 모두 충분히 먹여야 합니다. 아기는 배를 곯고 있는데 엄마 스스로 전유후유불균형이라는 잘못된 판단 하에 아기를 더욱 괴롭게 하는 일은 없어야 하겠습니다.

사출반사(let-down reflex)란 뭘까요?

♥ **사출이란 젖이 뿜어져 나오는 것입니다** 젖은 아기가 빨아서 먹는 것이기도 하지만 젖이 뿜어져 나올 때 더 잘 먹게 됩니다. 아기가 젖을 빨면 그 자극이 엄마 뇌에 전해져 옥시토신이 분비되고 이 호르몬이 유방에서 젖을 뿜어져 나오게 합니다. 이렇게 젖이 뿜어 나오는 것을 사출이라고 하는데, 모유수유와 우유병 수유는 사출이 있고 없고에서 큰 차이가 납니다. 좀 어렵죠. 좀더 쉽게 이야기하면 유방에서 만들어진 대부분의 젖은 만들어진 곳에 얌전히 보관되어 있습니다. 안 그러면 엄마가 움직이거나 뛸 때마다 젖이 흘러 넘쳐 움직이기도 힘들 것입니다. 아기가 젖

유당과다(lactose overload)

젖이 너무 많아서 항상 앞쪽 젖만 먹다 보니 지방이 풍부한 후유를 먹지 못해 쉽게 배고파져 자주 먹고, 그래서 간혹 필요 이상으로 젖을 많이 먹는 아기도 있습니다. 전형적인 전유후유불균형인 경우는 아기의 몸무게가 잘 늘지 않는 반면, 이런 경우는 상대적으로 유당이 많은 전유를 너무 많이 먹어서 엄마의 젖도 많고 아기의 몸무게도 빨리 늘면서 지나치게 많은 소변 기저귀와 똥 기저귀가 나오게 됩니다. 지방이 적고 상대적으로 유당이 많은 전유를 많이 먹은 아기는 장운동이 빨라져서 유당이 미처 소화흡수되기도 전에 먹은 것이 대장에 도달합니다. 그렇게 되면 대장 속에서 유당이 세균에 의해 분해되고 발효되어 가스를 만들게 되는데, 이것이 뱃속을 거북하게 해 아기를 보채게 합니다. 또한 소화흡수되지 않은 유당이 대장에 도달하면 삼투압에 의해 대장에서 물이 많이 빠져나와 변을 묽게 만듭니다. 이런 경우 아기가 방귀를 자주 뀌고 변이 묽어지고 변 보는 횟수가 많아집니다. 그런데 이런 아기들은 배가 불편하니까 자신이 편한 방법을 경험에 의해 배우게 됩니다. 이런 때 배가 불편한 것을 해결할 수 있는 방법은 또 먹는 것입니다. 보채던 아기가 먹자마자 변을 보고 편안해합니다. 배고프던 아기가 먹고 배불러서 편안해하는 것과 비슷합니다. 하지만 이것은 언 발에 오줌 누는 격입니다. 처음에는 편하지만 조금 있으면 이번에 먹은 모유가 상황을 더 악화시키게 됩니다. 이런 아기는 지나치게 자주 먹기 때문에 계속 전유만 먹는 경우가 많습니다. 게다가 이렇게 자주 먹으면 모유량도 점점 더 늘어납니다.

을 빨면 그 자극으로 이미 만들어져 있던 젖이 보관된 곳에서 뿜어져 나옵니다. 이렇게 되면 아기가 적은 힘으로 많은 양의 모유를 편하게 먹을 수 있게 됩니다. 더 쉽게 이야기하면 아기가 젖을 빨면 엄마의 몸이 아기가 젖을 쉽게 먹을 수 있도록 자동으로 짜준다고 생각하시면 됩니다. 이것을 사출이라고 합니다. 이해가 되시죠? 아기가 먹는 것을 살펴보면 처음에는 열심히 빨다가 사출이 생기면 젖이 입에 하나 가득 고이게 되고 그때부터는 빠는 것이 느려지면서 젖 삼키는 소리를 들을 수 있습니다. 엄마들은 잘 못 느낄 수도 있지만 사출은 수유 중에 한 번만 생기는 것이 아닙니다. 사출은 수유 중 서너 번 반복되어 아기들이 빨다가 젖을 안 삼킨다 싶으면 또 갑자기 열심히 먹게 만들어 줍니다. 사출이 생기면 엄마는 유방이 찌릿찌릿 하거나 자궁이 수축되는 느낌으로 젖이 뿜어져 나온다는 것을 알게 되고, 눈으로 직접 젖이 뿜어져 나오는 것을 볼 수도 있습니다. 젖을 물리지 않아도 아기를 생각하거나 아기 우는 소리만 들어도 젖이 흘러나오고 한쪽 유방을 빠는 동안 반대쪽 유방에서 젖이 흘러나오기도 합니다. 하지만 모든 엄마들이 다, 그리고 사출이 될 때마다 항상 느낄 수 있는 것은 아닙니다.

▶ YouTube
"불쾌한
젖 사출 반사"

🖤 **처음부터 사출이 잘 되는 것은 아닙니다** 사출이 잘 생기면 아기에게 젖을 먹이려고 마음만 먹어도, 아기가 배고파서 칭얼대는 소리를 듣기만 해도 젖이 흘러나오게 됩니다. 심지어 옆집 아기가 우는 소리에도 사출이 생겨 젖이 흘러나오게 됩니다. 아기가 엄마 젖을 빨기 시작하면 사출이 시작되어 젖이 뿜어져 나옵니다. 그런데 아기가 태어난 후 얼마 동안 엄마 젖은 우유병 속에 든 분유와는 달리 아기가 빤다고 바로 쭉쭉 나오지는 않습니다. 심지어 젖을 빨아도 몇 분 동안은 잘 나오지 않는 경우도 있습니다. 열심히 젖을 물리다 보면 사출은 점점 더 빨리 생겨서 아기가 젖을 물기만 해도 젖이 흘러나오고, 심지어는 아기가 배고파 우는 소리만 들어도 젖이 나옵니다. 사출이 생기지 않으면 젖이 잘 나오지 않는데, 이렇게 되면 아기가 열심히 빨기는 하지만 삼킬 수는 없습니다. 그러다가 젖이 잘 나오면 그 다음부터는 아기가 젖을 빠는 것이 느려지면서, 길고 천천히 빨고

> **젖양이 적다고 진단받았을 때는 이렇게 하세요!**
>
> • 바른 수유 자세와 젖물림이 제일 중요합니다.
> • 배고파할 때마다 자주 양쪽 젖을 먹이는 것이 중요합니다.
> • 충분히 빨리는 것이 중요합니다.
> • 밤에도 먹입니다.
> • 수유 후에 빈 젖을 규칙적으로 짭니다(성능이 좋은 병원급 양쪽 전동식 유축기 사용).
> • 모유 증가시키는 약을 처방받아 복용합니다.

삼키고 숨쉬는 과정을 반복하게 됩니다. 아기가 빨아도 삼키지 않으면 대개는 젖을 제대로 먹고 있지 않은 것입니다.

사출이 잘 되지 않는 경우에는

♥ **사출이 잘 되지 않더라도 젖을 끊지 마십시오** 젖이 유방 속에 있어도 사출이 되지 않으면 젖이 나오지 않아서 아기가 쉽게 먹을 수가 없습니다. 이런 경우 아기는 처음에는 어느 정도 젖을 먹지만 곧 젖이 잘 나오지 않으면 먹지 않게 되고, 사출이 늦어지면 여태 즐거운 마음으로 젖을 물고 열심히 먹던 아기가 젖이 나오지 않으니 울면서 고개를 뒤로 젖히고 빨지 않으려 합니다. 이때 많은 엄마들은 아기가 젖 빨기를 싫어하나 보다 하고 생각합니다. 분유를 같이 먹고 있는 아기라면 더욱 더 우유병만 빨려고 합니다. 이게 하루 이틀 지나다 보면 엄마 젖도 말라버리고 젖먹이려고 실랑이를 하다가 젖은 점점 더 마르게 됩니다. 많은 엄마들은 이때 주위에서 도움이 안 되는 소리들만 듣게 되고 그러면 그만 젖을 끊게 됩니다. 하지만 사출이 늦어지는 것이 일시적인 경우 그 원인을 밝혀서 교정하면 금방 사출이 다시 일어나게 됩니다.

♥ **사출이 잘 안 되면 그 원인을 밝혀야** 사출이 처음부터 생기지 않는 경우도 있지만 사출이 잘 되던 엄마에게도 어느 순간 사출이 잘 안 생기는 경우가 있습니다. 사출은 심리적인 영향을 많이 받기 때문에 엄마가 스트레스를 많이 받거나 젖꼭지가 아픈 경우는 사출이 잘 생기지 않아 젖먹이기가 힘들어질 수 있습니다. 간혹 젖을 먹일 때도 재미있는 텔레비전 프로그램을 본다는 엄마가 있는데, 흥분된 상태에서 젖을 먹이면 사출이 잘 일어나지 않아서 아기가 보채는 경우가 있으니 주의하십시오. 물론 텔레비전의 소음도 한몫을 할 것입니다. 술이나 커피도 아주 많이 마시면 사출이 잘 안 생길 수 있습니다.

♥ **사출이 늦어질 때는 이렇게** 사출이 잘 되지 않는 경우 마음을 느긋하게 먹는 것이 좋습니다. 스트레스를 받거나 흥분하면 젖은 잘 나오지 않습니다. 엄마가 너무

힘들어도 사출이 억제되기 때문에 틈만 나면 쉬거나 자는 것이 중요합니다. 그러기 위해서는 심안 시구들이 엄마를 놓아주어야 합니다. 젖먹이는 엄마를 아빠가 도와주면 귀여운 아기에게 모유를 먹이기가 더 쉬워집니다. 엄마가 아빠의 사랑을 받으면 젖도 잘 나옵니다. 아빠가 출퇴근할 때 엄마와 아기를 한 번 더 안아주고 뽀뽀도 한 번 더 해주십시오. 사출이 억제된 원인은 일시적인 것일 수도 있고 지속적인 것일 수도 있습니다. 저절로 해결되는 원인이라면 젖을 말리지 않고 사출을 촉진시키기 위해서 열심히 물리는 것이 중요합니다. 아기가 배고파할 때마다 젖을 물리고 가능하면 오래 빨리고 양쪽 젖을 다 물리는 것이 좋습니다. 수유 전에 따뜻한 찜질을 해서 사출이 생기는 것도 도와주고 유방을 부드럽게 마사지하는 것이 도움이 될 수 있습니다. TV는 끄고 조용한 곳에서 수유를 하십시오. 수유 전에 아기의 얼굴을 한 번 더 보고 사랑하는 느낌을 가지고 수유를 하면 젖이 더 잘 나오게 됩니다. 젖이 안 나오는데 이번에는 잘 먹일 수 있을까 조바심하며 젖을 먹이면 그나마 나오던 사출도 멈춰버릴 수 있습니다.

사출에 영향을 미치는 요소

사출은 모유수유에 매우 중요한데, 어떤 엄마들은 사출이 잘 일어나지 않아서 애를 먹기도 합니다. 스트레스, 울혈, 흡연, 수유 시 통증, 차가운 자극, 심한 음주, 지나친 카페인 섭취 등으로 사출이 잘 일어나지 않을 수 있습니다. 사출이 잘 생기게 하려면 엄마가 맘 편히 모유 잘 먹이겠다는 생각만 하는 것이 제일 중요하고, 엄마가 너무 힘들지 않게 주위에서 도와줘야 합니다.

💜 사출이 늦어진 원인이 고쳐야 할 상황이라면 그 원인을 제거해야 합니다 술은 되도록 마시지 말고 커피도 적당히 조절해야 합니다. 담배도 사출을 억제할 수 있습니다. 울혈이 생겨서 젖이 차 있는 경우에도 사출이 억제되는데, 이때는 너무 땡땡 불어 유방이 아프다면 수유 직전에 조금 짜주어 아기가 물기 쉽게 하고 젖을 조금 흘러나오게 해주면 사출이 촉진됩니다. 유방을 잘못 물려 젖이 허는 경우, 아파서 사출이 억제되기도 합니다. 이때는 수유 자세와 젖물림을 바로 해서 다시 젖을 먹여야 합니다. 젖을 발라서 말리고 통증이 심한 경우 타이레놀이나 부루펜을 먹으면 아픈 것을 줄여줄 수 있습니다. 아프지 않은 쪽 젖을 먼저 물려서 사출을 유도한 후에 반대쪽 젖을 물리는 것도 도움이 됩니다.

제2부

신생아와
그 이후 아기
모유 먹이기

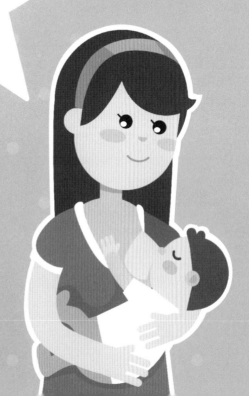

1. 모유수유에 성공하려면

모유수유에 성공하기 위해서는 우선 출산 전에는 전문가가 제공하는 실제적인 모유수유에 대한 교육을 받고, 모자동실을 할 수 있는 여건을 만들어 놓아야 하며, 분만할 때는 자연분만을 하는 것이 바람직하며, 출생 직후에는 되도록 빨리 가능하면 30분에서 1시간 이내에 젖을 먹여야 합니다. 사정상 이렇게 하기 힘든 경우라면 늦어도 출산 후 6시간 이내에 손으로 젖을 짜기 시작해야 합니다. 그리고 생후 4주까지의 신생아 시기에는 하루에 8회보다 젖을 적게 먹이면 젖양이 제대로 늘지 않아 모유만을 먹이는 것이 힘들어질 수 있습니다. 하루에 8~10회 젖을 물리고 한 번 물릴 때마다 15분 이상씩 양쪽 젖을 물리는 것이 중요합니다. 또 하나 모유수유에 성공하기 위해 중요한 것이 정기검진입니다. 출생 후 늦어도 1주일 이내에는 소아청소년과를 방문하여 모유수유 상태를 파악하시기 바랍니다.

아기가 태어나기 전에 엄마가 알아둬야 할 것들

♥ **산전 모유수유 교육은 필수입니다** 모유수유를 위해서 엄마가 준비할 특별한 것은 없습니다. 하지만 출산 전에 모유수유 교육을 받을 기회를 꼭 찾아서 교육받거나 전문가가 제공하는 정보로 미리 모유수유에 대해 공부를 해두는 것은 엄마 젖을 제대로 먹이기 위해 꼭 필요합니다. 임신했을 때부터 모유수유에 대해 가능한 한 많은 것을 미리 보고 배우는 것이 좋습니다. 책이나 비디오를 보아도 좋고, 젖먹이기에 성공했던 엄마들에게 배우거나 병원에 마련된 산전 모유수유 교육 프로그램에 참여하는 것도 하나의 방법입니다. 모유수유의 장점 외에 제대로 젖을 먹이는 방법, 수유 중 생길 수 있는 문제점을 해결하는 법 등을 엄마가 미리 알아야 출산 후 제대로 젖을 먹일 수 있습니다. 그 중에서도 수유 자세와 젖 물리는 방법을 인형으로 직접 연습해 보는 것이 가장 중요합니다.

♥ **24시간 모자동실이 되어 있는 산부인과를 고릅니다** 모유수유에 성공하기 위해서는 산부인과 선택부터 신중을 기해야 합니다. 특히 산모와 아기가 같은 방을 쓰는 모

YouTube
제왕절개해도
모유수유 OK

자동실을 선택하는 것이 모유수유 성공을 위한 첫걸음입니다. 엄마와 아기가 한 방에 있어야 아기가 배고파할 때마다 젖을 물릴 수 있기 때문입니다. 따라서 **산부인과를 선택할 때는 24시간 모자동실이 가능한지 미리 확인하십시오. 모자동실은 6시간, 8시간, 12시간이 아닙니다.** 밤에도 엄마와 아기는 함께 있어야 합니다.

♥ 출산 전 산부인과 선생님께 젖을 먹이겠다는 의지를 밝힙니다 산전 진찰 시부터 출산 후 젖을 먹이겠다는 의지를 명확히 밝히고 아기를 낳고 첫 30분에서 1시간 이내에 젖을 물려달라고 부탁합니다. 아기를 낳고 나서 산모가 너무 힘들고 아파하면 의사가 적극적으로 모자동실이나 젖먹이는 것을 권하지 못할 수도 있으니 엄마가 먼저 꼭 젖을 먹이겠다는 의지를 보여주십시오. 그러면 병원에서 도움을 받기가 훨씬 쉬워질 것입니다. 병원에서 알아서 해주겠지 하고 막연하게 생각하다가 결국 모유를 먹일 수 없어서 후회하는 엄마들을 종종 보는 것이 현실입니다. 어쩔 수 없이 제왕절개를 하더라도 엄마가 의식이 있다면 곧장 아기에게 젖을 먹일 수 있습니다.

YouTube
함몰 유두 엄마
모유수유

♥ 산전 검진이 중요합니다 의사 선생님께 유방 진찰을 받고 유방 수술을 하거나 유방을 다친 적이 있다면 미리 상의를 하는 것이 중요합니다.

편평 유두나 함몰 유두는 출산 전에 교정하지 않아요!

함몰 유두나 편평 유두라도 모유수유에 대개는 문제가 없습니다. 산전에 함몰 유두를 교정하기 위해서 유두를 잡아 당기는 호프만 방법이나 기타 유두를 자극하는 방법은 잘못하면 조산을 일으킬 위험이 있기 때문에 권장되지 않습니다. 또 아기를 낳기 전부터 엄마가 함몰 유두나 편평 유두라고 지레 너무 걱정하다가는 출산 후 심리적으로 위축되어서 젖먹이기에 소극적으로 될 위험도 있습니다. 함몰 유두 교정기라는 기구를 쓰더라도 출산 후에 사용하시기 바랍니다. 산전에는 진찰만 받고 어떤 상태인지 확인하고 출산 후 더 열심히 젖을 먹일 각오를 하는 것만으로 족합니다. 출산 후 거의 대부분은 문제없이 유두와 유륜을 같이 물릴 수 있습니다. 그렇지 않다면 젖을 먹이기 전에 유륜을 약간 누르고 유두를 만져주어서 유두가 돌출되게 한 후에 먹이시면 됩니다. 함몰 유두에 대해서는 산전에는 손 진찰 외에 아무것도 하지 않고 분만 후 모유수유를 잘 할 수 있도록 수유 자세와 젖물림을 정확히 배우고 분만 후에는 아기가 잘 먹고 잘 자라고 있는지 생후 3~4일째 소아청소년과 선생님께 진료를 받는 것이 가장 중요합니다.

▶ YouTube
치밀 유방일수록
모유수유에나

♥ **유방이 작아도 걱정할 필요가 없습니다** 유방 크기가 작은 엄마도 모유 먹이는 데는 문제가 없습니다. 다만 유방에 젖이 보관되는 양이 적을 수 있어서 오히려 젖을 더 자주 먹여야 하며, 유방 울혈 예방에도 더 세심한 주의가 필요할 수 있습니다. 그러나 엄마가 만드는 전체적인 젖양과 아기가 하루 종일 먹는 젖의 총량은 유방 크기와는 상관이 없습니다.

♥ <u>산전 유방 마사지는 필요하지 않습니다</u> 최근 산전에 모유를 잘 나오게 하려고 유방 마사지를 하는 분도 있는데 이런 것은 필요가 없습니다. 유방 마사지를 한다고 모유수유를 더 잘할 수 있는 것은 아니며, 잘못하면 조산의 위험이 있으므로 임신 중 유방에 불필요한 자극을 많이 주는 것은 좋지 않습니다. 출산 후에도 수유하기 전이나 젖을 먹이는 동안 엄마가 스스로 부드럽게 유방을 마사지하는 것 외에 모유수유를 위해 다른 사람에게 유방 마사지를 받는 것은 권하지 않습니다.

♥ **분유나 우유병 준비 또한 필요 없습니다** 대부분의 엄마는 모유수유가 가능하기 때문에 제대로 모유수유를 할 계획이라면, 그리고 산부인과에서 잘 도와준다면 분유나 우유병은 따로 준비할 필요가 없습니다. 육아박람회 같은 곳에서 분유 스틱 샘플을 받아 오면 그만큼 엄마 의지가 약해질 수 있으니까 공짜라고 받을 생각은 아예 하지 마십시오.

♥ **분만하러 병원에 갈 때 준비할 것들** 아기를 낳으러 병원에 갈 때는 아기가 젖먹는 시간과 횟수, 대소변 양과 횟수 등을 기록할 공책과 필기 도구를 준비하십시오. 모유수유를 할 때는 아기가 제대로 젖의 영양분을 섭취하고 있는지 확인해야 하는데 그 양을 짐작하기 위해 이런 것들이 꼭 필요합니다. 집에서 미리 맹물 50cc 정도를 새 기저귀에 부어서 손으로 들어보십시오. 50cc의 양이 어느 정도인지 무게를 느껴보면 한 번에 보는 적당한 소변량 30~60cc가 어느 정도인지를 감으로 짐작할 수 있을 것입니다. 수유 쿠션, 수유 브래지어, 편하게 입을 수 있는 수유복이나 옷, 빨아서 쓰거나 일회용으로 쓸 수 있는 수

출산 과정에서 약을 사용하게 될 경우 모유수유에 대해 미리 상의해야 합니다!

분만 중이나 그 후에도 산모가 약을 먹을 필요가 있을 때는 아기에게 젖을 먹일 예정이거나 먹이고 있다고 의사에게 미리 말을 하면 젖을 통해 아기에게 전달되어도 해가 되지 않는 약으로 처방해 주실 것입니다. 대부분의 약은 젖먹이는 엄마에게 투여해도 아기에게 해가 되지 않지만 약에 따라서는 주의해야 하는 것도 있습니다. 또한 제왕절개보다는 자연분만을 하면 아기가 태어나서 초기에 더 활발히 젖을 빨 수 있습니다.

잘못 알려진 모유수유 금기

● 엄마가 B형간염 보유자이거나 C형간염 바이러스에 감염(C형간염 바이러스 항체 양성 혹은 C형간염 바이러스 RNA 양성)된 경우, 열이 있거나, 낮은 농도의 환경오염 화학물질에 노출된 경우, 거대세포바이러스 양성혈청반응자(미숙아를 낳은 엄마가 최근 양성 전환된 경우가 아니라면)일 경우라도 젖을 먹일 수 있습니다. 다만 거대세포바이러스 양성혈청반응자인 엄마가 출생체중 1,500그램 미만인 극소저출생 체중아에게 젖을 먹일 것인지는 엄마 젖의 잠재적인 이득과 전염의 위험을 모두 고려한 후 결정하여야 하겠습니다.

● 엄마가 담배를 피울 경우도 모유수유의 금기는 아니지만 집안에서는 담배를 피우지 말고 가능하면 되도록 빨리 담배를 끊는 것이 좋습니다. 술은 젖에 농축되어 다량 분비될 수 있고 또한 사출 반사를 방해하여 젖양을 감소시킬 수 있으므로 수유모는 술을 마시지 말아야 합니다. 간혹 소량을 마시는 것은 큰 문제가 되지 않겠지만 엄마가 술 마신 후 적어도 2시간은 지난 후에 젖을 먹이는 것이 좋습니다.

● 황달과 고빌리루빈혈증이 있는 신생아는 대부분 계속 젖을 먹일 수 있으며 또 그래야 합니다.

유 패드도 준비하면 편하게 수유하는 데 도움이 됩니다. 모유수유에 대해 물어볼 만한 친구나 친지의 전화번호와 한밤중에 문제가 생겼을 때 찾아볼 수 있는 모유수유에 관한 책, 그리고 아무리 정신이 없고 아프더라도 모유는 꼭 먹이겠다는 각오도 챙겨서 산부인과로 가십시오.

임산부가 보충할 것들

♥ 젖을 먹이는 엄마들은 스스로를 위해 정상적인 식사를 해야 합니다 여기서 정상적인 식사란 5가지 식품군을 골고루 먹는 것을 말합니다. 건물을 짓기 위해서 시멘트 반죽을 할 때 모래, 자갈, 시멘트의 비율이 매우 중요하듯이 먹는 것도 마찬가지입니다. 음식은 쉽게 말해서 밥, 채소, 고기, 과일, 유제품의 5가지 식품군으로 나뉩니다. 건강한 식사란 이 5가지 식품군을 골고루 잘 섭취하는 것을 말합니다. 한 번 식사를 할 때는 적어도 3가지 식품군이 포함되어야 하고, 하루에 적어도 한 끼는 4가지 식품군이 포함된 식사를 하는 것이 좋습니다. 채식주의자 엄마가 모유수유를 할 때는 모유 중 비타민B12가 부족하기 때문에 비타민B12를 꼭 먹어야 합니다.

♥ 임산부가 보충에 신경 써야 할 것들 칼슘을 공급하기 위해서 무지방 우유를 먹고, 비타민 공급을 늘리기 위해서 채소와 과일을 더 먹으면 좋습니다. 엽산은 임신하기 전부터 보충을 해주어야 아기의 신경관 기형을 예방할 수 있습니다. 임신 첫 수주가 제일 중요한데 이때는 엄마들이 임신인 줄 모르는 경우가 대부분이기 때문입니다. 하루에 필요한 양은 0.4㎍ 정도인데 이 정도는 대부분의 종합비타민제에 들어 있습니다. 참고로 **엽산이 많은 식품에는 김, 대두, 검정콩, 쑥갓, 메추리알** 등이 있습니다. 임신 중에는 **특히 철분이 많은 붉은 고기, 가금류, 녹색 채소** 같은 것을 많이 먹어야 합니다. 그러나 음식만으로는 철분을 충분히 섭취하기 어렵기 때문에 하루 30mg 정도의 철분 보충제를 섭취할 필요가 있습니다. 특히 채식주의자인 엄마는 엽산 보충을 위해서 종합비타민을 먹어야 합니다.

YouTube
모유수유를 하면
골다공증 생길까?

출산 과정과 모유수유

♥ 모유수유를 위해서는 자연분만이 좋습니다 모유수유를 제대로 하기 위해서는 자연적인 출산 과정을 고수하는 것이 유리합니다. 가능하면 제왕절개보다는 자연분만이 모유수유에 더 유리합니다. 때문에 출산하는 방법과 분만 시 통증 대책에 대해서도 산전에 산과 의료진들과 미리 잘 상의하시기 바랍니다. 경막외마취를 한 경우 아기들이 출생 후 첫 수일간 몸무게가 더 많이 감소할 수 있고 분만 시 다량의 정맥 수액제를 투여하면 유방 울혈을 증가시켜 결과적으로 젖 생성과 섭취가 방해될 수 있다는 보고도 있습니다. 따라서 분만 시 경막외마취를 할 경우 분만 직후부터 성공적인 모유수유를 위한 보다 더 세심한 지지와 도움이 필요합니다.

YouTube
제왕절개,
산모의 선택사항?

♥ 출생 후 모유수유 전까지는 불필요한 자극은 피하는 것이 좋습니다 특별한 문제가 없는 분만이라면 아기의 위 흡인(gastric suction)도 하지 않는 것이 좋습니다. 키와 몸무게 측정과 목욕은 물론이고 비타민K 주사와 예방적 안약투여 및 B형간염 예방접종도 첫 수유 후에 해주는 것이 더 좋습니다. 최근에는 생후 12시간까지 첫 번째 목욕을 미루는 것을 권하는 추세입니다. 엄마가 간염 보유자인 경우도 수유를 먼저 하고 그 다음에 접종을 해주는 것을 권합니다.

YouTube
배꼽 떨어지기 전
신생아 목욕법

▶ YouTube

모유수유
본능 9가지

[QR code]

♥ **엄마와 아기의 피부 접촉이 중요합니다** 출생 후에 가능하면 빨리 엄마와 아기가 피부 접촉을 할 수 있게 해주는 것이 좋습니다. 아기가 졸려 하면 기저귀만 채우고 체온 소실이 되지 않게 엄마와 아기에게 같이 담요를 덮어주면 됩니다. 피부 접촉은 모유수유뿐만 아니라 엄마와 아기의 유대감을 높이기 위해서도 중요합니다. 출산 후 1~2시간 정도 엄마와 아기가 정신이 또렷한 시기가 있는데, 이때 첫 수유를 제대로 하지 못하면 아기가 그 다음에 잘 먹지 않고 잠만 잘 수도 있으니 주의하여야 합니다. 출생 후에도 의학적인 이유가 없으면 아기를 엄마와 떨어뜨려 두지 말고 곁에 있게 하는 것이 성공적인 모유수유를 위해서 필요합니다.

모유수유에 친근한 소아청소년과 의사를 찾으려면?

아직 아기를 낳기 전에 내 아기를 봐 줄 소아청소년과 의사를 미리 만나 이야기를 나누는 것이 좋습니다. 임신 32주 정도쯤 되었을 때 집에서 가까운 소아청소년과를 방문하여 미리 산전 모유수유 교육도 받으면서 모유수유에 대해 궁금한 점을 물어보고, 직접 신뢰와 호감이 가는 분을 마음으로 선택해 두면 분만 후 훨씬 마음이 놓일 것입니다. 이때는 너무 바쁘지 않은 진료 시간을 미리 전화로 물어 보고 방문하는 것이 좋겠지요. 의사에게 아래와 같은 질문을 해보면 도움이 됩니다. 물론 필요에 따라 약간씩 달리 물어 볼 수는 있습니다.

♥ 선생님과 이 병원 간호사들은 모유수유를 어떻게 생각하시나요?

— 엄마는 당연히 소아청소년과 의사와 간호사들이 모두 모유수유에 대해 잘 알고 있고 또 적극적으로 지지하기를 바랄 것입니다. 의사와 간호사들이 보수교육이나 기타 다른 기회를 통해 모유수유에 대해 정식으로 훈련과 교육을 받은 것을 확인할 수 있다면 더욱 좋겠지요.

♥ 이 병원에 다니는 환자 중 대략 몇 퍼센트가 모유수유를 하고 있나요? 그 중 완전모유수유를 하고 있는 퍼센트는 어느 정도인가요?

— 내 아기가 다닐 병원에 오는 아기들의 모유수유율이 높으면 높을수록 좋겠지만 적어도 국내 평균 모유수유율(1개월 91%, 6개월 36%, 12개월 17%; 완전모유수유율: 1개월 41%, 6개월 5% —2021년 국민건강영양조사)은 되는지 확인해 보

세요. 현재 그 병원의 모유수유율을 모르거나, 모유수유율이 낮다 해도, 너무 실망하지는 마십시오. 다만 젖을 먹이려는 내 의지를 이해하시고 의지기 이해하는지, 최선을 다해 나를 도와주고, 필요하면 여러 가지 자료를 찾아볼 듯한지를 알아 보십시오.

♥ 첫 6개월 동안 완전모유수유를 권장하시나요? 이유식은 언제 시작하라고 하시는지요?

― 세계보건기구는 생후 첫 6개월 동안 아기에게 젖만 먹이는 완전모유수유를 할 것을 권하고 있습니다. 즉 건강한 아기라면 이 시기까지는 엄마 젖만으로도 필요한 영양소를 섭취할 수 있다고 보고 있습니다. 소아청소년과 의사가 6개월경부터 이유 보충식을 시작하라고 권하는지 알아보세요.

♥ 젖끊기를 권하는 시기는 언제쯤인지요?

― 젖을 끊는 시기는 아기와 엄마가 모두 더 이상 모유수유를 원하지 않고 흥미를 느끼지 않을 때입니다. 세계보건기구는 6개월부터 월령에 적합한 이유식을 적절히 먹이면서, 적어도 2년 이상은 젖을 먹이고, 그 이후에도 아기와 엄마가 서로 원하는 한 계속해서 젖을 먹일 것을 권하고 있습니다.

♥ 모유수유에 문제가 있을 때 도움받을 수유상담가가 병원 안에 있는지요? 없다면, 다른 수유상담가에게 의뢰해 주실 수 있나요?

― 소아청소년과 내에 수유상담가가 상주해 있다면 가장 바람직할 것입니다. 하지만 현행 국내 의료보험 체계에서 이런 상황을 기대하기가 매우 어렵습니다. 모유수유에 문제가 생기면 필요한 경우, 다른 곳의 수유상담가를 통해서라도 도움을 받을 수 있는 장치가 마련되어 있는지는 꼭 확인하시기 바랍니다.

♥ 모유수유 문제를 확인하기 위해 진료실에서 젖먹이는 것을 직접 보시는지요?

― 아기를 낳은 후 3~4일이 지나기 전에 편안한 수유 자세로, 아기가 젖을 잘 물고 잘 먹고 있는지 모유수유에 대해 잘 아는 소아청소년과 의사, 간호사, 혹은 수유상담가의 평가를 반드시 받아야 합니다. 조금이라도 문제가 있다면 그 이후에도 아기가 잘 먹고 건강하게 잘 자랄 때까지 계속해서 자주 확인을 해야 합니다. 드물지만 심한 황달이나 탈수나 수유를 어렵게 하는 기타 다른 질환이 발견되면 큰 병원으로 의뢰해야 할 경우도 있습니다. 때문에 젖먹이는 모습을 직접 보고 평가하는 것이 모유수유 문제 예방과 해결에 아주 중요합니다.

♥ 복직 후 계속해서 젖을 먹이고 싶은 엄마들에게도 도움을 주시는지요? 어떻게 하면 젖을 계속 먹일 수 있나요?

— 담당 소아청소년과 의사가 복직 후에도 모유수유를 계속하려는 엄마의 바람을 이해하고 지지해 줄 수 있는지 알아보세요. 유축기를 안전하고 효율적으로 사용하는 방법과 짠 젖을 보관하고 먹이는 방법도 알려 주시겠지요. 직장 상사가 모유수유에 그다지 적극적이지 않다면 모유수유의 의학적 혹은 경제적 장점이나 직장에서 필요한 여건(착유실, 유축기, 휴식 시간, 냉장고, 세면대 등)을 구체적으로 전달할 수 있는 방법이 있는지도 알아보는 것이 좋겠지요. 복직이 임박해서 직장 내 모유수유에 관한 출력된 안내문과 함께 주치의로서 간단한 편지를 써주실 수 있는지 여쭤 보세요.

♥ 모유수유 중 수유모가 사용할 수 있는 약물의 안전성 여부를 확인할 수 있는 자료를 갖고 계시는지요?

— 수유모들이 자신의 질병을 치료하는 도중 잘못된 인식으로 젖을 먹이지 않고, 불필요하게 짜서 버리는 경우가 종종 있습니다. 그러나 모유수유 중 사용할 수 있는 약물의 안전성에 대해 소아청소년과 의사들이 확인할 수 있는 공신력 있는 자료들이 몇 가지 있습니다. 일례로 인터넷상으로 확인할 수 있는 미국 국립의료도서관 자료인 LactMed, https://www.ncbi.nlm.nih.gov/books/NBK501922/ 역시 아주 유용한 자료입니다.

출산 직후에 모유수유에 대한 도움과 지원을 구할 수 있는 아주 중요한 사람은 아기의 소아청소년과 의사입니다. 어떤 경우는 엄마의 의견을 상세히 들어 보지 못하고 수유방법에 대해 결정을 내려야만 할 수도 있기 때문에, 미리 적합한 의사를 선택해서 모유수유에 대한 본인의 계획을 이야기해 두는 것이 중요합니다.

아기가 태어난 후 엄마가 알아둬야 할 것들

♥ 모자동실이 중요하다 엄마와 아기가 같은 방을 사용하면서 엄마가 바로 옆에서 아기를 돌보지 않으면 아기가 배고플 때마다 먹이는 건 거의 불가능합니다. 특히

신생아실에 많은 아기들을 모아놓고 보살피는 경우 아기가 막 배고파하는 걸 알아차리기가 매우 어렵습니다. 그래서 유엔아동기금(유니세프)과 세계보건기구에서도 모유수유에 성공하기 위한 가장 중요한 전제 조건으로 모자동실을 꼽고 있는 것입니다.

▶ YouTube
제왕절개 후
침대 트림시키기

💙 **모유수유는 태어나서 가능하면 빨리 시작하자** 아기가 태어난 후 30분에서 1시간 이내에 모유수유를 시작하는 것이 중요합니다. 이때에는 아기가 자지 않고 정신이 말똥말똥하기 때문에 엄마 젖을 먹이기가 쉽습니다. 첫 2시간이 지나면 아기가 곧 잠이 들어 10시간가량은 잠을 자려 할 수 있으므로 이때를 놓치지 말고 젖을 물려야 합니다. 아기가 젖을 빨면 젖 분비가 서서히 증가하고 자궁을 수축시켜서 출산 후 출혈이나 여러 가지 산후 합병증도 줄여줍니다. 자연분만을 하든 제왕절

▶ YouTube
제왕절개 후
모유수유 자세

개를 하든 가능하면 빨리 모유수유를 시작하는 것이 모유수유에 성공하는 왕도입니다. 제왕절개를 해서 출산한 엄마도 정신을 차리면 가능한 빨리 수유를 시작해야 합니다. 사정상 젖을 바로 먹일 수 없는 경우에는 6시간 이내에 손으로 엄마 젖을 짜기 시작해야 젖이 잘 나오게 됩니다. 아기가 처음부터 모유를 빨 수 없는 상황이더라도 회복기간 동안 엄마와 아기가 같이 지내게 해주어야 합니다.

💙 **모유 외에는 아무것도 먹이지 말자** 초유량은 원래 적습니다. 젖이 안 나온다고 잘못 생각하여 다른 것을 먹이지는 마십시오. 아기를 분만한 후 처음 2~3일 동안 나오는 초유는 양이 매우 적으며, 그 성분이 이행유나 성숙유와는 다릅니다. 조물주가 초유를 이렇게 만든 것은 다 이유가 있어서입니다. 신생아는 아직 신장과 간이 미숙한 상태여서 많은 양의 젖을 처리하기 곤란하고 이미 체내에 수분이 많은 상태로 태어났기 때문에 초유의 양이 적은 것입니다. 이는 또한 신생아 위 용적에 적합하며, 건강한 만삭아에게는 저혈당을 예방하기에 충분하고, 특히 빨고 삼키고, 숨쉬는 수유 능력을 배우는 데 아주 적

힘들어도 첫 한 달간 열심히 노력해야 꼭 성공합니다!

분만 후 병원에서 퇴원한 뒤에도 첫 1개월간은 젖먹이기를 성공하는 데 매우 중요한 시기입니다. 산부인과에 있을 동안 모자동실을 하면서 젖을 먹었다고 뿌듯해하기엔 아직 이릅니다. 퇴원해 집에서 산후조리하는 기간에도 반드시 엄마와 아기는 한 방에서 먹고 자야 합니다. 산후조리원을 이용하더라도 반드시 24시간 내내 모자동실을 하면서 젖먹이는 것만은 엄마가 직접 하도록 하십시오. 아기가 배고프다고 보내는 신호를 제일 잘 알아챌 수 있는 사람은 바로 엄마이기 때문입니다. 따라서 산후조리원에 있더라도 엄마는 아기랑 한 방에서 지내면서 아기의 욕구에 바로바로 반응해주는 것이 필요합니다. 젖은 짜서 먹이지 말고 직접 물리는 것이 매우 중요합니다.

절한 양입니다.

💙 **배고파하면 먹이자** **신생아**는 먹고 싶어할 때마다 먹여야 합니다. 시간을 맞춰서 먹여서는 안 됩니다. 배고파 먹고 싶어하는 아기는 자다가 깨서 움직임이 증가하고 입맛을 다시고 고개를 돌려 젖을 빠는 시늉을 합니다. 바로 이때 젖을 먹이면 됩니다. 울면 이미 늦기 때문에 울 때 먹일 생각은 하시면 안 됩니다. 울기 전에 먹이는 것이 중요합니다. 그럼 아기가 배고파하는 것을 어떻게 하면 알 수가 있냐고 묻는 분도 있는데, 아기가 배고파하는 것을 아는 제일 중요한 방법은 모자동실을 해서 24시간 엄마와 아기가 같이 있는 것입니다. 하루 종일 아기와 함께 지내다 보면 아기가 배고파하는 것을 저절로 알게 됩니다. 흔히 아기가 울면 먹인다고 잘못 알고 있는 분도 있는데, **신생아**는 배고파서 먹을 걸 달라고 몸짓으로 이런저런 신호를 다 보내다가 그래도 주지 않으면 포기하고 우는 것입니다. 울면 이미 늦습니다. "**신생아**는 자다가 깨면 배가 고픈 것이다." 잊지 마세요.

💙 **하루에 적어도 8~12번은 먹이자** 신생아 시기에 하루에 8회보다 적게 젖을 먹이면 모유의 양이 제대로 늘지 않아서 모유만으로 충분히 수유를 하기 힘들어집니다. 신생아 시기에는 간혹 4시간 이상 먹지 않고 자는 아기는 깨워서라도 먹이는 것이 중요합니다.

💙 **한 번에 15분 이상씩 양쪽 젖을 물리자** 젖은 한 번에 배부르게 먹여야 합니다. 한쪽 젖을 15분 이상 충분히 빨리고 반대편 젖을 또 물려 15분 정도 먹입니다. 다음 번 젖을 먹일 때는 지난번에 두 번째로 물렸던 젖을 먼저 물립니다. 아직은 엄마 젖이 충분하지 않은 시기라 이렇게 양쪽 젖을 같이 먹이면 젖양이 빨리 증가합니다. 특히 우리나라처럼 신생아 때 병원에서 분유병을 쉽게 물리는 나라에서는 더욱 이런 방법으로 먹이는 것이 좋습니다. 양쪽 젖을 먹일 때는 한쪽 젖을 충분히 비운 후에 다른 쪽 젖을 먹이는 것이 중요합니다.

열심히 물리면 젖양은 는다!

처음에 나오는 모유인 초유의 양은 하루에 불과 20~40cc 정도의 적은 양입니다. 하지만 모유를 열심히 물리면 출생 후 30~40시간이 지나면서 모유의 양은 갑자기 늘기 시작하여 생후 4~5일경에는 600cc 정도까지 늘어나게 되니 정말 신기한 일입니다. 아기 낳고 되도록 일찍부터(30분~1시간 이내면 더 좋겠죠. 이런 여건이 되어 있는 산부인과를 잘 알아보고 출산하면 모유수유에 훨씬 도움이 될 것입니다) 모유를 열심히 먹이면 대개 1주일 이내에 이렇게 풍족할 정도로 젖이 많이 나오게 됩니다.

♥ **밤에도 먹이자** 신생아는 밤과 낮의 구분이 없습니다. 밤과 낮을 인식하는 것은 일반적으로 생후 6주는 돼야 합니다. 밤에 젖을 물리면 젖 분비를 촉진하게 되어 젖양이 빨리 늘게 되고, 그래야 모유수유에 성공하기 쉽습니다. 신생아를 밤에 먹이지 않는다는 것은 굶기는 것과 마찬가지입니다. 아기가 4시간 이상 자면 순해서 잘 잔다고 좋아할 일만은 아닙니다. 만일 수유 후 4시간 이상을 잔다면 깨워서라도 먹이는 것이 좋습니다. 밤중수유를 거르게 되면 젖이 도는 때에 갑자기 엄마 유방에 울혈이 생겨서 엄청나게 아프고 유선염도 생길 수 있습니다.

♥ **인공젖꼭지 사용을 자제하자** 엄마 젖을 직접 물릴 수 없는 경우라면 우유병보다는 컵을 사용해서 먹이는 것이 좋습니다. 컵이 아니면 숟가락이나 수유보충기라고 불리는 도구를 이용할 수도 있습니다. 만일 생후 4주 이내에 아기에게 우유병을 사용하게 되면 엄마 젖을 빠는 것을 거부하는 경우도 생길 수 있습니다. 이것을 유두혼동이라고 하는데, 우유병 꼭지와 엄마 젖꼭지의 구조가 달라서 정작 엄마의 젖꼭지를 물 때 잘 못 물게 되는 것입니다.

♥ **신생아 시기에 노리개젖꼭지를 사용하지 말자** 노리개젖꼭지를 빨면 아기가 젖을 적게 빨게 되어서 모유량이 잘 늘지 않아 젖먹이는 데 실패할 가능성이 높아집니다. 신생아 시기의 노리개젖꼭지 사용은 모유수유 기간을 짧게 만드는 한 요인이 되기도 하며, 배고플 때 젖을 먹는 대신 노리개젖꼭지를 빨면 몸무게가 잘 늘지 않을 수 있습니다. 또 생후 3~4주 이전에 빨리면 유두혼동을 일으킬 수도 있습니다. 구강운동 기능에 장애가 있는 아기는 노리개젖꼭지를 빨면 더 나빠질 수 있습니다. 노리개젖꼭지는 곰팡이나 기타 병원균 감염을 증가시킬 수 있고, 중이염에 좀더 잘 걸리게 한다는 의심을 받고 있으며, 장기간 사용하면 치아 부정교합이 생길 수도 있습니다. 우유병과 마찬가지로 노리개젖꼭지도 모유수유가 확립되기 전에 빨려서는 안 됩니다. 이런 부작용에도 불구하고 득이 되는 면 역시 무시하지 못하기 때문에 아기가 원하면 모유수유 확

4시간 자면 깨워서 먹이라구요?

어떤 엄마들은 이렇게 묻습니다. "정말 4시간 이상 잠을 자는 아기도 있습니까?" 그렇습니다. 이상하게 들리겠지만 우리나라 아기들 중에는 정말로 한 번도 4시간 이상 내리 자보지 못한 아기들이 많습니다. 이는 대부분 모유수유 방법이 잘못되어 한 번 수유 시에 충분히 먹지 못하기 때문인데, 그런 아기들은 배가 금방 고파져서 젖을 자주 먹을 수밖에 없고, 따라서 자주 깰 수밖에 없습니다. 이런 일은 피해야 합니다.

립 후 신생아 시기는 지나서 조심스레 빨릴 수는 있습니다.

❤️ **모유수유 상태를 파악하자** 모유가 지속적으로 모자라는 경우 저체중과 탈수로 아기에게 문제가 발생할 수 있습니다. 분만 후 적어도 **5일째**에는 젖이 충분히 돌고 아기도 젖먹는 것이 익숙해져야 하는데 그렇지 못한 경우는 지체하지 말고 빨리 의사의 진찰을 받아야 합니다. 또한 젖이 모자라는 경우는 모유의 양을 늘리기 위한 모든 방법을 동원해 보고 그래도 안 되면 분유를 보충하는 시기를 놓치지 않도록 주의하십시오.

❤️ **모유수유에 대한 정기점검을 하자** 모유를 잘 먹이기 위해서는 모유수유에 대한 정기점검을 통해서 문제점들을 해결해 주어야 합니다. 아기가 제대로 모유의 영양분을 섭취하고 있는지, 먹이는 방법이 정확한지, 아기가 잘 먹지 않는다면 어떤 이유 때문인지, 엄마에게는 다른 문제가 없는지 등을 점검해야 앞으로도 계속해서 모유수유를 할 수 있기 때문입니다. 하지만 대부분의 엄마들은 이런 정기점검을 받지 않은 채 모유가 조금만 잘 나오지 않으면 바로 분유를 먹이게 됩니다. 그리고 처음에 잘 시작한 엄마도 조그마한 문제로 모유만 먹이지 못하고 분유를 같이 먹이게 됩니다. 이렇게 분유를 먹이다가 한 달쯤 되어서 처음으로 소아청소년과를 방문하면 이미 때가 늦습니다. 그렇기 때문에 출생 후 3~4일, 늦어도 1주일 이내에 소아청소년과를 방문해 모유수유 상태를 파악하는 것이 매우 중요합니다. 생후 1주가 아니면 이미 너무 늦습니다. 이때는 출생 당일부터 하루 종일 아기가 젖을 먹은 시간과 횟수, 대소변 횟수와 상태를 기록해서 가지고 가는 것이 좋습니다. 생후 5~7일 정도 되면 하루에 너무 진하지 않은 소변을 6회, 대변은 3~4회 이상 보아야 엄마 젖을 충분히 먹고 있다고 볼 수 있기 때문입니다. 또 모유수유는 시작도 중요하지만 유지도 중요합니다. 아무리 시작이 좋아도 한 달도 못 가 포기하게 된다면 곤란합니다. 모유를 오래 잘 먹이기 위해서는 모유수유에 대해 정기적인 검진을 지속적으로 받는 것이 중요합니다. 처음에는 아주 조금만 도와줘도 모유수유는 매우 쉬워집니다. 그 중에서도 가장 중요한 것이 첫 1주 이내에 그리고 그 후에도 모유수유가 확립될 때까지 지속적으로 소아청소년과 의사의 검진을 받는 것입니다.

젖 놀기 전 포도당 먹여도 되나?

Q 3개월 후 셋째 출산 예정인 맘입니다. 위에 두 아이 모두 젖양 부족으로 힘들었습니다. 셋째 맘인데도 모유수유가 어려워 상담 문의드립니다. 완모를 위해서는 출산 직후부터 모자동실이 좋다고 하여 다행히 모자동실이 되는 병원이라 셋째는 완모를 위해 모자동실을 원하는데요. **처음 2~3일은 젖이 거의 돌지 않는데 그때도 아무것도 먹이지 않고 젖만 물려야 하는지요?** 대부분 젖이 나오지 않아 아이가 배고파 우니 분유나 포도당을 먹이게 되더라구요. 출산 직후부터 젖이 잘 돌지 않으니 두 아이 모두 처음 한 달가량을 분유와 혼합하여 먹인 것이 젖양 부족으로 간 것 같아 이번에는 꼭 처음부터 완모를 하고 싶습니다.

A 정상적인 분만을 거쳐 낳은 건강한 만삭아라면,

• **젖이 나오기까지 걸리는 시간은?** — 분만 직후부터입니다. 곧장 젖을 물리면 적은 양이지만 아기는 젖을 먹을 수 있습니다.

• **젖이 나올 때까지 아기를 쫄쫄 굶겨야 하는 건지?** — 굶기는 것이 아니라 아기에게 맞게 나오는 초유를 소량씩(첫날 2~10cc, 둘째 날 5~15cc) 자주(하루에 8~12회 정도) 먹여야 합니다.

• **젖이 돌 때까지 포도당을 먹여야 하는지, 분유를 먹여야 하는 건지?** — 초기에 아기의 체중 감소가 지나치게 심하거나 **분만 후 3일(72시간)**이 되어도 젖이 돌지 않으면 유축한 엄마 젖이나 분유를 먹입니다. 젖이 돌지 않는다고 포도당을 먹이면, 오히려 황달이 심해지거나 체중이 더 많이 빠지는 등의 문제로 입원 기간 자체가 늘어날 수도 있습니다.

• **우유병으로 먹이면 유두혼동이 온다는데, 그렇다고 컵으로 먹이면 아기에게 위험한 건 아닌지?** — 신생아라도 수유보충기, 컵, 숟가락, 주사기, 우유병으로 보충수유를 할 수 있습니다. 어떤 것을 선택할지는 비용, 사용 및 세척의 용이성, 아기의 스트레스, 30분 정도에 적절한 양을 먹일 수 있는지 여부, 엄마의 선호도, 예상되는 사용 기간, 모유수유 지속에 도움이 되는 정도에 따라 결정하면 됩니다.

💜 **미숙아 수유 시 소아청소년과 의사와 상의를 하자** 재태 기간 37주 미만으로 태어난 미숙아들은 만삭으로 태어난 아기만큼 수유하기는 힘듭니다. 또 같은 만삭아라도 37주에 태어난 아기는 42주에 태어난 아기와는 엄청난 차이가 있습니다. 처음에는 잘 먹고 모유도 잘 나오는 것 같지만 일찍 태어난 아기들은 효과적으로 빨지 못하기 때문에 모유의 양을 유지하기 힘들어 금방 젖양이 줄 수 있습니다. 이런 경우는 수유 후에 유축기를 사용하는 것을 고려해야 합니다.

신생아 적정 수유량

▶YouTube
신생아
적정 수유량

분만 후 엄마들이 분만 후에 젖이 늦게 돈다, 혹은 젖이 안 나온다고 걱정하는 경우가 정말 많습니다. 아기를 낳기 전에는 젖만 먹이겠다고 결심했던 엄마들도 막상 젖이 나오지 않는 것 같으니까, 젖이 돌기 전까지는 분유라도 먹여야겠다고 마음을 바꾸곤 합니다.

그런데 정말 젖은 언제쯤 도는 걸까요? 초유는 언제부터, 얼마나 나오는 될까요? 보통 분만 후 첫 이틀 동안 나오는 젖을 초유라고 합니다. 초유는 양이 아주 적지만, 신생아의 작은 위장 크기에 꼭 맞고, 또 양이 적기 때문에 오히려 아기가 숨을 쉬면서 동시에 빨고 삼키는 방법을 익히기도 편합니다.

건강한 만삭아가 첫 4일 동안 먹는 젖양은 다음과 같습니다.

한 번 먹는 양이 생후

첫째 날 2~10cc

둘째 날 5~15cc

셋째 날 15~30cc

넷째 날 30~60cc 정도입니다.

생각보다 너무 너무 적죠? 어른들이 보기에는 먹은 것도 아니니까 걱정이 되기는 합니다. 그리고 신생아는 태어나자마자 처음 2시간만 또랑또랑하다가 곧 졸려서 잠이 들게 됩니다. 그래서 그 전에 때를 놓치지 말고 젖을 먹게 해 주어야 합니다. 아기에게 친근한 병원에서 성공적인 모유수유를 위한 10단계 중 4번째 단계, 즉 출산 후 되도록 빨리 피부 접촉을 하면서 모유수유를 시작하도록 하는 것도 이 때문입니다. 첫 2시간 후에는, 아기가 10시간 정도 자면서 겨우 1~2번 더 먹게 됩니다.

▶YouTube
모자간
피부 접촉

배고파하는 신호를 잘 모르겠다는 엄마들이 많은데, 신생아는 자다가 깨면 배고픈 것이기 때문에 깰 때마다 먹이면 됩니다. 아주 간단합니다. 아기를 항상 곁에 두고 있다가 깰 때마다, 울기 전에 젖을 먹이면 됩니다.

▶YouTube
유축기 없이
젖양 늘리고
젖몸살 예방하기

태어나서 12시간이 지나면 그 후에는 더 자주 먹는데 어떤 때는 먹고 먹고 또 먹기도 합니다. 이렇게 여러 번 연달아 먹는 것을 cluster feeding, 즉 몰아서 먹기라고 하는데 이것도 아주 정상입니다. 아기가 절대로 시간에 딱딱 맞춰 먹지 않는다는 것 반드시 알고 계셔야 합니다.

대신 신생아는 하루 24시간 동안 8~12번, 한 번에 양쪽 젖을 합해서 30분 이상은 먹여야 젖양도 유지되고 젖 빠는 것도 쉽게 배울 수 있습니다. 충분히 먹지 못한 것 같으면, 수유 후에 손으로 젖을 조금 짜서 숟가락으로 먹여도 됩니다.

엄마가 힘들다고 아기를 신생아실로 데려가면 배고파하는 신호를 배울 수가 없습니다. 더구나 밤에 분유통에 적힌 만큼 분유를 먹인 아기는 아침에 다시 엄마 젖을 물렸을 때 모양도 다르고 먹을 것도 나오지도 않아서 짜증이 나게 됩니다.

참고로 2020년 현재 시판 중인 분유 제조사 4곳 모두 생후 첫날부터 2주까지는 80cc씩 7-8번 먹이라고 하고 있습니다. 정상 초유 수유량과 이 분유수유량을 비교해 보면 차이가 너무 큽니다.

신생아 초기에는 아기가 먹는 젖양이 아주 적다는 점 꼭 알아두시기 바랍니다. 이때 수유 자세와 젖 물리는 방법을 정확히 익히면서 매일 10번씩 양쪽 젖을 먹이는 동안 젖양은 생리적으로 점점 늘어나서 유지됩니다. 나중에 따로 젖양을 늘릴 필요도 없습니다. 오히려 3-4일째부터는 젖이 갑자기 늘어나는데 벌써 엄마와 아기가 이틀 동안 20번 정도 수유를 해 왔다면 울혈도 아프지 않게 무난히 잘 이겨낼 수 있습니다. 24시간 모자동실을 하면서 아기가 깰 때마다 젖을 먹이다 보면 2-3주 내에 곧 편하게 젖을 먹일 수 있습니다.

모유수유에 실패하는 가장 흔한 케이스

♥ 출생 후 바로 젖을 먹일 수 없는 경우 우리나라에서는 출생 직후 모유를 먹이지 않는 경우가 많고, 또 출생 후 한 달 동안에도 모유만을 먹이지 않는 경우가 많습니다. 특히 출산 후 병원에서부터 신생아에게 분유를 먹이는 경우가 많은데, 이것이 모유수유의 가장 큰 걸림돌이 되기도 합니다. 그리고 최근에는 산후조리원을 이용하는 엄마들이 늘면서 모자동실을 하지 않거나 모유를 짜서 먹이는 경우가 많은데, 이때에도 모유수유를 제대로 하기 힘듭니다.

♥ 출산 후 직접 젖을 먹일 수 없는 경우 미숙아처럼 사정상 출생 직후부터 아기에게

모유를 직접 먹일 수 없는 경우는 가능하면 빨리, 늦어도 출산 후 6시간 이내에 손으로 젖을 짜기 시작해야 합니다. 젖이 돌기 시작하면 성능이 좋은 병원급 양쪽 전동식 유축기를 사용하는 것이 좋은데 3시간마다 한 번에 15분 정도 짜는 것이 권장됩니다. 젖이 잘 나오게 된 후에도 적어도 하루에 100분 정도, 하루에 5회 이상은 짜야 합니다. 짠 젖은 컵이나 스푼식 우유병으로 먹여야 나중에 엄마 젖을 쉽게 빨 수가 있습니다. 밤에도 계속 짜주어야 나중에 직접 모유를 먹이려고 할 때 젖이 잘 나오게 됩니다. 아기는 하루에 8~12회 젖을 먹게 되는데, 만일 아기가 젖을 제대로 빨지 못하거나 먹긴 하지만 자주 먹지 않는다면 빠진 횟수만큼 짜주면 됩니다. 그리고 한 번 수유 시에 아기에게 양쪽 젖을 둘 다 먹여야 젖양을 빨리 증가시킬 수 있습니다.

산후조리에 대한 생각을 바꿉시다!

임신과 출산은 병이 아니라 자연스러운 생리 과정입니다. 산후조리 또한 마찬가지입니다. 병 때문에 어쩔 수 없이 수술을 한 후에도 빨리 몸을 움직이고 걷고 돌아다녀야 회복이 빠른데 산후조리를 한다고 뜨거운 방에 꼼짝 않고 누워 지내면 근력이 떨어지고 없던 병도 생길 수밖에 없습니다. 새끼를 낳고 약을 먹어야 몸이 회복되는 동물은 없습니다. 인간도 마찬가지입니다. 아기 낳은 것은 병이 아니며 (보)약을 먹어야 하는 상황도 아닙니다.

무리하지는 말아야 하겠지만 엄마가 조리하는 기간 동안 모유수유만은 잘 배우겠다는 계획을 세우시기 바랍니다. 모든 일에는 때가 있습니다. 때를 놓치면 만회하는 데에 더 많은 시간과 노력이 추가로 필요합니다. 모유수유도 마찬가지입니다. 아기를 낳고 나서부터 첫 한 달, 첫 한 주, 첫 2~3일이 가장 중요합니다. 한번 방향이 어긋나면 시간이 갈수록 원래 가고자 했던 방향에서 한참 벗어난 곳에

가 있게 됩니다. 방법은 어렵지 않습니다.

💙 **산후조리 기간 동안 24시간 내내 아기와 함께 같은 방에서 지내는 것이 첫째입니다** 산부인과에서도 아기와 같은 방에서 지내고 가능하면 목욕을 하거나 체중을 재거나, 소아청소년과 진료를 받는 것도 엄마 방에서 하는 것이 제일 좋습니다. 산부인과에서는 짧으면 2일, 길면 1주일 정도 지내지만 요즘은 산후조리원에서 2주 내지 3주를 지내는 경우가 많습니다. 때문에 조리원에서도 아기와 24시간 함께 지내는 것이 무엇보다 중요합니다.

▶ YouTube
엄마 안아주세요
엄마 어디 있어요

　　방 온도는 25도를 넘지 않아야 엄마와 아기 모두 쾌적하게 지낼 수 있습니다. 겨울에는 25도가 서늘하지만 여름에는 덥게 느껴질 수 있으므로 좀더 온도를 낮게 조절하는 것이 좋습니다. 에어컨을 약하게 틀고 선풍기로 공기를 순환시키되, 아기에게 직접 바람이 가지 않게 하면 됩니다. 에어컨을 사용할 경우 실외 온도와 5도 이상 차이 나지 않게 유지하는 것도 한가지 방법입니다.

💙 **수유 전이나 후에 유방은 닦지 않습니다** 유두 주위에 색이 약간 진한 부위를 유륜이라고 하는데 여기에 임신 중부터 몽고메리 선이라는 오돌토돌한 부위가 도드라져 있습니다. 여기에서 유방과 유두를 보호하는 윤활유 같은 물질이 조금씩 분비되는데 젖을 먹일 때마다 닦아 내면 천연 보호막을 벗겨 내는 셈입니다. 땀이 많이 나는 여름에도 유방은 목욕할 때 외에 따로 닦을 필요가 없으며 **닦지 말아야 합니다.** 단 상처가 나서 피부 막이 벌어진 상태라면 하루에 한 번 정도 자극이 없는 비누로 닦을 수 있습니다. 유두나 유방에 문제가 있어 연고를 바를 때에도 마찬가지입니다. **아기가 빨아 먹지 못하게 수유 전에 닦아 내야 하는 것은 아예 바르지 말아야 하며 아기가 먹어도 되는 것들만 발라야 합니다.**

💙 **먹고 남은 젖은 짜지 말아야 합니다** 분만 후 3~4일경 울혈이 심해지거나 유선염이 생긴 경우가 아니라면 수유 후에 남은 젖은 짜지 말고 남겨 두어야 합니다. 분만 후 2주경부터는 유방을 비우는 정도에 따라 젖양이 정해지는데 무작정 계속해서

알아두세요!

분유수유나 혼합수유를 하는 경우에도 모유수유를 다시 시작할 수 있습니다. 다만 이런 경우는 젖을 자주 물리는 것만으로는 해결하기 힘든 상황도 많기 때문에 모유수유에 경험이 많은 소아청소년과 의사나 의료인과 지속적으로 상담을 하는 것이 좋습니다.

쌍둥이
모유수유

젖을 짜다 보면 아기가 먹을 양의 2~3배까지도 젖양이 늘어나
고생할 수 있습니다. 또 나중에 아기가 크면 먹일 젖이 모자랄
까 봐 미리미리 짜서 보관해 두려고 할 필요가 전혀 없습니다.
아기의 체중이 늘어도 필요한 수유량은 체중에 비례해서 느는
것이 아닙니다. 체중 당 먹는 양으로 치면 신생아 시기가 가장
많습니다. 6개월에 이유식 시작하기 직전이 가장 젖을 많이 먹
는 때이겠지만 그때도 신생아 시기에 비해 아주 많은 양을 먹
는 것이 아닙니다. 또 그 사이에 아기가 힘차게 효과적으로 젖
을 비우면 그에 맞게 젖양도 착착 늘어나게 되니 엄마가 미리
걱정할 필요가 없습니다. 젖양을 인위적으로 조절하려 하지
말고 아기 스스로 먹는 양에 맞추어지도록 하는 것이 자연의 법칙입니다.

💙 낮에 젖을 짜서 밤에 우유병으로 먹일 생각은 하지도 말아야 합니다 밤이나 낮이나
엄마가 직접 젖을 먹이고 아기와 꼭 함께 지내고 아기가 자면 다른 일 할 생각 말
고 엄마도 무조건 잠을 청해야 합니다. 진정으로 모유수유를 하려면 산전에 조리
원을 예약할 때 엄마 방에 아기 잠자리가 있는지 확인하십시오. 그리고 방마다 유
축기가 있는 조리원은 택하지 않는 것이 안전합니다. 조리원에서 낮에 젖을 짜서
냉장고에 넣어 두었다가 밤에 엄마는 자고, 신생아실에서 다른 사람이 우유병으
로 젖을 먹이면 집에 돌아와 골탕을 먹는 것은 엄마입니다. 유두혼동 때문에 젖을
거부하는 아기와 씨름하면서 억지로 젖을 물리다가 포기하고 우유병으로 먹이지
않으려면 처음부터 공을 들여야 합니다. 또한 **아기와 엄마가 떨어져 있어 어쩔 수 없이
짜서 먹이는 경우가 아니라면 엄마 가슴에서 직접 먹는 신선한 젖과 유축기 깔때기와 우유병
에 넣었다가 데워 먹이느라 조금씩 영양과 면역이 손상된 젖, 어느 것이 더 나을지 꼭 생각해
보아야 합니다.** 조리원에서 젖먹이는 것을 제대로 배우지 못하고 나오면 그 시간과
비용이 너무 아깝지 않습니까?

2. 신생아 모유 먹이기

신생아에게 엄마 젖을 먹일 때 가장 중요한 것이 아기가 배고파할 때마다 먹이는 것과 한 번 수유할 때 충분히 먹이는 것입니다. 아기가 배고파 올 때 젖을 주면 너무 늦습니다. 아기가 충분히 먹지 않고 조금 먹다 잠드는 일이 반복되면 수면습관과 식습관이 엉망이 되기 쉬우니 주의하십시오. 모유수유에 성공하기 위해서는 올바른 수유 자세를 익히는 것도 중요합니다. 수유 자세가 잘못되면 엄마도 금방 힘들어지고, 아기도 제대로 젖을 먹기 어려워집니다. 그리고 출산 후 아기에게 젖을 직접 물리지 못할 경우라면 우유병에 모유를 담아 주기보다는 컵으로 먹이는 것이 더 좋습니다. 그래야 나중에 젖을 직접 물려도 유두혼동 없이 아기가 젖을 잘 빨 수 있게 됩니다. 유두혼동을 일으킬 수 있는 노리개젖꼭지는 신생아 시기에는 빨리지 마십시오.

신생아 수유 시 엄마가 신경 써야 할 것들

💜 먹이는 시간 간격 배고파할 때마다 젖을 먹이십시오. 신생아 시기에 아기는 일정한 시간 간격으로 먹지 않고 몰아서 먹는 것이 일반적입니다. 먹이다 보면 한 시간 반 내지 3시간 간격으로 자주 먹게 됩니다. 먹이는 간격은 신생아 시기는 낮에는 2~3시간을, 밤에는 4시간을 넘기지 않는 것이 좋습니다. 잘 먹지 않고 잠을 오래 잘 경우 첫 수주 동안은 4시간이 지나면 깨워서 먹이는 것이 좋습니다만 한 번 정도는 5시간쯤 자는 것도 상관없습니다. 특히 신생아 초기인 첫 24~48시간에는 아기가 먹는 것에 별 관심이 없는 경우가 많기 때문에 졸려서 4시간 이상 자면 깨워서 먹이는 것이 중요합니다.

💜 충분히 먹이자 배고플 때마다 젖을 먹이는 것 이상으로 중요한 것이 한 번 수유 시에 충분히 먹이는 것입니다. 충분히 젖을 먹이기 위해서는 15분 이상 젖을 먹인 후에 다른 쪽 젖을 또 물리는 것이 좋습니다. 충분히 젖을 먹이기 위해서는 너무 배고프지 않을 때 먹이는 것이 중요합니다. 아기가 배고파 울기 전에 젖을 먹이십시오. 조금 먹다 자는 것이 습관화될 것 같으면 손바닥이나 발바닥을 조금 세게

문질러 주거나 물에 적신 손수건으로 얼굴을 닦아주거나 트림을 시키거나 기저귀를 갈아주거나 양쪽 젖을 5분마다 번갈아 먹여 분위기를 바꿔줌으로써 아기가 빠는 것에 흥미를 느끼게 하는 것이 좋습니다. 어쨌든 한쪽 젖을 충분히 먹는 연습을 시켜야 합니다. 산후조리한다고 방을 너무 덥게 하면 아기가 잠만 자려 할 수 있기 때문에 25도 이하로 방 온도를 유지하는 것이 좋습니다.

❤ 뱃구레를 키우자 모유는 충분히 빨리는 것이 좋으며 젖을 충분히 비우는 것이 좋습니다. 그리고 한 번 수유 시에 한쪽 젖을 먹은 후에는 다른 쪽 젖도 물리십시오. 충분히 먹여서 아기의 뱃구레를 키워주는 것이 좋습니다. 고형식(이유식)을 시작할 때는 모유를 먹인 뒤 연달아 고형식을 먹이는 것도 그 때문입니다.

❤ 뱃구레를 함부로 키우지 말자 초유가 나오는 신생아 초기에는 젖양이 아주 적습니다. 그런데 이때 분유를 먹여서 일단 뱃구레를 키운 아기들은 출생 후 2~3일간 초유가 나오는 시기에 적은 양의 모유만을 먹고는 견디기 힘듭니다. 초유는 한 번 수유 시에 불과 몇 cc(2~10cc) 정도만 나오기도 하는데 몇십cc씩 분유를 한꺼번에 먹어본 아기에게는 그 적은 양만을 먹으라고 하기 힘들 것입니다. 처음부터 젖만 먹이면 서서히 그 양이 늘어가면서 아기가 적응을 합니다. 젖을 열심히 빨면 조금씩 더 많은 젖을 먹을 수 있다는 것을 아기들이 알고 더 열심히 젖을 빨게 됩니다.

❤ 몸무게 많이 나간다고 좋아하지 말자 엄마가 툭하면 젖을 물린 아기들 중 몸무게가 지나치게 많이 나가는 경우가 있습니다. 배고파서 먹고 싶어할 때 먹이는 것이 중요합니다. 그런데 시간을 맞춰 먹이거나, 운다고 달래려고 먹이거나, 밤에 졸려한다고 재우려고 먹이거나, 아기가 언제 먹고 싶어하는지 몰라 물려봐서 빨면 젖을 자꾸 주는 경우는 배고프지 않은데도 자꾸 먹게 되고 나중에는 뱃구레가 커져서 정말로 많이 먹게 됩니다. 원래 모유를 제대로 먹이면 아기가 비만이 되는 경우는 별로 없습니다. 그런데 우리나라는, 먹이기 교육이 잘못되어 모유수유아 중에 엄청난 몸무게를 자랑하는 아기들이 제법 있습니다. 이 점 유의하시기 바랍니다.

💙 울기 전에 젖을 주자 신생아들은 배고파할 때 먹이는 것이 제일 중요합니다. 모체* 불불 미턴세 아게게 배고파하는 것이 눈에 보이면 비로 젖을 주기 시작해야 합니다. 신생아가 배고파서 울 때는 이미 늦습니다. 우는 것은 먹고 싶다고 아무리 표시를 해도 엄마가 알아채서 젖을 주지 않기 때문인데, 이때는 이미 아기가 힘들고 지친 상태이기 때문에 조금만 먹고 허기를 면하면 금방 곯아떨어지게 됩니다. 이렇게 젖을 충분히 먹지 못하면 아기는 금방 다시 배가 고파지게 됩니다. 그럼 너무 자주 먹는 것 같아서 엄마는 엄마대로 더 기다리게 되고 그럼 아기는 또 울고……. 너무 자주 조금 먹는 것이 반복되다 보면 식습관과 수면습관이 엉망이 됩니다. 이때 모유는 수시로 먹이는 것이라는 말을 듣고 그대로 찔끔찔끔 먹이는 것이 반복되어 나쁜 습관이 더 굳어지게 됩니다.

💙 우는 아기는 달래서 먹여야 한다 아기가 배고파서 울 때는 지친 상태입니다. 아기가 우는 상태에서 먹이면 조금 먹고 잠에 빠지기 때문에 젖을 충분히 비울 수가 없습니다. 이런 경우는 아기를 달랜 후에 젖을 물리는 것이 좋습니다.

우는 아기 달래는 법!

어린 아기가 울 때는 항상 가서 도와주는 것이 중요합니다. 이렇게 울 때마다 아기를 달래주면 부모와 아기 사이에 신뢰가 생기게 됩니다. 그리고 첫 6개월간 울 때마다 달래주면 그 다음 6개월간은 덜 운다는 연구 결과도 있습니다. 아기가 울면 우선 엄마나 아빠의 얼굴을 보여주세요. 다른 어떤 것보다 엄마 아빠의 얼굴이 아기에게는 큰 위안이 됩니다. 아기들은 가까이 갈수록 좋아한답니다. 그리고 다정한 목소리로 아기를 부르면서 얼러주세요. 엄마 아빠의 목소리는 그 어떤 것보다 우는 아기를 달래는 데 효과가 있습니다. 아기를 바닥에 누인 채로 배를 쓰다듬어 주십시오. "내 손은 약손"이란 옛날 할머니의 말이 딱 맞습니다. 손을 꼭 잡고 얼러주되 다른 원인으로 우는 경우도 있다는 것을 잊지 마십시오. 여러 가지 자세로 아기를 안아주거나 안거나 업고 서성이는 것도 도움이 됩니다. 아기에게 편안한 분위기를 만들어주십시오. 떠드는 아이들은 다른 방에 보내고 텔레비전 끄고 불을 조금 어둡게 하십시오. 차를 타고 돌아다니면 좋아하는 아기도 있습니다. 옆방에서 들리는 세탁기나 진공청소기의 소음이 도움이 되기도 합니다. 먹을 것을 물리는 것도 도움이 된 하긴 하지만 운다고 바로 먹을 것을 주어야 하는 것은 아닙니다. 자다가 깨는 경우도 마찬가지입니다. 아기는 여러 가지 이유로 우는데 배고픈 것은 가장 흔한 원인입니다. 하지만 만일 잔뜩 먹은 지 얼마 안 되었다면 배고파 운다고 생각하지 마시고 다른 원인을 찾아보시기 바랍니다. 쉬나 끙을 해서 기저귀를 갈아야 하기 때문일 수도 있고, 밥풀이 아기 옷에 말라붙어 아기의 피부를 찌르기 때문일 수도 있습니다.

💛 젖은 수시로 먹여야 한다. 그러나··· 흔히 듣는 이야기가 젖을 수시로 먹여야 한다는 말입니다. 맞는 이야기입니다. 하지만 여기서 수시라는 말은 아기가 배고파할 때(on demand)라는 의미입니다. 이 말대로 하기 위해서는 처음부터 젖을 제대로 먹이고 있어야 합니다. 엄마가 미리 젖먹이는 법을 잘 교육받아서 울기 전에 아기가 배고파하면 젖을 주고 한 번 먹일 때 젖을 열심히 빨아 충분히 효과적으로 먹는 습관을 들이는 것이 중요합니다. 이렇게 제대로 먹는 습관이 든 아기들은 먹고 싶어할 때마다 수시로 먹인다고 해서 찔끔찔끔 먹지 않습니다. 만일 한 번에 조금씩 먹고 있는 아기라면 먹는 방법을 개선하는 것이 중요합니다. **아기가 먹고 싶어할 때마다 준다는 것도 중요하지만 한 번 먹일 때 뱃구레를 키워나가는 것도 중요합니다. '수시로'라는 말보다는 '배고파서 먹고 싶어할 때'가 더 정확한 말입니다.**

💛 모유는 먹이는 만큼 더 나온다 출생 직후 초기에는 모유가 적게 나옵니다. 내 젖만 그런 것이 아니고 모든 엄마가 다 정상적으로 처음에는 적게 나옵니다. 이것은 신생아 시기에 아기가 필요로 하는 모유의 양이 적기 때문이기도 합니다. 처음에는 조금씩밖에 나오지 않던 젖이 생후 3~4일경이 되면 갑자기 양이 늘어납니다. 이때까지 아기가 먹고 싶어할 때마다 하루에 8~12회, 한 번에 한쪽을 충분히 먹인 후 반대쪽 젖을 먹이면 3~5일 정도 지나면 젖양이 거의 10배로 늘어납니다. 모유가 적게 나온다고 분유를 보충하게 되면 젖을 먹는 기회가 줄어서 모유는 더 적게 나올 수밖에 없습니다. 분만 후 2주경부터는 유방을 비우는 정도에 따라 젖양이 달라지므로 엄마가 인위적으로 젖양을 조절하려 하지 말고 아기의 요구량에 자연스럽게 맞추어야 합니다.

💛 트림이 도움이 되기도 한다 모유수유 후 트림을 시키는 것이 도움이 되기도 합니다. 젖을 바꿔 물릴 때나 수유 중간에도 공기를 많이 마신 것 같으면 트림을 시키십시오. 특히 사출이 심해 아기가 빨리 삼켜야 하는 경우나 평소에 젖을 자꾸 올리는 경우 트림을 시키는 것이 좋습니다. 그리고 수유 중에 젖을 다 먹지도 않고 잠드는 아기는 트림을 시키면서 깨워 젖을 충분히 먹는 습관을 들이는 것이 중요합니다. 하지만 모유수유아는 분유수유아에 비해 공기를 적게 먹기 때문에 아기가 불편해하지 않고 수유 후에 토하지 않는다면 트림을 꼭 해야 하는 건 아닙니다.

▶ YouTube
신생아 트림
시키는 방법

💜 **자주 빨리자** 아기가 태어나면 여건이 허락되는 한 빨리 젖을 빨리기 시작해 아기가 먹고 싶어질 때마다 가능하면 자주 빨리야 합니다. 비록 처음에는 젖이 잘 나오지 않더라도 이렇게 함으로써 모유 분비를 촉진시키고 황달을 줄여줄 수도 있으며, 엄마의 산후 몸 회복도 빠르게 하고 유방 울혈도 줄여줄 수 있습니다. 모유는 하루에 적어도 8~12번을 먹여야 합니다. 이보다 적게 먹이면 모유 생산이 줄어 모유만으로 수유하기 힘들어집니다. 자면 어떻게 하냐구요? 깨워서라도 이 정도는 먹이는 것이 좋습니다.

💜 **시간 맞춰 먹이지 말자** 아직도 시간 맞춰 2~3시간마다 수유를 하는 엄마가 있습니다. 신생아는 시간을 맞춰서 먹이지 마십시오. 신생아의 경우 특정 시간대에 몰아서 계속 먹다가 몇 시간 안 먹기도 하는데, 한 번 수유 시에 충분한 양을 먹이게 되면 서서히 시간 간격이 벌어지면서 나중에는 저절로 어느 정도 일정한 패턴이 생기게 됩니다.

초기 모유수유 시 엄마가 알아둘 것들

💜 **우유병과 분유는 4주 전에는 가능하면 피하자** 엄마 젖을 잘 먹이기 위해서는 모유 먹이기가 제대로 자리잡는 4~6주 전에는 분유를 먹이지 말고 우유병 사용도 초기 4~6주 정도는 피하는 것이 좋습니다. 우유병을 사용하면 아기가 유두혼동을 일으켜 엄마 젖을 빨지 않으려 할 수도 있고, 엄마 젖을 적게 빨면 유방 울혈이 생기기도 합니다. 적게 빨리면 그만큼 모유는 적게 나오고 점점 분유량이 늘기 쉽습니다. 젖먹일 시간이 되면 엄마의 유방은 팽팽해집니다. 그러나 처음에 울혈로 고생하던 엄마라도 출산 후 4주 정도가 되면 팽팽한 느낌은 줄어들고 **부드러워지는 것이 정상입니다.** 만일 너무 팽팽해서 아기가 물기 힘들어하면 젖을 약간 짜서 부드럽게 한 후에 물려주십시오. 젖의 질은 엄마의 음식이나 운동과는 큰 상관이 없고, 양도 크게 차이 나지 않습니다.

💜 **전유와 후유** 모유는 앞과 뒤의 지방 성분이 차이가 납니다. 모유의 지방 함량은

수유 중에 서서히 증가하기 때문에 전유와 후유를 구분하는 시점은 명확하지 않습니다. 젖을 충분히 비울수록 후유의 지방 함량이 많게는 70%까지도 증가합니다.

💜 **신생아는 체중이 줄 수 있다** 그러나 모유수유를 제대로 한 아기는 7% 이상 몸무게가 줄지 않고, 생후 48~72시간부터는 체중이 더 이상 빠지지 않고 늘기 시작합니다. 그러므로 그 이상 체중이 감소하거나 출생 시 체중으로의 회복이 늦을 때는 모유수유에 문제가 있을 가능성이 많기 때문에 초기에 문제를 발견해서 해결해 주어야 합니다.

💜 **출생 직후 잠만 자려는 아기** 아기들 중엔 아무리 먹이려 해도 잘 먹지 않고 잠만 자려는 아기도 있습니다. 제왕절개나 무통분만 시 사용한 마취제 때문에 그럴 수도 있지만, 아기의 특성상 출생 직후 처음엔 잘 먹지 않고 잠만 자려 할 수 있습니다. 이런 경우는 자꾸 깨워서 먹여야 하는데, 곯아떨어진 아기를 무조건 깨우기보다는 **잘 보다가 눈동자가 움직이는 얕은 잠을 잘 때 깨우면 좀더 쉽게 깨워서 먹일 수 있습니다.**

유두혼동(nipple confusion)이란 뭘까요?

💜 **유두혼동이란?** 엄마 젖을 빨던 아기가 우유병이나 노리개젖꼭지를 사용하게 되면 젖을 먹지 않으려고 하는 경우가 간혹 있습니다. 이것을 흔히 유두혼동이라고 말합니다. 우리나라에서는 태어난 후 초유가 적게 나온다고 분유를 우유병에 담아서 먹여 유두혼동이 생긴 경우가 제일 흔합니다. 유두혼동은 우유병뿐 아니라 노리개젖꼭지에 의해서도 생길 수 있기 때문에 생후 첫 4주 정도까지는 노리개젖

꼭지를 사용하지 않는 것이 좋습니다. 유두혼동이란 용어는 반대로 엄마 젖에 익숙해서서 나중에 우유병 꼭지를 빨지 않으려는 경우에도 사용됩니다.

♥ **유두혼동이 생기는 원인은?** 유두혼동이 생기는 원인은 엄마 젖을 빨 때와 우유병을 빨 때 아기 혀의 움직임이 다르기 때문입니다. 엄마 젖을 빨 때는 아기가 혀를 이용해서 훑어서 빨아먹습니다. 그런데 우유병을 빨 때는 우유병 꼭지에서 분유가 쉽게 나오기 때문에 혀와 입술을 이용해서 너무 많이 나오는 것을 막아가면서 먹게 됩니다. 엄마 젖을 빨 때와 우유병을 빨 때 혀가 정반대의 역할을 하는 것입니다. 그래서 일시적으로 우유병을 사용하던 아기에게 엄마 젖을 물리면 혀로 엄마 젖을 자꾸 밀어내는 경우가 있는데, 이것이 바로 우유병 구멍을 혀로 막으며 먹던 버릇 때문에 그런 것입니다. 또한 엄마 젖은 문다고 바로 나오는 것이 아니라 사출이라고 하는 과정을 거치기 때문에 젖이 뿜어져 나오는 데 시간이 좀 걸리지만, 우유병 꼭지는 사출반사를 기다릴 필요 없이 물기만 하면 나오고 엄마 젖보다 더 많이 잘 나오기 때문에 한번 우유병 꼭지에 익숙해진 아기들은 엄마 젖을 깊숙이 듬뿍 물려고 하지 않습니다.

♥ **유두혼동은 흔한가?** 흔하지도 않지만 그리 드물지도 않습니다. 우유병을 한 번만 빨려도 유두혼동이 생겨서 젖을 먹일 수 없다는 잘못된 모유상식 때문에 우유병을 빨린 경우 지레 엄마 젖 물리기를 포기하는 경우도 종종 있습니다. **우유병을 빨린 경우에도 유두혼동이 다 생기는 것이 아니기 때문에 젖을 열심히 물리면 대개는 엄마 젖을 먹일 수 있습니다.**

♥ **유두혼동은 언제 잘 생기나?** 생후 4주 전에 우유병 꼭지나 노리개젖꼭지를 사용하면 유두혼동이 생길 수도 있습니다. 유두혼동은 4주가 지나면 비교적 적게 생기므로 직장에 나가야 하는 엄마들의 경우도 모유를 짜서 우유병에 담아주기 시작하는 제일 좋은 시기는 생후 1개월은 지나서입니다. 만일 한 달 이전에 모유를 짜서 먹여야 한다면 컵이나 숟가락이나 수유보충기를 이용하거나 손가락 수유를 하는 것이 좋습니다.

손가락 수유
보충수유 방법

💟 유두혼동을 고쳐주려면 유두혼동이 생긴 아기에게도 모유를 먹일 수 있습니다. 처음에는 엄마 젖을 전혀 물지 않으려고 하던 아기도 열심히 노력하면 젖을 물게 되니 포기하지 마시고 젖을 물려주세요. 유두혼동이 생긴 아기에게는 배가 너무 고픈 상태에서 젖을 물리지 마세요. 모유는 우유병과는 달리 물린다고 바로 나오지 않는 경우가 많습니다. 이런 경우 안 그래도 젖을 잘 빨지 못하는 아기가 잘 나오지 않는 젖을 먹기란 더 힘들 것입니다. 몇 분 동안 얼음찜질을 해서 유두를 좀 딱딱하게 만들어주는 것이 도움이 됩니다. 이런 방법을 사용해도 되지 않는 경우는 전문적인 모유상식을 가진 의료진의 도움이 필요합니다. 하지만 **유두혼동 때문에 아기가 엄마 가슴에 오는 것조차 거부할 때는 억지로 젖을 물리려 하지 말고** 우선 컵이나 숟가락으로 짜놓은 젖을 먹입니다. 싫어하는 아기에게 억지로 젖을 먹이려 하면 엄마 젖과 좋지 않은 감정이 연관되어서 도리어 젖을 빨지 않으려 할 수 있습니다. 이럴 때는 여유를 가지고 다음과 같은 방법을 단계적으로 시도해 보는 것이 좋습니다. 예를 들어 처음에는 아기가 젖을 빨지 않으려고 울고 젖을 주먹으로 마구 치기도 하는데, 이런 아기는 바닥에 내려놓을 때보다 안았을 때 더 웁니다. 하지만 얼마간 적응이 되면 아기 스스로 안아주기를 원할 수 있습니다. 이때 처음에는 옷을 입은 채로 아기를 젖먹이는 자세로 안고, 점차 적응이 되면 엄마의 유방을 노출시켜 피부가 서로 맞닿게 안습니다. 시간이 지날수록 아기가 서서히 유방 쪽으로 입을 돌리고 젖을 찾고 핥게 됩니다. 그리고 나서 젖꼭지를 빨지는 않더라도 점점 물고 있는 시간이 길어질 것입니다. 그러다가 어느 순간 아기가 젖을 먹기 시작하면 수유보충기를 사용하거나 사출반사를 자극한 후 엄마 젖을 직접 먹일 수 있습니다. 나중에는 사출반사가 일어나지 않아도 아기가 젖을 빨 수 있습니다. 시간이 많이 걸리더라도 아기가 엄마 젖에 서서히 익숙해지도록 꾸준히 노력해야 합니다.

▶ YouTube
엄마 젖을
거부하면

▶ YouTube
태어나면 꼭 안아
안심시켜 주세요

▶ YouTube
수유자세와
젖 물리는 방법

수유 자세와 젖 물리는 방법

젖, 그냥 먹이면 될 것 같은데 굳이 방법을 알아야 하는 이유는 뭘까요?

엄마들이 젖을 끊는 가장 흔한 이유는, 첫째 젖이 부족하거나 부족한 것 같아서, 둘째 유방이나 유두가 아파서입니다. 수유 자세와 젖 물리는 방법을 제대로 익히면 이 두 문제들 거의 대부분 미리 예방할 수 있습니다.

아기가 젖을 빠는 것은 본능이지만 엄마가 젖을 제대로 물리려면 배워야 합니다. 수유 자세가 불편하면 금방 힘들어지고, 심지어 지옥 같다, 미쳐 버리겠다는 엄마들도 있습니다. 또 젖을 제대로 물리지 않으면 아기도 젖을 잘 먹지 못해 배가 고파서 짜증이 납니다. 첫 2주 동안 수유자세와 젖 물리는 방법을 완벽하게 배우면 2년 이상 편하게 젖을 먹일 수 있습니다.

우선 젖 먹이기 전에 유방은 닦지 말고, 대신 엄마 손을 깨끗이 닦습니다. 그리고 방바닥이나 침대 위보다는 등받이가 있는 의자에 앉아서 먹이는 게 훨씬 편합니다. 신생아나 작은 아기들은 수유 쿠션을 사용할 수도 있습니다.

엄마 무릎이 엉덩이보다 더 높게 오도록 발 밑에 두꺼운 책이나 발판 같은 것을 받치고 어깨는 힘을 빼고 편안하게 내리는 것이 중요합니다. 신생아는 12번, 양쪽 합해서 30분 이상 먹는데 그러면 수유 시간만 하루에 6시간이 넘게 걸립니다. 절대로 편안한 수유 자세가 필요한 이유입니다.

젖을 먹일 때는, 속싸개를 벗기고 기저귀만 채우거나 얇은 배내옷이나 속옷만 입혀서 시원하게 해 줍니다. 우선 아기를 엄마 유방 높이까지 충분히 올리고 아기 몸 전체가 엄마 가슴을 향하도록 안아줍니다. 다행히도 아기는 8등신이 아니라 4등신이기 때문에 베개나 엄마 팔로 머리를 받쳐주지 않아야 더 편합니다.

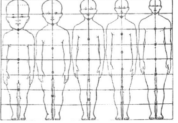

이렇게 되면 아기가 등을 대고 눕는 것이 아니라 엄마 배를 향해 옆으로 누운 자세가 됩니다. 이때 아기의 고개나 몸이 비틀리지 않고 귀와 어깨와 엉덩이가 일직선이 되도록 해 주어야 편하게 젖을 삼킬 수 있습니다. 아기의 아래쪽 손은 엄마 가슴 아래로 뻗쳐서 젖을 만질 수 있게 해 주면 더 좋습니다. 마치 아기가 벨트처럼 엄마 허리에 착 감기는 식입니다.

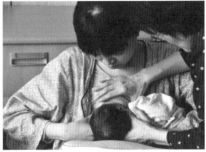

젖 물리기는 영어로 latch-on이라고 합니다. 우리나라 엄마들은 대부분 유방이 작고 늘어지지 않기 때문에 굳이 유방을 잡아줄 필요가 없는 경우가 많습니다.

하지만 유방이 크거나 늘어진 경우라면 그대로는 아기가 물기 어려울 수 있습니다. 이때는 엄마가 손으로 유방을 3시와 9시 방향에서 잡아서 젖을 물기 쉽게 해 주면 됩니다.

엄지 손가락은 아기 코가 향한 쪽 유방에, 나머지 네 손가락은 아기 턱 쪽 유방에 대 줍니다. 이때 아기가 젖을 물 수 있도록 넓게 바깥쪽을 잡아야 합니다.

엄마가 유방을 움켜쥐고 아기 입 정중앙에 구겨 넣지 말아야 합니다. 심지어 입을 더 크게 벌리려고 반대쪽 손으로 아기 턱을 아래로 잡아당기는 엄마도 있는데 음식을 억지로 입에 밀어 넣지 않듯이, 젖도 아기가 물기 좋은 위치에 놓아 주기만 하면 됩니다. 물론 신생아는 아직 몸을 맘대로 가눌 수 없기 때문에 엄마가 요령껏 도와줘야 합니다.

아기 입이 유두에 약간 못 미치는 정도로 아래에 있어야 유륜까지 효과적으로 물 수 있습니다. 즉 유두가 아기 코 근처에 놓이게 안아 주면 자연스럽게 아래 턱이 더 깊숙이 젖을 물게 됩니다. 다시 말해 왼쪽 젖을 먹일 때는 입이 약간 오른쪽에 오고 간신히 코가 유두에 가까이 오도록 해서 고개가 약간 뒤로 젖혀진 자세를 취해 줍니다. 아빠가 시원한 맥주를 원샷하는 자세를 한 번 생각해 보세요. 고개를 숙이면 삼킬 수가 없습니다.

조금 벌린 입으로 억지로 밀어 넣으면 스트로 빨듯이 유두만 가늘게 빨아먹어 엄마는 아주 아프고, 젖은 잘 나오지 않아서 아기도 괴롭습니다.

아기가 유방 쪽에 가까워지면 등과 양쪽 어깨를 지긋이 눌러주면서 재빨리 젖을 물리면 되는데, 이때 아기를 엄마 쪽으로 당겨야지 엄마가 가슴을 아기 쪽으로 미는 것이 아닙니다.

아기 스스로 입을 크게 벌리라고 하염없이 기다리면 아기가 짜증이 납니다. 입을 크게 벌리는 순간 엄마가 바싹 당겨서 젖을 물려주어야 합니다. 즉 재빨리 유방을 아래쪽부터 깊숙이 물려 마치 뚜껑 덮듯이 물려줍니다. 왜냐하면 사람이 음식을 먹을 때 작동하는 것은 위쪽이 아니라 바로 아래쪽 턱이기 때문입니다.

이때 주의할 점, 절대 머리를 밀지 말아야 합니다. 뒤통수를 누르면 아기는 숨이 막힐 것 같아 오히려 몸을 활처럼 뒤로

▶ YouTube
수유 자세와
젖 물리는 방법

▶ YouTube
올바른 젖 물림

▶ YouTube
샌드위치 잡기
비대칭 젖물림

**수유 시 목이나 허리,
팔목이 아픈 엄마!**

젖먹이는 엄마가 목이나 허리, 혹은 팔목이 아프다면 수유 자세가 잘못되어 있을 가능성이 높습니다. 방바닥이나 침대에 앉아서 먹이기보다는 곧은 등받이가 있는 의자에 앉아서 발을 발판이나 책에 얹어두고 수유 쿠션을 사용하는 것이 좋습니다. 수유를 한 후에 엄마의 허리나 온몸이 아프다면 그것은 이상한 것입니다.

💗 여러 가지 수유 자세

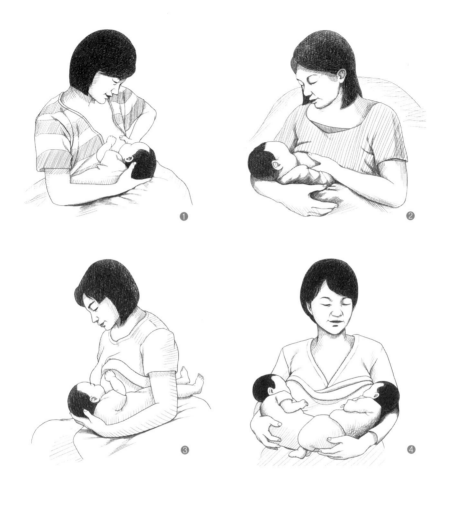

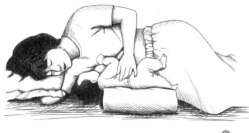

① 교차요람식 자세: 신생아나 미숙아 등 젖을 물기 힘들어 하는 아기에게 좋은 자세.
② 요람식 자세: 모유수유에 익숙해지면 가장 흔히 쓰는 일반적인 수유 자세.
③ 미식축구식 자세: 미숙아나 유방이 크거나 제왕절개로 출산한 엄마에게 좋은 자세.
④ 쌍둥이 수유 자세.
⑤ 누워서 먹이는 자세: 엄마가 힘들거나 제왕절개로 출산한 경우 좋은 자세.

휘고 힘을 줍니다.

겉에서 보면, 위쪽 유륜이 아래쪽에 비해 상대적으로 더 많이 보여 얕게 물린 게 아닌가 걱정할 수 있지만 겉으로 유륜이 보여도 엄마가 아프지 않고 아기가 잘 먹고 잘 자라면 아무 문제가 없습니다. 유륜이 아주 큰 엄마라면 밖에서 안 보일 정도로 몽땅 다 아기 입에 넣을 수는 없습니다.

코가 닿아도 아기들은 숨을 잘 쉴 수 있는데 유방이 너무 푹신해서 힘들어하면 위치를 약간 바꿔 주면 됩니다. 코가 닿은 유방 부위를 손으로 눌러 주기도 하지만, 아기 엉덩이를 엄마 쪽으로 끌어당겨 지렛대 작용으로 코가 약간 떨어지게 하면 됩니다. 하루에 10번씩 젖을 먹이면서, 매번 코 닿는 같은 부위를 누르면, 그 밑에 있는 유관이 자꾸 막힐 수 있으니까 조심해야 합니다.

처음에 제대로 물리지 못해 유두가 아플 때는 참지 말고 아기를 떼어낸 다음 다시 물립니다. 엄마가 목이나 허리, 팔목이 아프다면 수유 자세가 잘못되었을 가능성이 큽니다. 수유 중에 자세가 느슨해져서 아기 위치가 바뀌면 다시 제대로 잡아 주는 것이 좋습니다.

그러려면 젖을 먹이기 전에 먼저 깨끗이 닦았던 손가락을 입 옆으로 깊이 밀어 넣어 유두 대신 물려줍니다. 젖을 물고 있는 아기는 의외로 힘이 아주 세서 살살 밀어 넣어서는 입이 벌어지지도 않습니다.

젖을 꽉 물고 있는 상태에서 그대로 아기를 떼내다가는 유두에 미세하지만 상처가 생길 수 있습니다. 꼭 손가락으로 음압을 없앤 후에 젖을 떼는 습관을 들이시기 바랍니다.

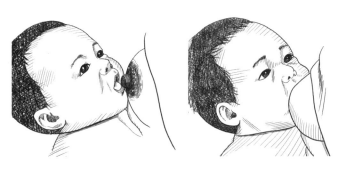

아기가 입을 크게 벌리면 젖을 아래쪽부터 시작해서 깊숙이 물려야 합니다. 젖을 충분히 깊숙이 물리면 아기의 잇몸이 젖꼭지를 지나서 더 깊이 유륜 자체를 물게 됩니다.

충분히 깊게 물린 아기의 입을 옆에서 보면 윗입술과 아랫입술이
140도 이상의 각도로 크게 벌어지고, 아랫입술은 안쪽이 약간 뒤집
어진 채 엄마의 젖에 닿습니다. 아기의 턱은 유방을 누르고 코는 엄마
의 젖 위에 살짝 닿게 됩니다.

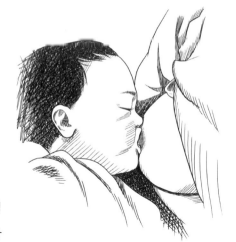

　　그러니까 젖을 먹이기 전에는 유방이 아니라 엄
마 손을 아주 깨끗이 닦고 젖을 먹인 후에도 유방은
닦을 필요가 없습니다. 아니 닦지 말아야 합니다. 그래야 유륜에서 나오는 보호작
용을 하는 물질이 그대로 유지됩니다.
　　임신한 엄마들은 모두 인형으로 지금 수유 자세를 연습해 보시기 바랍니다.

모유수유, 한쪽만? 양쪽 다?

젖을 먹일 때마다 양쪽 젖을 모두 먹여야 하는지, 한쪽만 먹여도 되는지 알아보겠
습니다. 사소한 듯 보이기도 하지만, 젖 먹이는 엄마들에게는 큰 고민거리일 수 있
습니다.
　　신생아는 하루에 8~12번, 한 번에 15분 이상 양쪽 젖을 먹이라고 하던데, 언제
까지 이렇게 해야 할까요? 두 아기의 예를 보겠습니다.
　　첫 번째 아기는 3.2kg, 50cm로 태어난 여자 아기로, 한 달 된 지금은 3.8kg,
53cm입니다. 한쪽 젖만 10분 정도 빨고 나면 잠들거나 스스로 입을 떼버린다고
합니다. 반대쪽을 물리면 잠들어서 2-3시간마다 한쪽씩만 먹게 된답니다.
　　두 번째 아기는 3.6kg, 53cm로 태어난 남자 아기인데, 105일째 되는 지금은
6.9kg, 63cm입니다. 한쪽씩만 먹는데, 처음엔 2시간마다 먹다가 지금은 3~4시간
으로 늘어나서 한쪽을 거의 7~8시간 만에 빨고 있다 합니다. 젖이 확 비는 느낌도
안 들고, 이렇게 오래 고여 있던 젖을 먹여도 될까 걱정도 된답니다.

▶ YouTube
모유수유,
양쪽 다?
한쪽만?

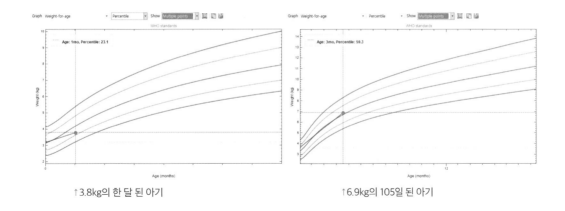

↑3.8kg의 한 달 된 아기　　　　　　　　　　　　↑6.9kg의 105일 된 아기

꼭 양쪽 15분
먹여야 할까요?

첫 번째 아기는 한쪽만 먹으면서 잘 자라지 못한 경우이고, 두 번째 아기는 한쪽만 먹으면서도 체중 증가가 아주 빠른 경우입니다.

1. 무슨 수를 써도 도저히 못 깨우겠는데 1시간이 걸려도 억지로 깨워서 양쪽을 꼭 먹여야 하는지?

2. 한쪽을 완전히 비워야 후유를 먹고, 그래야 변도 좋아지고, 머리도 좋아지는지? 마지막 후유가 나올 때까지 몇 번이라도 한쪽을 먹여서 깨끗이 비워야 하는지?

3. 그렇다면 전유를 짜고 후유만 먹이면 어떨까?

4. 아니면 젖먹이고 나서 후유를 또 짜서 먹여 봐야 하나?

5. 몇 분을 먹이면 전유에서 후유로 넘어갈까?

6. 먹이고 나서 얼마가 지나면 후유가 전유가 되는 걸까?

젖먹이는 데 이렇게 복잡하게 생각하고, 계산을 해야 한다면 어디 애 키울 맛이 날까요? 아주 간단하게 말씀드리면, 분만 후 처음에는 모유수유 잘 될 때까지 양쪽 젖을 먹이고 그 이후에는 아기에 따라 달라진다고 생각하시면 됩니다. 신생아는 배고파할 때마다 한쪽 젖을 15분 이상 충분히 먹이고, 반대쪽 젖도 먹입니다.

1달 정도 되어, 아기가 잘 자라고 모유수유에 자신이 생기면 이제는 한쪽을 충분히 먹이고, 대충, 정말 대충 그쪽 젖이 비워진 것 같으면 반대쪽도 물려 보아서 먹고 싶어 하면 먹이고, 배불러서 그만 먹으려 하면 안 먹이면 됩니다. 안 먹을 것 같다가도 중간에 트림을 시키면 반대쪽 젖을 더 먹기도 합니다. 한쪽만 먹었거

나 두 번째 젖을 거의 안 먹었으면, 다음에는 그쪽부터 먹이면 됩니다. 하지만,

1. 제왕절개를 했거나,

2. 예정일보다 일찍 태어난 조기 만삭아나,

3. 출생 체중이 적었던 아기나,

4. 다른 문제가 있어 젖을 잘 먹지 못하는 아기들은 다릅니다.

시원하게 속싸개는 벗기고, 수유자세와 젖 물리는 방법을 다시 정확히 배워서, 양쪽 젖을 충분히 먹여야 합니다. 충분히 먹기 전에 잠이 들어 잘 삼키지 않으면 손바닥이나 발바닥을 지압하듯이 지그시 누르거나, 아래턱과 뺨 부위를 부드럽게 만져 주어서 적극적으로 아기를 깨워서 먹입니다. 또 엄지와 나머지 네 손가락으로 돌려가며, 유방을 골고루 눌러서 젖 흐름을 빠르게 해 줍니다.

반대로, 3-4개월이 지나 아기가 주위에 관심을 가지게 되면 안정된 분위기에서 조용히 젖을 먹일 수 있도록, 전화, 핸드폰, 텔레비전, 라디오 같은 것은 다 끄고 다른 사람이 어른거리지 않는 데서 집중해서 젖을 먹여야 합니다. 엄마는 눈길도 다른 데 주지 말고 되도록 아기를 만지지 말고, 거의 얼음땡 자세로 젖을 먹입니다.

이렇게 아기의 성장과 발달에 따라 한쪽을 먹일지, 매번 양쪽을 먹일지, 깨워가며 먹일지, 만지지 말고 먹일지가 다릅니다.

젖 먹을 때마다 변을 지리는 옆집 아기가 처방받은 수유 방법을 듣고 와서 우리 아기에게 적용하려는 생각은 말아야 합니다. 아기는 체중이 잘 늘고 있지 않은데, 후유를 먹여야 한다는 엄마의 일념으로, 젖이 차 있는 반대쪽은 아껴 놓고, 한쪽 젖만 주구장창 물리면 아기는 얼마나 괴롭겠습니까?

반대로 잘 자라고 있는 우리 아기에게 옆집 아기가 수유량 부족이라는 진단으로 처방받은 수유 방법도 같이 응용해 보려 하면 그야말로 죽도 밥도 안 됩니다.

아기가 커갈수록 수유 시간은 짧아지고, 수유 간격은 길어지고, 체중 증가는 느려지는 것이 당연합니다. 한두 번 녹변을 본다거나, 젖 먹는 아기인데 변이 좀 묽으면 어떻습니까? 아기가 건강하고 잘 자란다면 한쪽을 먹든, 양쪽을 먹든, 복잡하게 생각해서 걱정할 필요가 없습니다. 다만 건강하게 잘 자라는지는 주기적으로 소아청소년과 진료를 받으면서 확인하면 됩니다. 보편적인 방식으로, 대충, 적당히, 즐기면서 젖을 먹이시기 바랍니다.

젖 빨기와 젖 나오기

젖을 물게 되면 아기는 본능적으로 젖을 빱니다. 모유는 우유병 빠는 것과는 달리 빤다고 바로 나오는 것이 아닙니다. 젖을 빨고 사출이 생길 때까지는 시간이 좀 걸리기도 하는데 이때는 빨아도 모유가 잘 나오지 않기 때문에 아기가 좀 빨리 빨게 됩니다. 이렇게 빨리 빨면 사출이 잘 일어나는데, 사출이 생기면 그 다음부터는 아기가 삼켜야 하기 때문에 빠는 것이 좀 느려집니다. 젖이 잘 나오면 아기가 빨면서 삼키는 것을 엄마가 느낄 수가 있답니다. 보통 1~2회 정도 빨고 한 번 삼킵니다. 첫 수주간은 사출이 생기는 데 몇 분 정도 걸리지만, 수주 정도 모유수유를 잘하면 나중에는 젖먹일 생각을 하기만 해도 젖이 흐르게 됩니다.

모유수유아 트림시키기

♥ **반드시 트림을 해야 하는 것은 아닙니다** 일반적으로 모유수유아는 분유를 먹는 아기들에 비해서 공기를 적게 삼키기 때문에 꼭 트림을 시켜야 하는 것은 아닙니다. 하지만 간혹 어떤 아기는 엄마 젖을 먹을 때도 꿀꺽꿀꺽 공기와 젖을 같이 삼키는데, 이때 먹은 공기 때문에 수유가 진행될수록 점점 더 보채는 경우도 있습니다. 때문에 모유수유 후에 트림을 시키면 수유 직후의 더부룩함을 약간 감소시킬 수있고, 한쪽 젖을 다 먹고 나서 약간 졸려 하는 아기를 다시 깨워서 반대쪽 젖을 빨리는 데도 도움이 됩니다. 모유수유 후에 반드시 트림을 해야 하는 것은 아니지만, 전혀 필요 없는 것도 아닙니다. 간혹 모유수유 후에는 트림을 시킬 필요가 전혀 없다고 생각하는 분도 있는데 이것은 잘못 알려진 것입니다. 생후 5~7일 후에 엄마 젖이 돌아서 젖양이 많아지기 시작하면 아기가 때때로 젖을 소량씩 게우는 일이 생기는데, 이것은 정상적인 현상이므로 걱정할 일은 아닙니다. 하지만 안정되고 조용한 분위기에서 아기에게 되도록 편안한 자세로 젖을 먹이고 젖을 먹은 후에 트림을 시키면 젖을 게우는 것을 줄일 수 있습니다.

♥ **구순열이나 구개열이 있는 아기는 트림을 시키는 것이 좋습니다** 다른 아기들에 비해서

구순열이나 구개열이 있는 아기들은 젖을 먹다가 공기를 더 많이 마시기 때문에 수유 중간 중간에 자주 무릎 위에 앉혀서 트림을 시키는 것이 좋습니다. 위식도 역류증이 있는 아기도 일반적으로 소량씩 자주 먹이는 것 이외에 수유 중이나 직후에 되도록 곧추 세워 안고 트림을 자주 시키는 것이 도움이 됩니다. 사출이 센 경우 빠른 흐름에 아기가 적응하기 어려워 혀 차는 소리도 나면서 급하게 먹다가 공기를 많이 마시게 되므로 이때도 트림을 시키는 것이 좋습니다.

🫐 **트림을 시키는 방법은?** 아기 몸을 곧추 세워 머리를 엄마의 어깨에 기대게 합니다. 이때 미리 깨끗한 수건을 아기 머리가 닿을 부분에 놓아 흘러나오는 모유를 흡수할 수 있게 합니다. 이런 자세로 아기의 등을 부드럽게 쓸어 내리거나 약하게 두드려줍니다. 아기를 무릎에 앉히고 한 손으로 아기의 머리를 잘 지탱한 자세로 등을 쓸어 내리는 방법을 써도 됩니다. 수분 동안 이렇게 했는 데도 아기가 트림을 하지 않으면 굳이 트림을 시키려 무리할 필요는 없습니다. 이때에는 아기가 어느 정도 잠에서 깬 상태 이니 반대쪽 젖을 물리거나, 젖을 충분히 먹어 배가 부른 아기 는 똑바로 뉘여 재워도 됩니다. 트림을 시킬 때 배에 압력이 너무 높아지는 자세를 취하면 오히려 젖을 토할 수 있으므로 조심하시고, 수유 전에는 미리 기저귀를 약간 느슨하게 해주 어 배가 불러도 불편하지 않게 해주는 것도 요령입니다.

▶ YouTube
젖 올림(역류)과 트림

수유 중 유방 압박하기

모유를 충분히 먹은 아기들은 만족해하며 잠이 듭니다. 그런 데 모유가 충분히 나오지 않은 상태인데도 잠이 들거나, 젖을 빠는 것이 신통치 않은 경우에는 수유 중 유방을 눌러 주는 것 이 도움이 되기도 합니다. 사출이 지연되거나 잘 일어나지 않 는 경우에도 젖을 눌러 줍니다. 만일 젖이 잘 나오지 않는데 그냥 물리고 있으면 먹지 않고 자버릴 수 있습니다. 젖이 잘

만 6개월이 되면 엄마 젖도 컵으로 먹는 연습해 볼 수도

먹을 것이 엄마의 유방에서만 나오는 것이 아니라는 것을 아기에게 가르쳐 주어야 합니다. 이렇게 컵으로 모유를 먹는 연습을 미리 해두면 언젠가(모유는 적어도 두 돌까지는 먹이는 것이 기본이며, 그 이후에도 엄마와 아기가 원하면 얼마든지 더 먹이는 것이 좋습니다) 엄마 젖을 끊고 난 후에 컵으로 우유를 잘 먹게 됩니다. 만 6개월부터는 이유식을 시작하게 되는데 이때 주스나 물도 컵으로 먹이면 됩니다. 그러나 컵으로 물이나 주스를 잘 먹는 아기도 모유에서 우유로 바꾸는 시기에 갑자기 컵으로 우유를 주면 우유를 거부하는 경우가 많습니다. 만일 모유를 조기에 중단하는 경우 만 9개월 이상의 나이라면 우유병을 빨릴 필요가 없이 컵으로 분유수유를 하는 것이 가능합니다.

나오지 않는 경우 유방을 약간씩 눌러서 짜주면 젖이 흘러서 아기가 잘 먹게 됩니다. 젖을 오래 먹고 충분히 먹는 것은 아기에게 지방이 풍부한 후유를 먹일 수 있다는 점에서 매우 중요합니다. 젖을 눌러서 먹이라고 말하면 쿡쿡 반복해서 눌러서 젖을 먹이는 분도 있으신데, 이렇게 눌렀다가 금방 떼는 것이 아니고 엄지와 나머지 네 손가락을 모은 것을 180도 벌려서 유방을 뒤쪽으로 지그시 누른 상태에서 젖을 먹이는 것입니다. 젖이 잘 나오는 사람은 이렇게 할 필요가 없습니다.

컵으로 모유 먹이기

💜 **우유병을 사용하여 먹이면 유두혼동이 생길 수도 있습니다** 신생아나 미숙아가 엄마 젖을 직접 빨지 못하는 경우는 우유병보다는 컵을 사용하는 것이 더 좋습니다. 신생아 시기에 의학적인 이유로 엄마 젖을 직접 먹일 수 없는 경우 젖을 짜서 먹여야 하는데, 이때 우유병으로 먹이면 유두혼동이 생겨서 아기가 엄마 젖을 물지 않으려 할 수 있습니다. 물론 신생아뿐 아니라 엄마가 직장에 나갈 때도 먹여줄 사람만 있으면 엄마가 짜둔 모유를 컵으로 먹일 수 있습니다. 신생아 시기가 지나서 직장에 나갈 때쯤 되면 일반적으로 컵보다는 우유병으로 먹이는 것을 더 선호하는 엄마들이 대부분인데, 이때까지 엄마 젖먹이기가 잘 확립된 경우에는 대부분 유두혼동이 잘 생기지 않기 때문에 컵을 사용하지 않아도 별문제가 되지 않습니다.

💜 **신생아도 컵을 사용할 수 있습니다** 컵으로 먹이라고 하면 어린 아기가 어떻게 컵으로 먹느냐고 반문하시는 분이 대부분입니다. 하지만 신생아도, 아니 미숙아도 컵으로 잘만 먹습니다. 일단 한번 시도해 보십시오. 컵으로 먹이는 것을 해본 적이 없기 때문에 쉽게 시도하기는 힘들지만, 일단 한번 해본 엄마들은 아주 신기해 합니다. 우리 아기가 컵으로 정말 잘 먹는다고 자랑합니다. 실제로 어린 아기들 중에는 힘들어서 빨아먹어야 하는 우유병보다는 컵으로 먹는 것을 더 쉬워하는 아기도 많습니다. 컵으로 먹이면 유두혼동이 생기는 것을 막을 수 있고, 아기의 체력 소모를 줄일 수 있습니다. 소주잔이나 작은 포도주 잔을 사용할 수 있습니다. 하지만 유리잔은 좀 차가운 느낌이기 때문에 대개 우유병 뚜껑 정도 크기의 두께가 얇

은 플라스틱 컵을 사용하는 것이 좋습니다. 우유병 뚜껑으로 잘 먹이는 엄마도 있습니다.

♥ **컵으로 모유를 먹일 때 주의할 점** 컵으로 모유를 먹일 때는 아기를 포대기에 잘 싸서 안아야 합니다. 아기의 손이 밖으로 빠져 나오면 컵을 건드려 제대로 먹이기 힘듭니다. 수유 중 엄마 몸이 불편하면 컵으로 먹이는 중에 흔들리기 쉬우므로 최고로 편한 자세로 몸을 편안하게 기댄 상태에서 컵 수유를 시작해야 합니다. 젖을 물리거나 우유병으로 먹일 때와는 달리 아기가 졸면 먹기 힘들기 때문에 아기를 완전히 깨운 상태에서 먹여야 합니다. 컵에 너무 가득 담지 말고 속이 비치는 컵에 반 약간 넘게 담아서 아기의 아랫입술에 컵의 가장자리를 대줍니다. 이때 주의할 것은 아기의 입 속으로 컵에 든 젖을 부어넣지 말라는 것입니다. 컵

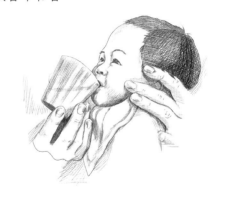

이 아기의 입에 닿으면 아기가 홀짝이며 먹거나 혀로 핥아먹습니다. 처음 먹일 때는 아기가 너무 조금씩 먹는 것 같아 보이지만 조바심을 내지 말고 천천히 먹게 내버려두십시오. 절대로 아기의 입에 젖을 부어넣으면 안 됩니다. 수유 중간중간에 트림을 시켜주는 것이 좋습니다. 일정한 속도로 먹이고 30분을 초과해서 먹이지는 마십시오.

먹는 습관은 신생아 때부터

♥ **먹이는 습관 들이는 첫 1주가 가장 중요합니다** 생후 첫 일주일간은 아기가 먹는 것을 배우는 시기인데, 처음에 아기들은 시도 때도 없이 배고파합니다. 먹는 것도 하루 중에 어떤 때는 한 시간마다 먹다가도 갑자기 몇 시간 동안은 먹지도 않습니다. 이처럼 몰아서 먹는 것이 신생아의 특징입니다. 이렇게 불규칙하게 먹던 아기가 시간이 지나면서 한 번에 먹는 양이 점차 증가하면 먹는 시간 간격이 벌어지고, 어느 정도 일정한 시간에 먹게 됩니다. 월령이 증가하면 밤에도 수유 횟수가 서서히 줄면서 빠른 아기들은 6개월만 되어도 벌써 밤에 9시간 정도 먹지 않고 푹 자게 됩니다.

💜 아기가 배고파하면 먹이고 한 번 수유 시에 마음껏 먹이세요 신생아 수유에서 가장 중요한 것 중 하나가 아기가 배고파하면 먹이고 한 번 수유 시에 마음껏 먹여서 뱃구레를 키워 가는 것입니다. 처음에는 엄마도 아기가 배고파하는 것을 잘 모르는 경우가 많습니다. 하지만 하루 종일 같이 있으면서 아기를 돌보면 아기가 배고파하는 모습이 눈에 들어오게 됩니다. 잘 자던 아기가 깨서 입을 벌리고 먹을 것을 찾고, 입맛을 다시고, 움직임이 증가하고, 손을 입으로 가져가고, 먹겠다고 온 몸에 힘을 주고 바둥거립니다. 이럴 때 먹이면 됩니다. 하지만 생후 첫 며칠간 엄마와 아기가 떨어져 있으면 엄마는 아기가 배고파하는 모습을 전혀 알 수가 없게 됩니다. 신생아실에서 분유라도 먹이거나 엄마가 원하는 경우 언제라도 볼 수 있다는 명분을 내세우며 신생아실에 아기를 따로 두는 경우 엄마는 아기가 배고파하는 것을 알 수가 없어집니다. 최근에는 일부 산후조리원에서 2주 이상 아기를 신생아실에서 따로 키우는 경우도 있는데, 이렇게 하면 아기가 제대로 된 식습관을 배우는 것이 힘들게 됩니다. 아기 입장에서도 배고프면 먹을 것을 줘야 하는데 아무리 배고프다는 신호를 보내도 먹을 것을 주지 않으니 보채보기도 하고 울어보기도 합니다. 계속 엄마가 반응을 하지 않으면 아기도 배고프다는 신호를 적절히 보내는 것에 별 의미를 두지 않습니다. 게다가 병원이나 조리원에서 배고픈 것과 상관없이 시간에 맞춰서 먹을 것을 받아먹게 되면 아기는 배고플 때 먹는다는 아주 중요한 것을 배우지 못하게 됩니다. 배고프면 먹는다는 아주 중요한 원칙은 바로 어릴 때부터 배워야 하는 것인데, 우리나라에서는 가장 중요한 생후 첫 수주간 바른 먹이기 습관을 들이지 못하기 때문에 이후로도 수많은 먹이기 문제가 발

▶ YouTube

배고픈 신호,
배부른 신호

아기가 배고픈 것을 손가락으로 확인하지 마세요!

간혹 손가락을 물리거나 입술 근처를 톡톡 두드려봐서 아기가 빨면 배고픈 것이라고 잘못 알고 계신 분도 있습니다. 아기는 배가 고프든 안 고프든 입에 손가락이 들어오면 본능적으로 빨게 됩니다. 아기 입에 손가락을 넣어서 빨면 배고프다고 생각해서 하염없이 젖을 물리다가 3kg으로 태어난 아기를 생후 4개월에 10kg에 가까운 거구로 만든 경우도 있습니다. **생후 2개월부터 6개월까지는 손가락을 많이 빠는 것이 일반적이므로 손가락 빠는 것이 반드시 배고프다는 신호는 아니라는 것을 잊지 마십시오.** 엄마 젖을 먹는 아기는 아무리 몸무게가 많이 나가도 상관없다고 잘못 알고 있는 엄마도 있는데, 모유를 먹는 아기도 비만으로부터 자유로울 수는 없습니다.

생합니다. 게다가 시간을 맞춰서 먹이거나 배가 안 고픈데도 보챈다고 먹을 것을 주거나 졸려할 때마다 먹을 것을 주면 아기들은 왜 먹는지를 모르게 될 수도 있습니다. 아기들은 어릴 때부터 배고플 때 먹고 마음껏 먹어서 스스로 먹는 시간 간격을 조절하게 만드는 것이 중요합니다.

충분히 먹은 아기와 모유가 부족한 아기

우유병과 달리 엄마 젖에는 눈금이 없습니다. 분유를 먹일 때 몇 cc를 먹였다는 개념과 달리 모유는 충분히 먹였다는 개념이 중요합니다. 모유를 먹일 때는 아기가 충분히 먹었는지를 아는 것이 중요합니다.

💜 **모유를 충분히 먹은 아기는**

— 많이 먹었으면 많이 싸야 합니다.

— 많이 먹은 신생아들은 몸무게가 적게 줄고 빨리 회복해야 합니다.

— 충분히 먹은 아기는 저절로 젖에서 떨어지고 포만감에 잠을 잘 잡니다. 이때는 가볍게 깨워서는 깨지 않습니다. 신생아 때는 먹고 자는 것이 거의 다라고 할 만큼 배부르면 잠을 잡니다.

💜 **모유가 부족하면?** 모유는 아기에게 최고의 음식입니다. 아시다시피 모유를 먹고 자란 아기는 머리도 좋아지고 병에도 덜 걸리고 튼튼하게 자랍니다. 하지만 아무리 좋은 음식이라도 양이 부족하면 다른 방법을 강구해야 합니다. 간혹 완모수(완전모유수유)를 하겠다고 모유가 적은데도 모유만을 먹이려 고집하는 엄마가 있습니다. 아무리 좋은 모유라도 부족하면 아기의 성장과 발달에 지장을 줄 수 있습니다. 질도 중요하지만 양도 중요하기 때문에 모유를 충분히 먹을 수 없을 때는 모유를 적극적으로 늘리거나 분유를 첨가하는 것을 고려해야 합니다. 만일 모유를 먹는 아기가 잘 울지 않고 힘이 없어 보이거나, 잘 먹지 않으려 하거나, 입이나

아기가 젖을 제대로 빠는지 아는 방법!

● 분만 직후 3~4일까지, 젖이 돌기 전에는 4시간 동안 계속 자면 깨워서 먹여야 하며, 1시간 동안 젖을 빠는 것도 정상입니다.

● 초유 나오는 시기가 지나 젖양이 많아진 후에도 젖을 충분히 먹는 데 20~60분이 걸릴 수는 있지만, 매번 50분 이상 빤다면 효과적으로 모유수유를 하지 못하고 있을지도 모릅니다.

눈이 마르고 대소변 기저귀 적시는 횟수가 적거나, 몸무게 감소가 심하거나 몸무게가 잘 늘지 않는 경우는 바로 소아청소년과 의사의 진료를 받는 것이 중요합니다. 탈수가 심해지면 피부의 탄력이 없어지고 대천문이 들어가고 열이 나기도 합니다. 모유수유에 성공하기 위해서는 생후 1주일 이내에 소아청소년과 의사의 진료를 받는 것이 중요합니다. 이때 아기가 제대로 먹고 있는지 확인해야 하므로 엄마가 젖을 먹인 시간과 수유 시 얼마 동안 먹였는지, 대변 기저귀와 소변 기저귀의 개수와 횟수를 기록해 소아청소년과에 가는 것이 중요합니다.

❤ 모유 부족을 대소변 기저귀로 아는 법 모유 부족을 집에서 가장 쉽게 알 수 있는 방법은 대소변 기저귀 개수를 세어보는 것입니다. 모유를 먹는 아기는 분유를 먹는 아기에 비해서 대소변의 양상이 일정합니다. 아기는 먹은 만큼 쌉니다. 많이 먹은 아기들은 많이 누고, 적게 먹은 아기들은 적게 누기 때문에 대소변의 양상을 살펴보면 아기가 충분히 먹었는지 알 수 있습니다. 특히 아기를 처음 키우는 엄마는 물론이고 육아경험이 있는 엄마라도 출산 후 첫 수일간은 아기가 충분히 먹었는지 알기 힘든데, 이때 24시간 동안 본 대소변 기저귀를 세어 보십시오. 첫 수일간은 모유량이 적기 때문에 대소변 기저귀의 개수도 적습니다. 모유량이 증가하면서 대소변 기저귀도 점차 늘어나 생후 5~7일경이 되면 충분히 젖은 소변 기저귀가 하루에 적어도 6개, 대변 기저귀는 하루에 적어도 3~4개 정도가 되어야 합니다. 간단히 말하면 평균적으로 생후 첫날 소변 한 번, 둘째 날 두 번, 이런 식으로 매일 하루에 한 번씩 소변 횟수가 늘어나 생후 6일째 이후부터는 하루 6회 소변을 봅니다. 대변은 첫날 한 번, 2~3일째 두 번, 4~5일째 세 번, 6일째 네 번 정도로 횟수가 늘어 생후 6일째부터는 하루에 3~4회 이상 보게 됩니다. 소변은 1·2·3·4·5·6 대변은 1·2·2·3·3·4 이렇게 외우시면 편합니다. 이 정도 미만으로 기저귀가 나올 경우 모유가 부족한 것은 아닌지 소아청소년과 의사와 상의를 하는 것이 좋습니다. 그러나 대소변 양은 젖양을 가늠하는 참고 사항일 뿐 가장 정확한 방법은 아기의 성장이므로 산부인과 퇴원 후 1~2일째 반드시 소아청소년과 진료를 받아서 체중 변화를 확인해야 합니다.

❤ 모유 부족을 몸무게 감소로 아는 법 아기가 출생 시 몸무게보다 7% 이상 감소한다

면 젖양이 부족한 것은 아닌가 반드시 소아청소년과 의사의 진료를 받아보아야 입니다.

💛 **모유수유아와 분유수유아 체중 증가의 차이** 첫 3~4개월 동안은 모유수유 아기의 체중 증가가 더 빠르지만, 4개월째부터는 분유수유 아기에 비해 더 느린 경향이 있습니다. 그러나 만 두 돌쯤이 되면 모유수유아와 분유수유아의 차이도 사라집니다. 모유수유아는 분유수유아에 비하여 머리 둘레는 더 크고 키는 비슷하기 때문에 키에 비해 조금 더 날씬해 보일 수 있습니다.

💛 **만일 모유의 양이 적어 아기 몸무게가 잘 늘지 않는다면** 이런 경우 아기의 성장에 심각한 문제가 초래될 수 있기 때문에 반드시 소아청소년과 의사의 상담을 받고 모유 생성이 적절한가를 평가해야 합니다. 모유량이 적을 때는 젖먹이는 횟수를 충분히 하고 양쪽 젖을 다 비우는 것이 중요합니다. 그리고 유축기로 젖을 짜서 보충하는데, 유축기는 모유량이 충분히 늘어서 모유만 먹여도 아기 몸무게가 충분히 잘 늘어날 때까지는 사용해야 하고, 그 이후 1~2주간에 걸쳐 서서히 사용을 줄이며 끊습니다. 분유의 첨가는 꼭 소아청소년과 의사나 모유수유에 대해 잘 아는 의료인과 상담한 후 신중히 결정해야 합니다. 모유가 많이 부족하다면 바로 분유를 같이 먹이기 시작해야 합니다. 이때 보충수유는 가능하면 우유병 대신 수유 보충기로 유방에서 직접수유와 동시에 하는 것이 좋습니다. 만일 모유량이 늘어서 아기 몸무게가 잘 늘어나면, 서서히 분유량을 줄여서 끊어가야 합니다. 그러나 대개는 젖만 먹이는 것이 모유수유 성공에 매우 중요하다는 것을 잊지 마십시오. 최근 모유에 대한 관심이 높아지면서 모유만 먹이겠다는 엄마들이 늘고 있습니다. 그러나 모유량이 적은 경우 젖만 열심히 물리는 것만으로는 해결이 되지 않을 수도 있기 때문에 이런 경우는 모유량을 늘리는 방법에 대해 소아청소년과 의사나 모유수유에 경험이 있는 의료인과 상의해야 합니다. 특히 모유가 많이 적어 혼합수유를 하다가 모유만을 먹이겠다고 분유를 바로 끊는 엄마도 있는데, 이것은 위험한 일입니다. 젖양을 늘리면서 그만큼 서서히 분유량을 줄여야 합니다. 아무리 좋은 모유라도 양이 부족하면 분유를 첨가해야 하며 이런 경우 모유수유 진료를 하는 소아청소년과 의사와 상의하는 것이 좋습니다.

▶ YouTube
성장 퍼센타일
확인하는 방법

젖양 늘리는 방법

우선 젖양은 많을수록 좋은 게 아니라는 점 꼭 알고 계셔야 합니다. 젖양은 아기의 요구량에 맞아야 하며, 적어도, 많아도 문제입니다. 젖양은 유축량이 아니라 아기의 체중 증가로 판단하는데 체중이 잘 늘지 않는 경우에도 젖양이 아니라 다른 문제 때문인지 확인하는 것이 중요합니다. 젖이 부족한 것 같을 때는 엄마 혼자 걱정하지 말고 진짜로 젖이 부족한지 의사의 정확한 진단을 받으시기 바랍니다.

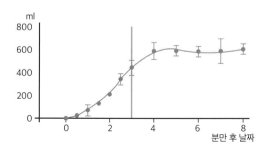

• 분만 첫 8일간 젖양 변화

초유 시기와 젖이 도는 분만 후 10일 정도까지는 젖양이 생리적으로 결정됩니다. 이때는 1~2일간 초유량이 아주 적다가 3~4일째부터 갑자기 울혈이 올 정도로 너무 많아집니다. 하지만 아기를 낳고 10일~2주 후부터는 유방을 비우는 정도에 따라 젖양이 결정됩니다. 처음부터 젖만 먹였다면 대개 문제가 없겠지만, 우리나라는 출생 직후에 분유를 함께 먹이는 경우가 너무나 많습니다. 일단 분유를 먹이면 그만큼 젖이 줄게 됩니다. 모유는 젖을 자주 빨릴수록, 그리고 젖을 충분히, 효과적으로 비울수록 잘 나옵니다. 다음 몇 가지 원칙은 젖양을 늘리기 위해서 꼭 알아두어야 할 내용입니다.

우선 수유 횟수를 늘려야 합니다. 젖은 하루에 적어도 8~12번, 한번에 10~15분 정도는 먹여서 한쪽 젖을 충분히 비운 후에 반대쪽 젖도 먹여야 합니다. 엄마 젖은 빨면 빨수록 더 잘 나오지만 하염없이 오래 빤다고 젖이 잘 나오는 것은 아닙니다. 무턱대고 40-50분 이상 빤다고 젖이 더 많이 만들어지는 것은 아닙니다. 모유가 적게 나올 때는 적어도 8~12번은 빨리고 밤에도 먹여야 합니다. 또 젖이 잘 나오지 않을 때는 수유 자세와 젖 물리는 방법을 확인해야 합니다. 특히 젖을 제대로 깊숙이 물리지 않는 경우 아파서 먹이기 힘들고, 아기가 오히려 젖 나오는 통로를 납작하게 눌러 젖이 잘 나오지 않을 수 있습니다. 젖은 유두를 지나서 유륜까지 듬뿍 물어야 합니다.

또 의학적인 이유로 보충수유를 해야 하는 경우, 아기가 엄마 젖을 거부하지

▶ YouTube
젖양 늘리는 방법

않는다면 수유보충기라는 도구를 유두 끝에 붙여서 엄마 젖과 함께 빨리는 것이 좋습니다. 이렇게 하면 짠 젖이나 분유를 먹으면서도 젖을 빨기 때문에 젖양이 늘어나는 장점 외에 엄마와 아기가 모유수유를 더 빨리 익힐 수 있습니다. 물론 이때도 젖을 깊숙이 제대로 물려야 합니다. 그런데 보충기는 신생아 시기에는 상당히 효과적이지만 100일 정도가 지나면 아기들이 입 안에 이물감을 느껴서 거부하는 경우가 종종 있습니다. 보충기를 쓸 때는 하루에 먹일 양을 골고루 나누어서 보충하는 것이, 한꺼번에 많이 보충하는 것보다 효과적입니다. 예를 들면 40cc로 8번 보충기로 먹이는 것이 80cc로 4번 보충하는 것보다 낫다는 말입니다.

만일 아기가 빠는 힘이 약하거나 젖 빨기가 서툰 경우는 아기가 빠는 것만으로는 모유 생산을 자극하기에 역부족인 경우가 있습니다. 특히 예정일보다 일찍 태어난 아기들은 젖을 제대로 먹기가 힘듭니다. 이럴 때는 유축기 사용을 고려해야 합니다. 가끔 외출을 대비해서 젖을 짜 둘 때는 손으로 짜거나 간편한 유축기를 쓰면 됩니다. 하지만 젖양을 늘릴 때는 가능하면 성능이 좋은 병원급 양쪽 전동식 유축기를 사용하는 것이 좋습니다. 아기가 빠는 자극과 아주 비슷한 유축기를 사용하는 거죠. 이때는 수유 후에 젖이 잘 나오지 않아도 15분 정도, 가능하다면 하루에 6번 정도 짜주는 것이 좋습니다. 처음에는 2cc나 5cc 정도로 아주 조금만 나오기도 합니다. 하지만 쌍둥이를 낳은 경우 두 아기가 2배로 젖을 비워 내면 젖양이 점점 늘어서 2인분이 되는 것과 마찬가지로 이때 유축기가 쌍둥이 동생 역할을 해서 젖양을 늘리게 됩니다.

유축할 때 동시에 손으로 유방을 눌러주면서 유축기와 손을 동시에 사용해서 유축을 하면 젖양을 더 늘릴 수 있습니다. 아니면 유축기로 짠 후에 남아 있는 젖을 손으로 짜는 방법도 좋습니다. 주의할 점은 의학적인 이유 없이 젖을 짜서 먹여서는 안 된다는 것입니다.

이런 방법들을 다 써봐도 젖양이 빨리 늘지 않으면 젖양 늘리는 약을 고려할 수도 있습니다. 하지만 약은 다른 방법을 사용하지 않고서는 효과가 없으므로 우선 앞에서 이야기한 방법이 우선입니다. 또한 드물지만 이상반응이 있을 수 있고 약 용량과 사용 기간도 젖양과 엄마와 아기 상태를 보면서 결정해야 하기 때문에 지속적으로 의사의 진료를 받으면서 처방받아 사용해야 합니다.

요약하면, 젖양이 부족하다고 진단받았을 때는,

1. 바른 수유 자세와 젖 물리는 방법이 중요합니다.
2. 자주 먹이고, 충분히 빨리고, 밤에도 젖을 먹여야 합니다.
3. 수유 후에 성능이 좋은 병원급 양쪽 전동식 유축기로 규칙적으로 젖을 짭니다.
4. 짠 젖은 우유병 대신 수유보충기로 보충합니다.
5. 젖양 증가하는 처방약 복용을 고려할 수 있습니다.

모유 먹는 아기에게 보충해 줄 것들

💜 **아기에게 매일 먹여야 할 비타민D** 최근 국내에서도 소아의 구루병과 비타민D 부족에 관심이 높아지고 있습니다. 미국에서는 소아과학회가 2008년 11월에, 구루병과 비타민D 결핍에 대해 이렇게 권고안을 발표하였습니다. 즉, 구루병과 비타민D 결핍 예방을 위해서 건강한 영유아와 청소년에게 모두 비타민D를 매일 400IU씩 보충하도록 한 것입니다(비타민D 강화분유나 우유를 하루에 1리터 이상 먹는 경우는 제외). 이 비타민D 보충은 생후 수일 이내부터, 즉 산부인과에서 퇴원하기 전부터 시작하게 됩니다.

비타민D는 뼈를 튼튼하게 만들 뿐 아니라 성장과 면역, 그리고 호흡기와 심장 건강에도 필요한 중요한 영양소이기 때문에 영아와 어린이들에게 비타민D 보충을 권하는 것입니다. 모유에는 아기에게 필요한 모든 영양소가 골고루 들어있지만 안타깝게도 한국 엄마들이 거의 모두 비타민D 부족 상태이기 때문에 구루병을 예방할 만큼 모유에 비타민D가 충분히 들어 있지는 않습니다.

물론 비타민D는 보통 햇빛을 충분히 쬐면 우리 몸에서 만들어집니다. 그러나 소아기에 피부를 햇빛에 심하게 노출시키면 나중에 피부암 발생과 관련이 있는 것으로 알려져 있습니다. 그래서 미국소아과학회는 어린이, 특히 6개월이 안 된 아기들은 외출할 때 햇빛을 직접 쪼이지 말고 햇빛에 노출될 경우는 자외선차단제를 항상 사용하도록 권고합니다. 그렇지만 이럴 경우 물론 비타민D 피부 합성이 방해를 받게 됩니다.

· 연령별 비타민D 섭취 권장량(AMA)

연령대	일일 권장량(IU)	상한 섭취량(IU)
생후 0~6개월	400	1000
생후 6~12개월	400	1500
만 1~3세	600	2500
만 4~8세	600	3500
9~18세(임신부, 수유모 포함)	600	4000
19~50세(임신부, 수유모 포함)	600	4000

미국소아과학회뿐 아니라 비타민D 섭취에 대한 미국의사협회(AMA)의 지침은 다음과 같습니다. 신생아부터 돌 미만 아기들은 매일 400IU, 그리고 돌부터 600IU를 보충하도록 권고합니다. 참고로, 6개월 미만 상한 섭취량은 1000IU이고 만 9세부터는 4000IU입니다.

일반적으로 혈청 25(OH)D로 체내 비타민D 상태를 확인하는데 성인의 경우,
12ng/mL(30nmol/L) 미만은 심각한 결핍
20ng/mL(50nmol/L) 미만은 결핍
20ng/mL(50nmol/L) 이상, 30ng/mL(75nmol/L) 미만은 부족이라 판단하고
30ng/mL(75nmol/L) 이상이면 충분하다고 봅니다.

25(OH)D	심각한 결핍 severe deficiency	결핍 deficiency	부족 insufficiency	충분 sufficiency
ng/mL	< 12	12≤ 결핍 < 20	20≤ 부족 < 30	30 ≤
nmol/L	< 30	30≤ 결핍 < 50	50≤ 부족 < 75	75 ≤

그런데 2008-2014년 우리나라 국민건강영양조사에 따르면, 한국인은 해마다 비타민D 수치가 점점 떨어져서 2014년 남성은 75%, 여성은 82%가 비타민D 결핍 상태입니다. 미국과 비교해 보면 이는 2.5배나 많은 숫자입니다.

다음의 오른쪽 그래프를 보면, 특히 빨간 실선으로 표시된 20~34세 가임기 여성들이 가장 낮았고 85%가 결핍 상태였으며 이 기간 동안 가장 많이 감소했습니다.

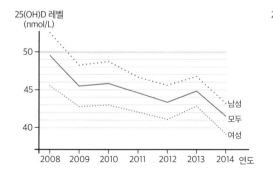

• 연도별 한국인 비타민D 수치

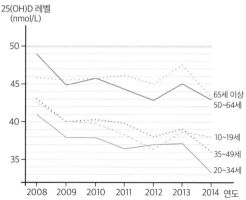

• 연도별 한국 여성 비타민D 수치

미국의 경우는 이와 반대로 2007년 이래 비타민D 상태가 조금씩 호전되고 있습니다. 이는 매일 비타민D를 보충한 것과 관련이 있다고 볼 수 있습니다.

소아청소년은 성인에 비해 오히려 훨씬 양호한 상태이긴 합니다(2014년 조사). 그러나 학동기부터 평균 비타민D가 결핍 상태가 되고 그 이후 계속 떨어지는 추세입니다.

모유수유아에게 보충할 때는 엄마 유두에 적정량을 떨어트려 발라서 먹이거나 찻숟가락에 젖을 조금 짜서 비타민D를 타서 먹이면 됩니다. 우유병에 비타민

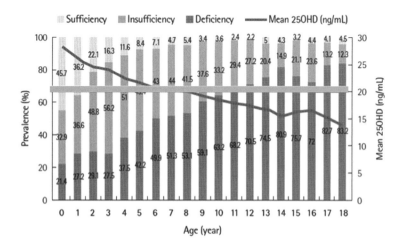

D를 타서 먹이면 병 안쪽 면 전체에 묻어버려 제 용량을 먹이지 못하게 됩니다.

또한 비타민D가 뼈 건강뿐 아니라 면역 기능과도 관련이 있기 때문에, 모유수유를 앞두고 있는 가임기 여성을 포함해서 성인들도 모두 비타민D 복용을 권하고 싶습니다.

2008년 11월 미국소아과학회에서 발표한 구루병과 비타민D 결핍에 관한 권고안과, 2014년 10월 소아 및 청소년 뼈 건강 최적화를 위한 임상 보고를 요약하면 다음과 같습니다.

1. 모유수유아와 혼합수유아는 생후 수일 이내부터 매일 400IU의 비타민D를 보충해야 한다. 아기가 이유를 하여 비타민D-강화 분유나 우유를 매일 1리터 이상 섭취하지 않는 경우는 계속해서 비타민D를 보충한다. 생우유는 만 12개월이 될 때까지는 주지 않는다.

2. 비타민D-강화 분유나 우유를 하루에 1리터 미만으로 섭취하는 연장아를 포함하여 모유수유를 하지 않는 돌 이후 모든 영아들은 비타민D를 매일 600IU 보충한다. 또한 어린이들에게 강화 식품과 같은 기타 비타민D 섭취원을 매일 제공한다.

3. 비타민D-강화 우유(1컵당 100IU)와 비타민D-강화 식품을 통해 비타민D를 1일 600IU씩 섭취하지 않는 청소년도 매일 600IU의 비타민D를 보충한다.

💜 미국소아과학회 비타민D 보충 관련 문답
1. 영아와 어린이들에게 왜 비타민D를 보충해야 하나요?
— 비타민D는 뼈를 튼튼하게 만드는 데 필요한 중요한 영양소입니다.
2. 모유수유아에게 비타민D 보충이 왜 필요한가요? 모유에는 아기에게 필요한 모든 영양소가 고루 들어 있지 않나요?
— 미국소아과학회는 영아에게 최소한 12개월, 그 이후로도 엄마와 아기가 원하는 기간 동안 모유수유를 할 것을 권장합니다. 그렇지만 모유에는 구루병을 예방할 만큼의 비타민D가 충분히 들어 있지 않습니다. 보통은 햇빛을 쬐면 비타민D가 합성됩니다.
3. 아기와 매일 혹은 이틀에 한 번 밖에 데리고 나가 한두 시간 일광욕을 하면 충

분하지 않을까요?

— 미국 일부 지역에서는 일 년 내내 그렇게 하면 충분한 햇빛 노출을 얻을 수도 있습니다만, 햇빛 노출 정도는 측정하기가 어렵습니다. 피부의 색소침착 정도와 피부의 노출 범위 등이 비타민D 생산량에 영향을 미치는 인자들입니다. 북쪽 지방에 거주하는 사람들은 거의 대부분, 특히 겨울 동안에는 햇빛 노출이 모자랍니다. 영아와 어린이의 피부를 햇빛에 노출시키는 것은 노년 피부암과 관련이 있다는 것이 알려져 있습니다. 현재 미국소아과학회의 입장은 어린이, 특히 6개월 미만 아기들은 외출할 때 햇빛에 직접 노출하지 않도록 하는 것입니다. 햇빛에 노출될 경우 일광 차단제를 항상 사용할 것을 권장합니다. 그렇지만 이 경우 피부의 비타민D 형성을 방해하게 됩니다.

4. 조제분유를 먹이는 아기에게도 비타민D를 보충할 필요가 있나요?

— 아닙니다. 현재 미국에서 판매되는 모든 영아용 조제분유는 아기가 매일 조제분유를 1리터 먹을 경우 충분한 양의 비타민D를 공급받을 수 있도록 제조됩니다.

5. 아기와 밖에 외출할 때는 미국소아과학회에서 권장하는 대로 아기의 모든 피부를 햇빛 차단제로 덮어 줍니다. 이렇게 하면 아기의 암 예방과 비타민D 보충에 충분한 것이 아닌가요?

— 충분하지 않습니다. 햇빛 차단제는 피부에서 비타민D 합성을 방해합니다.

6. 언제부터 아기에게 비타민D를 주어야 하나요?

— 생후 첫 수일부터 먹이기 시작해야 합니다(출생한 산부인과에서 퇴원할 때부터: 2012년 미국소아과학회 *Breastfeeding and the Use of Human Milk* 개정).

7. 비타민D를 얼마나 자주 먹여야 하나요?

— 매일, 하루에 한 번만 먹이면 됩니다. 하지만 하루를 빼먹었더라도 더 줄 필요는 없습니다. 비타민D는 평소 아기에게 저장된 비타민D만으로도 충분히 구루병을 예방할 수 있을 것이기 때문입니다.

8. 아기에게 비타민을 주면, 아기가 젖을 안 먹으려 하지 않나요?

— 아닙니다. 비타민D는 모유수유를 방해하지 않을 것입니다. 복용량은 아주 적으며, 모유수유에 아무런 문제를 일으키지 않을 것입니다.

9. 비타민 맛이 고약하지 않나요?

— 일부 비타민 시럽, 특히 비타민B가 함유된 제품은 강한 맛이 날 수 있습니다.

그렇지만 비타민A, C, D는 대개 맛이 좋습니다.

10. 아기들에게 비타민A와 C도 보충해 주어야 하나요?

— 모유수유를 하는 아기들은 비타민A와 C를 추가로 더 필요로 하지는 않습니다. 그렇지만 추가로 더 준다 하여 해롭지도 않습니다. 아프리카의 일부 지역에서는 비타민A가 부족한 곳도 있고, 그곳 아기들은 비타민A를 보충할 필요가 있습니다.

11. 아기에게 비타민D를 언제까지 먹여야 하나요?

— 미국소아과학회는 "영아는 12개월 이전에 모유수유를 중단할 경우, 일반 우유를 먹여서는 안 되며 철분을 보강한 조제분유를 권장합니다". 1리터의 조제분유를 매일 먹지 않는다면 비타민D를 보충해 주어야 합니다. 12개월 이후에 아기가 비타민D 강화우유를 하루 1리터 이상 마시면 추가로 비타민 보충을 할 필요가 없습니다. 그렇지만 하루에 1리터보다 적게 먹는다면, 아기에게 비타민D를 보충해야 합니다. 이 지침은 모든 연령의 어린이와 성인에게도 적용됩니다.

12. 아기가 비타민D 부족에 의한 구루병이 있는지 어떻게 아나요?

— 구루병은 뼈에 발생하는 질병이며, 어린이가 걷기 전에는 X-ray 사진을 찍지 않으면 임상적으로 진단하기 어렵습니다. 구루병 아기는 어린이가 걷게 되는 시점에서 다리가 많이 휘어져 보입니다. 손목과 발목이 붓기도 합니다. 비타민D 부족이 있는 아기들은 성장이 느린 경우도 많습니다. 일부 비타민D 부족 아기들은 호흡기와 심장의 이상을 동반하기도 합니다.

13. 아기가 나이가 좀 되었는데 우유를 거의 안 마십니다. 이런 경우 비타민D를 어떻게 섭취합니까?

— 생애 후반기의 피부암 발생을 예방하려면 어린이의 피부를 햇빛으로부터 차단해야 한다는 점을 고려해야 합니다. 비타민D 강화우유는 식사로 섭취할 수 있는 비타민D의 주된 공급원입니다. 매일 1리터 이상의 비타민D 강화우유를 마시지 않는 어린이는 적절한 비타민D 섭취를 위해 비타민D 영양제를 복용하는 것이 좋습니다. 성인들에게도 비타민 강화우유나 알약 형태의 비타민D를 보충할 것을 권장하고 있습니다.

❤ 미숙아나 몸무게가 적게 태어난 아기는 만 1개월부터 철분약 보충을 시작합니다 모유에는 만 6개월까지 아기에게 충분한 영양이 들어 있다고 일반적으로 말을 합니

다. 하지만 철분은 좀 일찍 보충해야 하지 않을까 고민하는 소아청소년과 의사가 많습니다. 철분의 보충을 위해서 늦어도 만 6개월부터는 철분이 많은 고형식을 시작해야 합니다. 철분 보충에 대한 미국소아과학회 영양분과위원회의 권장 사항은 다음과 같습니다.

1. 미숙아나 몸무게가 적게 태어난 아기는 만 1개월부터 철분약을 먹이기 시작해서 만 12개월까지 먹이는데, 하루에 몸무게 1kg당 2mg 정도의 철분약을 먹입니다. 멀티비타민만으로는 철분을 충분히 보충하는 것이 힘들 수 있습니다.

2. 만일 12개월 전에 모유를 끊거나 혼합수유를 할 경우 철분강화분유를 사용해야 합니다. 국내에 시판되는 분유는 전부 철분강화분유입니다.

❤️ 비타민K를 보충해 주어야 합니다 분유나 모유만으로는 아기에게 비타민K를 제대로 보충해 줄 수 없기 때문에 출생 직후 신생아실에서 모든 아기에게 비타민K 주사를 맞힙니다.

3. 밤중수유에 대하여

생후 4주까지의 신생아 시기에는 밤에도 모유를 먹이는 것이 좋습니다. 그러나 밤과 낮의 구분이 가능해지는 생후 6주경부터는 서서히 하루에 가장 길게 자는 때가 밤이 되도록 수면습관을 조금씩 조절해 주는 것이 좋습니다. 보통 만 4개월이 되면 깨지 않고 7시간 정도는 내리 잘 수 있습니다. 하지만 그렇다고 배가 고파서 밤에 깨는 아기를 굶겨서 재우면 안 됩니다. 한꺼번에 충분한 양을 먹여서 밤에 깊이 잠들 수 있게 해주십시오. 또 하나 알아두실 것은 아기가 밤에 깼다고 해서 꼭 배가 고픈 것은 아니라는 점입니다. 3~4개월 된 아기가 밤에 깰 때마다 젖부터 물리면 자다 깨면 먹을 걸 준다는 기대가 아기에게 생겨서 젖을 물려야 잠드는 습관이 생길 수도 있습니다.

신생아는 밤에도 먹여야 합니다

💛 **밤중수유는 성공적인 모유수유에 필수적입니다** 모유를 잘 나오게 하기 위해서는 아기가 배고파하면 먹고 싶어하는 만큼 자주 빨려야 합니다. 신생아는 밤에도 먹어야 모유가 잘 나오고 아기의 몸무게도 잘 늘어납니다. 자는 아기는 깨워서라도 하루에 8~12회 수유를 하는 것이 성공적인 모유수유를 위해서 필수적입니다. 신생아가 밤에 4~5시간 정도 깨지 않고 자는 것은 정상적이라 할 수 있지만, 밤에 4시간 넘게 자면 깨워서 먹이는 것이 좋고, 낮에는 2~3시간을 넘기지 않게 수유를 해주는 것이 좋습니다. 깨워도 잘 안 먹으려 할 때는 30분쯤 기다린 후에 다시 깨워서 먹여 봐야 합니다.

💛 **수유 횟수가 적을 때는 깨워서라도 먹이는 것이 좋습니다** 신생아 시기에 수유 횟수가 하루에 8번 이하로 적을 때는 깨워서라도 먹이는 것이 좋습니다. 깨울 때는 우선 아기가 깊은 잠에 들지 않은 것을 확인하십시오. 가볍게 잠든 아기는 엄마의 가벼운 자극에도 반응을 합니다. 불이 밝으면 아기가 반사적으로 눈을 감기 때문에 방을 조금 어둡게 하는 것이 좋고 약간 시원하게 아기를 싸고 있는 포대기를

풀어주십시오. 비스듬히 세워 안아보거나 트림할 때처럼 등을 약간 두드리거나 문질러주는 것도 좋습니다. "아기야" 하고 말을 걸어보거나 가볍게 얼러주는 것도 좋습니다. 만일 완전히 깨지 않고도 잘 먹는 아기라면 적당히만 깨워서 수유를 할 수도 있습니다.

♥ 뱃구레를 키우는 것이 밤에 잠을 길게 자는 데 도움이 됩니다 모유가 잘 나오고 아기가 잘 먹고 몸무게만 잘 나간다면, 그리고 한 번에 먹는 양을 늘려서 서서히 밤에 저절로 잠을 많이 자게 된다면 그보다 더 좋은 일이 어디 있겠습니까? 밤에 잠을 길게 자려면 밤과 낮을 구분할 수 있어야 합니다. 아기가 충분히 먹고 스스로 포만감에 깨지 않고 밤에 잠을 길게 잘 수 있다면 그것보다 행복한 일은 없을 것입니다. 물론 모유가 충분하다는 것을 전제로 합니다. 이렇게 길게 자게 하기 위해서는 한 번 수유 시에 한쪽 젖을 충분히 비우고 반대쪽 젖도 먹여야 포만감이 오래갑니다. 그리고 젖을 충분히 비우려면 아기가 배고파할 때 먹이는 것이 중요합니다. 배고픈 시기가 지나서 울 때 먹이면 울다 지친 아기는 허기를 채울 정도만 먹고 곯아떨어져 더 이상 먹일 수 없게 되는 경우가 종종 있습니다. 그럼 또 금방 배가 고파져서 자주 먹으려 합니다. 무리하지 않는 범위에서 한꺼번에 많은 양을 먹을 수 있도록 서서히 뱃구레를 키우는 것이 나중에 밤에 오래 자게 하는 데 도움이 됩니다. 특히 아기가 운다고 배고파하지도 않는데 먹여서 재우는 버릇을 들이진 마십시오. 먹어야만 잠을 자는 아기는 먹는 것과 자는 것이 연관이 되어 나중에는 먹지 않으면 잠을 자지 못하게 될 수 있습니다. 또한 고형식을 조기에 먹인다고 아기가 밤에 잠을 깊이, 오래 자게 되는 것은 아닙니다.

♥ 밤에 깨워서 먹일 때 주의할 점들이 있습니다 신생아들은 밤과 낮을 구분할 수 없습니다. 아기들에게 밤낮의 리듬(circadian rhythm)이 생기기 시작하는 시기는 생후 6주경인데, 이때까지는 밤이나 낮이나 구분 없이 수유를 하게 됩니다. 하지만 어릴 때부터 밤에는 잠자는 것을 가르치는 것 역시 매우 중요하기 때문에 밤에

깨워서 먹일 때는 낮과는 달리 불을 좀 어둡게 해도 좋으며 낮처럼 엄마, 아빠, 형까지 온 가족이 총동원되어서 떠들썩하게 먹이기보다는 조용조용히 먹이는 것이 좋습니다. 완전히 깨지 않아도 일단 잠을 깬 상태면 먹여도 좋습니다. 하지만 어떤 때는 깨워도 잘 먹지 않는 경우가 많습니다. 이런 경우는 30분 정도 지난 후에 다시 깨워서 먹여 보십시오.

▶ YouTube
수유 간격

밤중수유-우리 아기가 달라졌어요?

아기를 키울 때 제일 중요한 점은 아기들은 순간순간 변한다는 것입니다. 몰래몰래 성장과 발달이 계속됩니다. 어느 순간 뒤집고, 어느 순간 일어납니다. 그 순간 이전에는 절대로 못 하던 것을 한순간에 하는 기적이 매일매일 일어납니다. 어른들에게는 매일매일이 똑같아도 아기들에게는 매일매일이 새롭습니다. 아기를 낳은 부모는 시계를 아기에게 맞추어야 합니다. 오늘 새벽 5시에 아기가 태어났으면, 이제는 밤에 자고 낮에 활동하던 좋은 시기는 다 지났습니다. 엄마는 아기가 잘 때 자고, 아기가 깰 때 밤낮없이, 하루에 8-12번 젖을 먹여야 합니다. 4시간 이상 자면 깨워서라도 먹입니다. 신생아는 밤과 낮의 구분이 없기 때문입니다. 대신

▶ YouTube
밤중수유
-우리 아기가
달라졌어요?

세계보건기구 권장	6~8개월	9~11개월	12~23개월
총 열량(kcal)	620	690	900
모유 : 고형식 열량(kcal)	490 : 130	380 : 310	310 : 580
모유 : 고형식 열량 비율	≒ 3 : 1	≒ 1 : 1	≒ 1 : 2
모유수유량(ml)	≒ 700	≒ 540	≒ 450

낮에는 밝고 식구들이 편하게 활동하는 소리가 나는 채로 먹이고 밤에는 어둡고 조용한 상태에서 먹입니다.

그런데 이런 생활이 언제까지 계속될까요? 아기를 키울 때 참으로 다행인 것은 아기의 성장과 발달에 대해 이미 많은 것들이 연구되어 알려져 있다는 점입니다. 즉, 어느 정도 예측이 가능하다는 거죠. '어느 정도, 예측'입니다. 모든 아기들이 똑같지는 않지만, 일반적으로 거쳐 가는 과정이 있고, 특히 어릴수록 이 점이 뚜렷합니다. 잠도 마찬가지입니다. 아기들이 밤과 낮을 인식하는 것은 일반적으로 생후 6주는 돼야 가능합니다. 잘 자라는 아기는 보통 만 2개월이 되면 깨지 않고 5시간 정도는 내리 잘 수 있습니다. 대체로 2개월에 5시간, 3개월에 6시간, 4개월에 7시간, 5개월에 8시간, 6개월에 9시간 정도 먹지 않고 잘 수 있습니다. 6개월, 이유식도 시작하고, 대부분 아기들이 이가 나기 시작하는 시기입니다.

이때부터는 수유량과 젖양이 줄고 밤중에도 9-10시간 정도 먹지 않고 잘 수 있습니다. 이런 식으로 변해 간다는 점을 어느 정도 예측하고 수유 방법을 개선해서 대비하면 잘 자고 잘 먹는 아기로 키우기가 쉽습니다.

밤중수유는 단번에 끊는 것이 아니고 서서히 줄이는 것입니다. 아기도 평생 젖만 먹고 살 수는 없고, 인간이 이제는 해가 뜰 때 일어나고, 해가 질 때 자는 자연 상태의 동물이 아니기 때문에 서서히 밤중수유를 줄여가야 합니다.

우선, 밤낮을 구별하기 시작하는 6주부터는 밤이나 낮이나 잠들 때 일정한 방식으로 스스로 잠드는 습관을 들이는 것이 중요합니다. 즉 젖을 충분히 먹이되 잠들지 않은 상태로, 항상 같은 잠자리에 눕혀서 같은 노래를 들려주거나, 같은 그림책을 보여주고 다독여주는 것입니다. 잠들 때까지 젖을 물리다가 잠든 것 같으면 몰래 자리에 눕히는 것이 아니라 정반대로 하는 겁니다.

아기들의 잠은 어른과 달라서 얕은 잠을 자다가 자주 깨게 되는데 잘 자라는 3, 4개월 된 아기가 밤에 깼다고 해서 꼭 배가 고픈 것은 아닙니다. 아직도 신생아 적 생각으로 깰 때마다 젖부터 물리면 자다 깨면 먹을 걸 준다는 기대로 젖을 물려야 잠드는 습관이 생길 수 있습니다. 아기 스스로 다시 깊은 잠으로 들어갈 수 있는 기회를 주어야 합니다. 물론 밤에 한두 번은 배고파서 젖을 먹게 됩니다.

또 밤낮 구분이 가능해지는 생후 6주부터는 제일 길게 자는 때가 밤이 되도록 수면습관을 조금씩 조절해 주는 것이 좋습니다. 8시부터는 잠들 수 있도록 아빠가 올 때까지 늦게 기다리지 말고, 목욕도 일찍 시키고, 밤잠 들기 전에 양쪽 젖을 충분히 먹여서 자는 도중에 배고픈 것을 줄여 줍니다.

또 밤에 젖을 먹일 때 너무 완전히 깨우지 않고 수유를 가볍게 하면 서서히 밤중수유 간격이 벌어집니다. 아침에 해가 뜨면 커튼을 활짝 열어 밝게 하고 식구들이 일어나 하루 일과를 시작하는 어수선한 분위기를 아기도 느끼게 해 줍니다.

신생아는 4시간마다 깨워서라도 먹입니다. 하지만 잘 자라는 2개월 된 아기는 밤에 5시간은 먹지 않고 잘 수 있습니다. 2개월 만에 이렇게 달라집니다. 6개월이 되면 밤에 먹지 않고 9-10시간 정도 잘 수 있고, 낮에 이유식을 시작해서 잘 먹으면 6개월에 2-3번으로 늘릴 수 있습니다. 아기들은 이렇게 빨리 변합니다. 이제는 밤에 8시부터 자면, 아침에도 어른들과 마찬가지로 깨서 하루를 시작합니다. 9개월이 되면 낮잠 횟수가 줄어서 오전과 오후에 각각 1번씩 자게 되는데 오후 낮잠은 4시에는 깨야 밤 8시에 잘 수 있습니다.

지금까지 말씀드린 것은 잘 자라는 건강한 아기들에 대한 내용입니다. 젖이 부족하거나, 아기가 잘 자라지 않는 경우는 일반적인 육아 방법이 적용되지 않는 특수한 상황이므로 반드시 소아청소년과 진료를 받고 정확한 원인에 따라 해결을 해야 합니다.

스스로 잠드는 습관을 들여주세요!

아기들의 잠자는 습관은 영아 산통이 없어질 무렵, 즉 백일부터 바로잡아 주는 것이 좋습니다. 이때부터는 옆에 아무도 없어도 스스로 혼자서 잠드는 습관을 들이는 것을 시작할 수 있습니다. 신생아나 아기들은 평균적으로 하루에 2.5~3시간은 웁니다. 아기가 우는 뜻을 정확히 알아서서 해결해 주는 것이 매우 중요합니다. 아기가 울 때마다 잠들 때까지 업거나 안아서 흔들거나, 젖이나 우유병을 물려준다면 앞으로도 수개월 혹은 수년 동안 계속 이런 방법으로 아기를 달래주어야만 잠이 들 가능성도 있습니다. 이런 아기들은 밤에 자다가 깨었을 때도 똑같은 방법으로 엄마나 아빠가 달래주기를 원하게 됩니다. 반대로 영아 산통이 없어지고 나서, 분리불안이 생기기 전인 6개월 이전까지 스스로 잠자는 습관을 잘 들인 아기는 이후에도 한밤중에 깨어서 잠깐 뒤척이다가 혼자서 잠들 수 있게 됩니다.

정상적인 이런 변화를 전혀 예상하지 못하고 계속 신생아인 듯 키우다 보면, 9개월이 되어도 밤에 12시 넘어서 자거나, 3-4번씩 밤중수유를 하거나, 낮 12시 가까이 깨서 아침 이유식은 못하고, 하루에 1-2번 겨우 몇 숟가락 억지로 먹는 둥 마는 둥, 체중은 안 늘고 빈혈 때문에 입맛이 없어져 점점 더 젖만 찾는 경우가 생길 수 있습니다. 미리미리 대비하면 자연스럽게 될 수 있는 수면습관을 9개월에 처음 시작하려면 적어도 1달은 아기도, 엄마, 아빠도 고생을 해야 합니다.

정리하면, 잘 자라는 건강한 아기는 대부분 2개월이 되면 밤에 5시간 정도 먹지 않고 잘 수 있고 한 달이 지날수록 1시간씩 더(2, 3, 4, 5, 6개월에 5, 6, 7, 8, 9시간 정도) 잘 수 있습니다. 미리미리 건강한 수면습관, 이유식 먹이기에 대비해서 편하게 아기를 키우시기를 바랍니다.

밤중수유를 줄이는 법

💗 **뱃구레를 키우는 연습을 해야 합니다** 신생아 시기부터 조금씩 자주 먹는 습관이 들면 밤에 배고파서라도 깨게 됩니다. 한번 먹일 때 마음껏 먹여서 뱃구레를 키워주도록 노력하십시오.

💗 **밤에는 자고 낮에는 놀고 먹는 것을 가르치는 것이 중요합니다** 만약 아기가 밤낮이 바뀌었다면 낮에 오래 깨어 있는 습관으로 바꿔주십시오. 낮에 자는 시간과 횟수를 줄여야 합니다. 낮에 먹고 바로 잠들지 않게 주의하고, 먹은 후 놀아주고 목욕을 시키거나 카시트에 앉혀보기도 하십시오. 낮에 2~3시간 이상을 내리 자면 깨우는 것도 고려해야 합니다. 만일 엄마가 밤에 아기 돌보는 것 때문에 힘들었다면 누군가 도와주어야 낮에 엄마와 아기가 한밤중처럼 오랫동안 잠에 곯아떨어지는 것을 막을 수 있습니다.

💗 **일정한 순서로 잠드는 의식을 만들어줍니다** 만 2개월이 되면 어린 아기들도 자기 전에 일정한 순서로 잠드는 의식을 습관으로 만들어주면 혼자서 잠드는 법을 배우는 데 도움이 됩니다. 생후 6~8주 정도 된 어린 아기도 **매일 밤 일정한 시간, 같은**

장소에서 같은 방법으로 재우면 잠을 잘 잘 수 있습니다. 쉽게 이야기하면 아기가 졸릴 때 잠자리에 뉘이고 소용한 목소리로 이야기를 들려주거나 책을 읽어주거나 자장가를 불러주고 나서 잘 자라고 말하고 재우는 것을 반복하면, 나중에는 잠자리에 눕히고 이야기를 들려주기만 해도 잠이 들게 됩니다. 매일 똑같은 수면 의식을 반복하면 아기가 혼자서 잠드는 데 별 거부감 없이 편안하게 적응할 수 있습니다.

♥ **4개월경이면 수면이 일정한 패턴을 보입니다** 아기들은 생후 6주가 되어야 밤낮의 리듬이 생기기 시작합니다. 미리 밤과 낮을 가르쳐 주지 않으면 밤과 낮을 거꾸로 배우기 쉽습니다. 잘못하면 2~3개월경에 밤에는 놀고 낮에는 자는 아기로 만들 수 있습니다. 4개월경이면 수면이 일정한 패턴을 보이는데, 이때 수면습관을 잘 들여야 평생 건강한 수면습관을 가질 수 있습니다.

♥ **밤에 깬다고 반드시 배고파 깨는 것은 아닙니다** 3~4개월이 되면 아기가 배고파서 울지 않고 칭얼대는 경우는 처음에는 지켜보다가 5~10분 정도 토닥거리면서 먹이지 않고 좀 기다려 볼 수 있습니다. 아기들은 수면 리듬상 밤에 여러 번 깨게 되는데 그때마다 먹이면 다음에 깰 때도 먹을 것을 줄 것이라는 기대를 할 수도 있습니다. 일단 이런 기대가 생기면 깰 때마다 먹여야 재울 수 있습니다.

♥ **마지막 수유를 충분히 하면 아침까지 안 먹고 버틸 수도 있습니다** 하루의 마지막 수유라고 생각되는 수유는 되도록 많이 먹이려고 노력해 보십시오. 배불러야 오래 잡니다. 그리고 밤중에 수유를 할 때는 완전히 깨우지 않고 짧게 먹이는 것이 좋습니다. 불을 너무 밝지 않게 켜두는 것도 좋습니다. 밤에 자주 깨서 먹는 아기라면 수유 사이의 시간 간격을 늘이려고 노력해 보십시오. 너무 짧게 먹으려는 경우 15분 정도씩 수유 간격을 벌려 보십시오

♥ **밤에 깰 때 아빠가 달래 보십시오** 젖을 먹는 아기의 경우 밤에 깰 때 젖 냄새가 나는 엄마가 달래는 것보다 아빠가 달래는 것이 더 좋을 수 있습니다.

밤중수유가 줄면 젖양도 줄까?

월령이 증가할수록, 몸무게도 천천히 늘고, 젖 먹는 시간도 주는데, 밤중수유까지 줄면 젖양이 줄까 봐 걱정하는 부모들이 많습니다. 정말 그럴까요?

신생아는 밤낮 구분 없이 하루에 10번 정도 젖을 먹여야 합니다. 처음에는 4시간 이상 자면 깨워서라도 먹여야 합니다. 그런데 아기가 자라면서 생후 6주가 되면 밤낮을 구분하게 되고, 점점 밤과 낮에 먹고 자는 양상이 달라집니다. 즉, 낮에 더 많이 먹고, 밤에는 더 잘 자게 됩니다. 그래서 잘 자라는 건강한 아기는 대부분 2개월이 되면 밤에 5시간 정도 먹지 않고 잘 수 있고 한 달이 지날수록 1시간씩 더(2, 3, 4, 5, 6개월에 5, 6, 7, 8, 9시간 정도) 잘 수 있습니다.

참 다행스럽고도 신비한 일입니다. 왜냐하면 6개월이 되면 이제 액체가 아닌 고체 음식을, 어른들처럼 낮에 먹을 준비가 되어 가는 거니까요.

밤중수유가 줄면 젖양이 주는 걸까요? 그렇지 않습니다. 24시간을 기준으로 볼 때, 하루 총 젖양과 수유량 모두 유지되고, 대신 낮에 먹는 양이 점점 더 늘어나는 것입니다. 예를 들어 신생아는 하루 24시간 동안 대충 비슷하게 먹습니다. 2개월 아기는 밤에 5시간 정도 먹지 않고 자고, 대신 낮에 먹는 수유량이 조금 더 많아집니다. 4개월이 되면 밤에 7시간 정도 먹지 않는 대신 낮에 먹는 양이 2개월 때보다 더 많아집니다. 밤에 7시간 잔다고 낮에도 일부러 수유 간격을 더 벌려서, 하루에 4번만 먹여야 하는 게 아닙니다.

드디어 6개월이 되면 밤에 9시간 정도 먹지 않는 대신 낮에 먹는 양은 4개월 때보다 더 많아지게 됩니다. 그런데 6개월부터는 이유식도 먹으니까 낮에 먹는 젖양도 줄어들고, 액체 대신 고체로 먹는 양이 늘어나게 됩니다. 그러니까 아기가 젖을 가장 많이 먹는 시기는 8개월, 9개월이 아니라, 6개월에 이유식을 시작하기 바로 직전인 것입니다.

아기들이 성장하고 발달하면서 이렇게 변신하듯이, 엄마 몸도 변신해서 적응이 됩니다. 여기서 항상 중요한 점은 아기 나름의 성장 곡선을 잘 따라가고 있는지입니다.

예를 들어 어떤 아기는 3개월만 돼도 밤에 10시간씩 먹지 않고 자는 경우도 있습니다. 아기가 잘 자란다면 젖양과 수유량에 대해 걱정할 필요가 전혀 없습니다. 당연히 깨우지 말고 유축도 하지 말아야 합니다. 젖이 가슴 꼭대기까지 차 올라와, 어쩔 수 없이 아기를 깨워 먹이는 임미도 간혹 있습니다. 하지만 이 경우는 젖양이 아기 요구량에 비해 너무 많은 거니까, 아기를 엄마에게 맞출 것이 아니라 엄마가 아기에게 맞춰야 합니다. 젖이 너무 불어서 힘들면, 불편하지 않을 정도만 흘려 내면 됩니다.

반대로, 아기 나름의 성장 곡선을 벗어나 잘 자라지 못한다면, 젖양과 수유량이나 아니면 다른 이유가 있는지 소아청소년과 진료를 받고 확인해야 합니다.

한편, 밤중수유도 끊고 6개월에 이유식을 시작했는데 그 다음부터 어째 체중이 안 늘고 밤에 소변도 잘 보지 않는 것 같고, 오후에는 젖도 안 나오는 것 같다고 불안해하는 엄마들도 많습니다. 심지어 다시 유축을 하거나, 아니면 분유를 더 먹이기도 하고요. 그러다 보면 점점 더 젖만 찾고 이유식은 진행이 안 되어 고생할 가능성이 커집니다.

중요한 점은, 잘 자라던 아기가 6개월 이후에 성장 곡선을 벗어나서 잘 자라지 않는다면, 이때는 젖양이 아니라 이유식에 문제가 있는 경우가 대부분이라는 것입니다. 너무 묽게, 영양과 열량 농도가 너무 낮은 미음을 오래 먹이면 오히려 젖만 먹일 때보다 잘 자라지 못하는 게 당연합니다. 이유식은,

1. 쌀이나 통곡물부터 시작해서
2. 고기를 추가하고
3. 채소를 추가해서
4. 빨리빨리 양을 늘리고
5. 갈지 말고, 대충 으깨서 고체 형태로 주어야 합니다.
6. 잘 먹으면 6개월에도 하루에 3번으로 이유식을 늘릴 수 있습니다.

먹이기와 잠자기에 대해 엄마들이 궁금해하는 것들

♥ 이유식을 일찍 시작하면 밤에 잠을 깊이 재울 수 있나요? 아닙니다. 물론 배고픈 아기는 밤에 잘 깹니다. 하지만 정상적인 수유를 하는 아기가 이유식을 시작한다고 잠을 더 잘 자는 것은 아닙니다.

♥ 방중수유를 끊기 위해서는 울어도 먹이지 않으면 되나요? 아닙니다. 배가 고파서 우는 아기라면 먹여야 합니다. 그리고 배고파서 울지 않아도 배고파서 깨는 아기는 먹여야 합니다. 배고픈 아기를 굶기는 일은 없어야 합니다. 다만 4~6개월이 지난 아기가 밤에 많이 먹는 습관이 있다면 서서히 낮에 더 많이 먹도록 습관을 바꾸어 주는 것이 좋습니다. 말은 쉽지만 하루아침에 되는 것은 아니고, 길게는 **한 달 정도 시간을 두고 바꾸어야 하는 것입니다.**

♥ 아기는 수시로 먹이라고 하는데 밤에도 수시로 먹여야 하나요? 수시로 먹이라는 말은 아기가 배고파서 먹고 싶어할 때 먹이라고 바꾸어 표현하는 것이 정확합니다. 정말 수시로 젖을 물리다가 엄마도 아기도 잠을 못 자서 시뻘건 눈으로 소아청소년과에 나타나 하소연하는 부모도 많습니다. 모유수유 때문에 잠을 못 자서 차라리 모유를 끊겠다는 부모들이 꽤 많은 것이 우리의 현실입니다. 엄마뿐만 아니라 아빠도 잠을 자지 못해 부부간에 불화가 생기기도 하고, 엄마 아빠 둘 다 체중이 빠지는 경우도 있습니다. 애 낳고 첫 수개월 동안은 정신 없이 먹이더라도 그 시절이 지나가면 이제는 엄마가 잠을 잘 자고 편해야 아기 먹일 생각도 나는 법입니다.

4. 혼합수유에 대하여

모유가 아기에게 최고의 음식인 건 사실이지만, 아무리 열심히 노력해도 모유만으로 아기를 키울 수 없는 엄마도 있습니다. 이런 엄마들이 모유만으로 아기를 키우려 하다가는 자칫 아기를 심각한 위험에 빠뜨릴 수도 있습니다. 모유가 부족해서 분유를 보충해 주어야 하는 경우에는 우유병을 사용하기보다는 수유보충기나 컵을 이용해 수유를 하는 것이 유두혼동을 막을 수 있어 좋습니다. 이렇게 혼합수유를 하다가도 완전모유수유를 할 수 있는데, 이럴 때는 모유수유에 경험이 많은 소아청소년과 의사선생님께 지속적으로 진료를 받는 것이 좋습니다. **혼합수유에서 완전모유수유로 갈 때 주의해야 할 것은 모유량이 충분히 늘지 않았는데 분유를 끊는 일입니다. 반드시 젖이 늘어나는 정도에 따라 분유를 줄여서 분유를 끊어야 합니다.**

▶ YouTube
혼합수유에서
완전모유수유로

모유가 부족할 수 있습니다

모든 엄마들이 모유만으로 아기를 키울 수 있는 것은 아닙니다. 모유에 대한 중요성을 너무 지나치게 강조하다가는 모유를 먹여 키울 수 없는 엄마를 불행하게 만들 수도 있습니다. 또한 모든 엄마들이 모유를 먹여 키울 수 있다는 이야기만을 신봉하다가는 정말로 모유를 먹여 키울 수 없는 엄마의 아기는 모유의 부족으로 심각한 위험에 빠질 수도 있습니다. 모유를 제대로 먹지 못한 아기는 심각한 '고나트륨혈증성 탈수'(hypernatremic dehydration)에 빠질 수도 있습니다. 이런 경우는 실제로 모유에 대한 교육을 많이 받고 모유의 장점을 잘 교육받은 엄마들에게 더 잘 생길 수 있기에 산전 모유수유 교육을 받은 엄마의 아기라고 안심해서는 안 됩니다.

💜 일차성 모유 부족(primary insufficient lactation) **엄마가 아무리 열심히 노력을 해도 충분히 젖을 먹일 수 없는 경우가 많게는 5%에 달합니다.** 잔류태반(retained placenta), 유선의 발육부진, 유방 수술 등이 그 원인 가운데 하나입니다. 유선 발육부진이나 기타 다른 일차성 모유 부족이 있는 산모들은 수유 기술을 개선하거나 젖을 열심

히 짜는 것만으로는 해결되지 않는 경우가 있습니다. 이런 경우에 모유수유만을 강조하다가는 아기들이 위험해질 수 있습니다. 모유는 먹는 만큼 나오고 자주 빨릴수록 잘 나온다는 것이 모든 엄마에게 해당되지는 않는다는 점을 꼭 염두에 두어야 합니다. 이런 아기들은 당연히 분유 등으로 보충을 해주어야 합니다.

♥ 이차성 모유 부족(secondary insufficient lactation) 젖을 제대로 먹일 수 없는 경우 중에는 이차적인 경우가 많습니다. 우리나라는 이차성 모유 부족이 모유 부족의 가장 흔한 경우로, 그나마 치명적인 비극이 적게 생기는 것은 무차별한 보충 수유라는 또 다른 비극 때문입니다. 모유의 생산은 젖을 얼마나 자주, 그리고 충분히 비우는가에 의해서 조절됩니다. 아기가 젖을 제대로 빨아먹지 않으면 유방 속에 고여 있는 젖 속의 특정성분이 모유 생산을 줄이게 됩니다. 그리고 유방에 남은 모유가 유선 조직을 눌러 압력에 의한 위축을 일으킵니다. 출생 시 모유를 제대로 빨리지 않거나 분유를 수유한 경우 당연히 모유가 적게 나오는데, 그 후에 모유만을 빨리겠다고 모유수유만을 고집하다가는 아직 젖이 충분히 나오지 않아 아기가 영양을 충분히 공급받지 못하는 일이 생길 수 있습니다. 다음의 경우에는 젖양이 적어질 수 있기 때문에 모유만을 먹이기 위해서는 각별한 노력이 필요합니다.

— 수유하는 엄마가 아기와 떨어져 있을 때.
— 출생 후 분유를 보충해서 먹였을 때.
— 아기가 젖을 제대로 물지 못할 때.
— 모유수유를 자주 하지 않거나 오래 빨지 않고 짧게짧게 먹을 때.
— 아기가 밤에 5~6시간 동안 젖을 먹지 않고 잘 때.
— 노리개젖꼭지를 지나치게 많이 빨릴 때.
— 수유하는 엄마가 에스트로겐이 들어 있는 피임 방법을 사용할 때.

혼합수유를 하다 모유수유를 다시 할 수 있습니다!

분유를 먹이거나 혼합수유를 하다가도 다시 모유수유를 시작할 수 있습니다. 다만 이런 경우는 젖을 자주 물리는 것만으로는 해결하기 힘든 경우도 많기 때문에 모유수유에 경험이 많은 소아청소년과 의사에게 지속적으로 진료를 받으면서 진행하는 것이 좋습니다.

보충수유의 필요성과 먹이는 법

♥ **보충수유를 해야 하는 경우** 아무리 고급 요리를 먹어도 양이 부족해 배가 고프면 만족할 수 없습니다. 아기가 먹는 엄마 젖의 질도 중요하지만 양도 역시 중요합니다. 간혹 모유의 장점만을 지나치게 의식해 아기의 몸무게가 잘 늘지 않는데도 모유만을 먹이려고 하는 부모들이 있습니다. 여러 가지 방법으로 노력해도 몸무게가 잘 늘지 않는 경우에는 모유수유의 장점과 아기의 성장발육 부진으로 인한 득과 실을 잘 이해하고, 필요한 경우 수유보충기나 컵을 이용해서 보충수유를 해야 합니다. 그 외에도 보충수유가 필요한 경우는 다음과 같습니다.

건강한 만삭아에게 보충수유가 필요한 경우(모유수유가 불가능한 상황)

1. 엄마와 아기가 떨어져 있을 때
   — 엄마의 질병으로 인한 모자 분리(예. 쇼크나 정신병)
   — 엄마와 아기가 다른 병원에 있을 때
2. 아기의 선천성 대사 이상(예. 갈락토스혈증)
3. 유방에서 직접 젖을 먹을 수 없는 아기(예. 선천성 기형, 질병)
4. 엄마의 약물(모유수유에 금기인 약물)

♥ **보충수유가 필요한 상황이 아닌 경우** 분유 보충은 그 자체가 모유의 생산을 줄이게 됩니다. 그리고 모유나 분유를 우유병으로 빨리면 유두혼동이 생길 가능성이 높습니다. 따라서 보충수유를 시작할 때는 신중하게 생각해서 결정해야 합니다. 다음은 일반적으로 분유 보충을 시작하지 않아도 되는 흔한 경우들입니다.

1. 체중 감소가 7% 미만이고 건강한 아기로서 첫 24~48시간에 8회 미만으로 수유를 한 경우(피부 접촉을 늘리고, 배고픈 초기 신호에 세심한 주의를 기울여, 2~3시간마다 젖을 먹이기 위해 아기를 가볍게 깨우는 것이 6, 8, 12 혹은 24시간 후에 일률적으로 보충수유를 하는 것보다 낫습니다)
2. 건강한 만삭 정상체중출생아가 출생 후 72시간이 지났고 빌리루빈 수치가 18mg/dL 미만이며, 잘 먹고 배변 양상이 적절하며 체중 감소가 7% 미만인 경우
3. 밤에 자꾸 보채거나 수시간 동안 계속 먹으려 하는 아기

**혼합수유를 하다
완전모유수유로 갈 때는
이렇게!**

신생아 시기에 분유를 먹이고 있다면 당연히 모유의 양은 적을 수밖에 없습니다. 이런 경우에는 젖을 더 자주, 더 열심히 물리는 것이 좋은데, 분유의 양이 많은 혼합수유를 할 경우 이렇게 열심히 물리는 것만으로는 원하는 완전모유수유(완모수)를 하기 힘듭니다. 주의해야 할 것은 모유량이 충분히 늘기 전에 분유를 중단해서는 안 된다는 것입니다. **하루에 단지 60~90cc 정도만 분유를 먹고 있는 아기라도 완모수 한다고 바로 분유를 끊어서는 곤란합니다.** 혼합수유를 할 때는 모유량을 늘리는 여러 가지 방법을 시행하면서 분유를 병행하다가 모유가 늘어나는 정도에 따라 서서히 분유의 양을 줄여가면서 모유가 충분히 나올 때 분유를 중단하고 완모수로 가야 합니다.

4. 산모가 피곤하고 졸린 경우

💜 보충식 종류(우선순위 순서임)

1. **짠 젖**이 가장 좋은 보충식이지만 첫 3일(72시간) 동안은 초유가 충분하지 않을 수 있기 때문에 엄마에게 더욱 세심한 격려와 교육이 필요합니다. 첫 수일 동안은 유축기보다 손으로 젖을 더 많이 짤 수 있고 또한 유축기로 젖을 짜면서 동시에 손으로 유방을 눌러 주면 유축되는 젖양을 더욱 늘릴 수 있습니다.

2. 엄마가 짠 젖으로도 모자랄 경우는 의사의 처방으로 구할 수 있다면, 저온살균된 기증 모유, 즉 **모유은행 젖**이 그 다음으로 **우선되는 순서입니다.**

3. **그 다음이 일반 분유입니다.** 포도당은 보충식으로 적합하지 않습니다.

💜 보충수유를 하는 방법 일단 모유가 잘 나오면 젖을 짜서 엄마 유두에 수유보충기를 부착해 먹일 수 있습니다. 모유가 잘 나오지 않는 경우는 분유를 보충해서 먹일 수 있는데, 이때도 우유병을 사용하기보다는 수유보충기를 이용하는 것이 좋습니다. 또 엄마들의 생각과는 달리 신생아 시기부터 컵을 이용해서 먹일 수 있는데, 컵으로 먹이면 유두혼동이 덜 생기고 혀의 움직임이 유방을 빨 때와 비슷하기 때문에 우유병의 고무 젖꼭지에 비해서 모유수유에 도움이 됩니다. 모유와 분유를 같이 먹이는 경우가 흔한 우리나라에서는 실제로 많은 엄마들이 젖을 아무리 열심히 빨려도 모유가 점점 줄어서 분유를 늘릴 수밖에 없다고 합니다. 이런 경우 아무리 열심히 모유를 빨리라고 말해 봐야 별 소용이 없습니다. 모유는 아기가 빠는 만큼 나오지만 또 하나의 변수는 아기가 먹는 만큼 나온다는 것입니다. 분유를 먹고 있는 아기에게 아무리 열심히 빨려 봐야 아기는 분유 먹는 양을 뺀 만큼만 모유를 먹을 뿐이고 나머지 시간은 물고는 있지만 배고파서 빠는 것이 아니기 때문에 제대로 젖에 자극을 주지 못합니다. 이런 경우 유축기를 사용

하지 않으면 조만간 젖양이 줄고 줄어서 급기야 모유수유를 중단할 수밖에 없습니다. 유축기는 양쪽 젖을 동시에 짜는 것을 사용하는데, 모유수유 시 만약 젖 셋을 짜고 모유수유 후 아기가 충분히 빨지 않았다면 15분 정도 유방이 부드러워질 때까지 유축기를 사용해서 짜주는 것이 모유를 늘리는 데 도움이 됩니다. 그리고 늙은 호박처럼 부기를 빼주는 음식은 피해야 하며, 영양이 풍부한 음식을 골고루 먹고 스트레스를 받지 않게 주의합니다. 더 중요한 것은 모든 엄마가 모유수유를 제대로 할 수 있고 엄마 자신도 모유수유에 성공할 것이라는 자신감을 갖는 것입니다. 모유와 분유를 같이 먹이는 엄마는 모유수유의 장점을 분명히 알고 가능하면 분유량을 줄이고 대신 젖양을 늘리도록 노력해야 합니다.

💗 **좀더 큰 아기 보충수유 하기** 컵으로 분유를 먹이는 것이 가능합니다. 우유병으로 먹지 않는다고 강요하거나 굶기지 마십시오. 모유를 끊어보는 것은 금물입니다. 9개월경에 모유를 끊은 아기나 이 나이에 보충수유를 시작하는 아기에게 우유병을 사용할 필요가 없는데도 우유병을 강요하면 분유를 거부하게 되고 심한 경우 음식 자체에 대해 부정적인 생각을 갖게 될 수 있습니다. 컵으로 먹이는 것은 신생아 시기부터 가능하며, 모유수유를 제대로 한 4개월 이상 된 아기의 경우 우유병을 처음 주면 잘 안 빨려고 할 수 있습니다. 하지만 이것이 문제가 되는 경우는 별로 없으며 컵으로 먹는 수유량을 늘려 가면 됩니다. 우유병으로 분유를 잘 먹지 않는다고 모유수유를 중단하는 엄마도 간혹 있는데, 이런 경우 상태를 더 악화시킬 수 있으므로 주의해야 합니다. 젖은 마르고 아기는 우유병을 거부하는 최악의 상태도 생길 수 있다는 말입니다. 또 배고프면 먹게 된다는 생각에 아기들을 굶기는 분도 있는데 이것은 피해야 할 방법입니다. 이런 아기들이 우유병을 빨지 않는 가장 흔한 이유가 분유를 싫어해서가 아니라 우유병 꼭지 빠는 법을 모르기 때문이라는 것을 잊어서는 안 됩니다. 이런 경우 우유병으로 먹이려면 서서히 적은 양부터 먹여서 연습해야 잘 먹게 됩니다. 하지만 분유 자체를 싫어하는 아기라면 더 많은 시간을 두고 보충수유를 진행해야 하는 경우가 많습니다. 이 경우 두유나 우유나 산양유를 분유 대신 먹여서는 안 되고, 선식 같은 곡식가루로 분유를 대신해서도 안 됩니다. 하지만 이때도 모유가 부족해서 보충수유를 하는 경우 모유량을 증가시키기 위해 소아청소년과 의사를 비롯한 전문가와 상의하면 모유량을 늘리

는 데 성공하는 경우가 종종 있습니다.

이런 아기는 보충수유를 하기 전에 이렇게 해보세요

💜 **출생 직후에 아기가 먹는 것에 관심이 없다** 분만실에서부터 엄마와 아기를 함께 두고 처음 몇 시간 동안 엄마 가슴에 아기를 엎어서 피부 접촉을 유지합니다. 대개 1시간 이내에 젖먹는 것에 관심을 가지게 되는데, 이때까지 아기의 키와 체중, 머리둘레 측정, 비타민K 주사나 점안액은 미루는 것이 좋습니다.

💜 **아기가 첫 24~48시간 동안 졸려한다** 기저귀만 채우고 엄마와 피부 접촉을 하도록 합니다. 먹고 싶어하는 기미가 보이면 아기를 깨우고 젖을 물립니다. 젖을 물고도 졸려 하면 시원하게 해주고 손과 발과 머리를 문질러주세요. 울거나 먹고 싶어하지 않는 아기에게 억지로 먹이지는 마십시오. 정상 체중으로 태어난 건강한 만삭아에게는 보충수유할 필요가 없다는 것을 엄마가 정확히 알아야 합니다.

💜 **첫 수일간 항상 칭얼대고 배고파하는 아기** 젖 물리는 자세를 평가합니다. 사출반사를 도와주고 젖 물리기 전에 아기를 가슴에 올려서 피부 접촉을 하게 해줍니다.

💜 **아기가 밤에 보채고 자꾸 깬다** 불을 너무 밝게 켜지 말고 부모와 가까이에 두고 잡니다. 이때도 피부 접촉이 중요합니다.

💜 **첫 수일간 젖을 물리려면 울고 거부한다** 출생 시 아기의 손상에 대한 진찰이 필요합니다. 수유 전에 미리 유두를 자극해서 아기가 물기 쉽게 해줍니다. 젖을 받쳐주고 모유를 약간 짜서 유두에 묻혀줍니다. 아기에게 강제로 젖먹일 생각을 해서는 안 됩니다. 그래도 안 되면 손가락 수유를 시작합니다.

모유수유와 함께 보는 분유 이야기

아기에게 최고의 음식은 모유입니다. 인간 젖은 종 특이적이기 때문에 소젖(분유)이나 염소젖(산양분유)에 아무리 여러 영양소를 첨가해도 엄마 젖에 가깝게 만들 수 없습니다. (물론 소젖에 더 많이 들어 있는 모르핀 비슷한 재우는 성분 때문에 분유를 먹이면 아기를 좀더 오래 조용히 재울 수 있다는 장점?은 있겠지요.) 분유가 현재까지 규명된 인간 젖의 영양 성분만을 따라가기도 버겁지만, 면역이나 뇌 발달 등의 분야에서 아직도 다 밝혀지지 않은 수많은 보물들이 엄마 젖에는 무궁무진 들어 있습니다.

세계보건기구, 유니세프, 미국소아과학회 등 권위 있는 국제 기관 모두 첫 6개월 동안 모유 외에 다른 음식을 먹이지 않는 완전모유수유를 할 것을 권하고 있습니다. 모유수유를 하려는 확고한 의지가 있고, 가족, 직장, 사회와 의료 시스템의 우호적인 지원이 있으면 대부분의 여성들이 오랜 기간 동안 젖을 먹일 수 있습니다.

국민건강영양조사에 의하면 국내 모유수유율은 1개월에 90%, 6개월에 62.3%이며, 완전모유수유율은 1개월에 49.3%, 6개월에 44.6%로 고무적으로 높은 편입니다.

분유를 먹이게 된 이유도 직업 혹은 엄마나 아기의 건강 때문인 경우는 각각 10% 내외였고, 60% 이상이 젖양 부족을 이유로 들고 있습니다. 그러나 젖 생성량이 부족한 여성은 5% 정도에 불과하다는 과학적 연구 결과들을 근거로 본다면, 젖양이 부족하다고 느끼는 대부분의 경우는 사실이 아니라, 잘못된 인식일 가능성이 큽니다. 그러므로 젖양에 대한 정확한 판단으로 엄마들의 자신감을 북돋아 주어 불필요한 분유 보충을 예방하는 일이 매우 중요합니다.

실제로 젖양이 부족한 경우에도 가장 좋은 보충식은 흔히 알려진 바와 달리 분유가 아닙니다. 세계보건기구와 유니세프에서 오래 전부터 명확히 제시하고 있듯이 가장 좋은 보충식은 엄마가 짠 자신의 젖입니다. 짠 젖으로 아기의 수유 요구량을 충족시키지 못하면, 저온살균된 모유은행 젖이 차선책입니다. 이 두 가지 대안이 불가능할 경우에만 분유를 먹이게 됩니다.

모유수유는 설사, 중이염, 호흡기 감염, 요로 감염, 미숙아 괴사성 장염, 패혈증, 세균성 뇌막염, 영아 보툴리즘, 영아돌연사증후군뿐 아니라, 1형 및 2형 당뇨병, 백혈병, 림프종, 호지킨병 등 소아암과, 알레르기, 과체중과 비만, 고콜레스테롤혈증 등을 예방한다는 것이 과학적으로 입증되어 있습니다. 모유수유의 장점을 거꾸로 뒤집어 보면 분유수유의 단점이 된다는 사실은 너무나 자명합니다. 어쩔 수 없이 분유를 먹고 자란 아기들에게는 너무나 안타까운 일이기는 하지만 그렇다고 진실을 외면할 수는 없습니다.

모든 부모들이 분유수유에 대해 미리 상세하게 알아야 할 필요는 없습니다. 세계보건기구와 유니세프의 '아기에게 친근한 병원 운동'의 '성공적인 모유수유를 위한 10단계' 중 3단계에서도 명시되어 있듯이 임산부에 대한 단체 분유수유 교육은 금지되어 있습니다. 어쩔 수 없이 분유를 보충해야 하는 산모라면 담당 의료인에게서 개별적으로 안전하고 위생적인 분유 사용 방법을 교육받으면 됩니다. 이때에도 자칫 젖을 잘 먹이고 있는 다른 모유수유모들에게 부정적인 영향을 미치지 않도록 조심해야 합니다. 하물며 정보 제공이라는 미명하에 신문이나 TV 등 대중매체에서 분유 선전을 하는 것은 '모유대체품 판촉에 관한 국제 규약'을 위반하는 것입니다.

여러 가지 이유로 엄마 젖 대신 아기들에게 먹이고 있는 가루 조제분유는 흔히 생각하고 있듯이 무균상태가 아니며 크로노박터 사카자키 혹은 살모넬라와 같은 균이 들어 있을 수 있습니다. 출생 체중이 작은 아기나 조산아, 혹은 태어난 지 4주 미만의 신생아들이 가장 위험하지만, 모든 아기들에게 먹일 분유를 탈 때는 언제나 오염되어 있을지도 모를 세균을 죽이고, 분유를 타고, 식히고, 먹이는 과정에서 새로 오염되지 않도록 예방하는 것이 중요합니다. 다음은 가루 조제분유 올바르게 타는 방법에 대해 세계보건기구에서 제시하고 있는 내용입니다.

1. 분유를 타기 전에 식탁이나 탁자 위를 깨끗한 수건으로 닦고, 손을 비누와 따뜻한 물로 최소한 15초 이상, 특히 손톱 밑을 신경 써서 깨끗하게 닦습니다.
2. 분유를 탈 때 쓰는 모든 도구는 반드시 따뜻한 비눗물로 닦고 깨끗이 헹군 후에 열탕 소독하는 것이 좋습니다.

3. 70도 정도의 온도에서는 세균을 죽일 수 있기 때문에 깨끗한 물을 끓인 다음 물 온도가 70도 이상인 상태에서 디십시오.

4. 번거로워도 분유는 먹일 때마다 새로 타야 합니다. (세균은 실온에서 빨리 자라고, 냉장고 안에서도 살아남을 수 있기 때문에 일단 탄 분유는 오래 두었다가 먹일수록 아기가 병에 걸릴 위험이 높아집니다.)

5. 세척 후 깨끗하게 잘 말려 두었던 우유병에 적정 용량의 물을 붓습니다. 분유를 덜어내는 숟가락이나 정량으로 깎아 내는 플라스틱 막대도 소독된 것을 사용합니다.

6. 분유 통에 써 있는 물과 분유의 비율을 정확히 맞춰 적정 농도로 탄 후 뚜껑을 꼭 닫고 가루가 잘 녹을 때까지 부드럽게 흔들어 줍니다.

7. 분유를 탄 우유병을 흐르는 찬 물로 재빨리 식히되 뚜껑 부분에는 물이 닿지 않도록 해야, 식히는 물로 인한 오염을 막을 수 있습니다.

8. 수유 전에는 반드시 팔목 안쪽에 조제한 분유를 조금 떨어트려 보아 온도가 적절한지 확인합니다.

9. **먹다 남은 분유는 아까워도 두었다가 다시 먹이지 말고 반드시 버려야 합니다.**

10. 외출할 때도 미리 분유를 타서 가져가지 말고, 끓인 물은 따로 준비하고, 깨끗한 용기에 가루 분유 1회 분량을 담아 가서 먹기 직전에 타야 합니다. 아니면 멸균액상분유를 먹이는 것이 좋습니다. (액상조제분유는 조유 후 세균을 죽이기 위해 열처리한 다음 밀봉한 것이기 때문에 뚜껑을 따지 않은 상태로는 저장이 가능합니다.)

특히 면역 기능이 약한 신생아 시기부터, 아니 아기가 태어난 그 순간부터 가장 안전한 엄마 젖만을 먹이시기를 바랍니다. 그러나 피할 수 없는 경우라면 위의 방법을 잘 지켜서 세균 감염을 예방해야 하겠습니다.

★ **분유를 탄 다음 냉장보관하지 않은 것은 2시간이 되면 버립니다.**
★ **일단 먹이기 시작한 지 1시간이 된 분유는 버립니다.**
★ **한 입이라도 먹인 분유는 다음에 먹으려고 냉장보관할 생각은 말아야 합니다.**

모유대체품 판촉에 관한 국제 규약을 아시나요?

모유수유는 그 어떤 모자보건 정책보다도 효과적으로 아기들을 건강하게 키우고, 그 결과 막대한 국가 의료비를 줄일 수 있는 방법입니다. 하지만 현실은 아직 세계보건기구에서 권장하는 6개월 완전모유수유와, 24개월 이상 모유수유에 훨씬 못 미치고 있습니다. 거기에는 의료인이나 일반인에 대한 교육이 부족한 탓도 있겠지만, 가장 큰 원인은 아마도 분유를 포함한, 모유대체품의 부적절한 판촉일 듯합니다.

그런 맥락에서 일찍이 40년 전, 1981년에 세계보건기구는 국제 규약으로 모유대체품의 부적절한 판촉 행위를 규제할 수 있는 아주 기본적인 기준을 마련했었습니다. 즉,

★ 모유대체품과 인공수유 도구 광고

★ 임산부나 영유아 어머니에게 무료 샘플 제공

★ 보건의료기관 내 판촉

★ 모유대체품을 만들거나 파는 사람의 임산부나 영유아 어머니와의 접촉

★ 모유대체품에 아기 모습이나 인공수유를 이상화하는 문구 사용

등을 금지하도록 하였습니다.

1981년 이후에도 세계보건총회는 2년마다 이 국제규약의 법제화를 촉구하는 결의문을 계속해서 발표해 왔습니다.

그 결과 2018년 현재 35개 국가가 국제 규약 전체(full provisions)를, 31개 나라는 대다수 조항(many provisions)을 국내법으로 만들었습니다. 국제 규약이 국내법으로 법제화된 경우, 제조판매업자의 자율 규제에 맡겨진 국가보다 엄마들이 더 모유수유에 자신감을 갖고 모유수유율도 증가하는 것으로 알려져 있습니다.

하지만, 아직까지 한국은, 거의 법제화되지 못한(few provisions in law) 그런 단계입니다.

2019년 3월 14일부터 시행 중인 「식품 등의 표시광고에 관한 법률」에, 이 국제 규약의 극히 일부 조항이 법제화되어 있을 뿐입니다. 그 전에는, 식품위생법, 축산물 위생관리법 등에 흩어져 있던 내용이 한 법률로 묶인 것은 그나마 다행이라고 할 수 있습니다.

더욱이, 2019년 12월 31일까지 이 법의 자율심의기구 심의대상에서 제외되었던 조제유류에 대한 경과조치가 끝났습니다. 이제 2020년 1월 1일을 맞아서 드디어 조제유류도 온전히 「식품 등의 표시광고에 관한 법률」의 적용을 받게 되어서, 그 내용을 소개드립니다.

식품 등의 표시광고에 관한 법률

시행령 3조 (부당한 표시 또는 광고의 내용) 별표1에 따르면,

1. 조제유류의 용기나 포장에 유아, 여성의 사진이나 그림 등을 사용한 표시광고,

2. 조제유류가 모유와 같거나 모유보다 좋은 것으로 소비자를 오도하거나 오인하게 할 수 있는 표시광고는 소비자를 기만하는 표시광고에 해당합니다.

시행규칙 8조 (광고 기준) 별표에는

조제유류에 관해 다음과 같은 광고나 판촉 행위는 금지되어 있습니다.

1. 신문·잡지·라디오·텔레비전·음악·영상·인쇄물·간판·인터넷 등으로 광고하거나

2. 의료기관, 모자보건시설, 소비자 등에게 무료나 저가로 공급하거나

3. 홍보단, 시음단, 평가단 등을 모집하는 행위

4. 제조사가 소비자에게 사용 후기를 작성하게 해서 홈페이지 등에 게시하도록 유도하는 행위

5. 소비자가 사용 후기를 작성해서 제조사 홈페이지에 연결하거나 직접 게시하는 행위 등은 금지되어 있습니다.

또 조제유류 외에 모유대용으로 사용하는 식품의 경우, 예를 들어,

이유식이나 영양보충 목적으로 만든 식품을 광고할 때 조제유류와 같거나 유사한 명칭을 사용해서 혼동하게 할 우려가 있는 광고 역시 금지되어 있습니다.

5. 모유수유아의 성장과 발달

생후 4개월부터 12개월까지는 보통 분유 먹는 아기의 몸무게가 모유 먹는 아기의 몸무게에 비해 더 나갑니다. 그런데 엄마가 이런 사실을 모르면 옆집 아기를 보고 나서 우리 아기가 잘 안 크고 있는 것은 아닌가 걱정을 하기도 하고 주변에서 한마디씩 듣게 되기도 합니다. 우선은 모유를 먹는 아기가 정말 몸무게가 적은지 확인을 해봐야 합니다. 엄마들 중에는 아기가 토실토실 하지 않으면 몸무게가 적다고 생각하는 경우가 적지 않기 때문입니다. 그런 후 아기의 몸무게가 정말 적으면 일단 아기가 모유를 제대로 먹고 있는지 소아청소년과 진료를 받아 확인해야 합니다. 그리고 모유를 먹는 아기라도 만 6개월(대략 180일)이 되면 이유식을 먹는 것이 성장과 발달에 중요합니다.

모유 먹는 아기의 몸무게가 적을 때

모유가 아무리 좋은 음식이라고 해도 아기의 몸무게가 잘 늘지 않는 경우에는 주위에서 별의별 소리를 다 듣게 됩니다. 특히 돌이 넘어서 모유수유를 하는 경우 대단한 각오를 하지 않으면 옆집 엄마들에게조차 반쯤 이상한 엄마 취급을 받기 쉽습니다. 시댁에서 모유에 대한 잘못된 상식을 가지고 있는 경우 아기가 잘 자라지 않는 것에 대한 억울한 누명을 엄마가 다 뒤집어쓸 수도 있습니다. 하지만 기운 내십시오! 아시다시피 모유는 아기에게 최고의 음식이며, 두 돌이 넘어서 먹어도 여전히 좋은 음식입니다. 다만 아기의 몸무게가 다른 아기들보다 적다고 생각될 때는 다음 사항을 꼭 고려해 보아야 합니다.

♥ **정말로 몸무게가 적은가** 모유를 먹는 아기나 분유를 먹는 아기나 3~4개월까지는 몸무게가 거의 같이 늘어나지만 생후 4개월이 지나면 분유를 먹는 아기의 몸무게가 좀더 나가기 시작합니다. 그러나 전문가들은 분유를 먹는 아기에 비해 몸무게가 적은 모유 먹는 아기가 정상 몸무게이고, 몸무게가 많이 나가는 분유 먹는 아기는 과체중이라고 생각합니다. 몸무게가 적을 때는 아기 상태에 대해 소아청소년과 의사와 상의를 해 필요한 조치를 해줘야 합니다.

그러나 건강한 모유수유아를 대상으로 하여 과학적인 분석 작업을 통해 얻은 결과를 종합해서 2006년 세계보건기구가 발표한 영유아 표재 성장 기준은 모유수유아와 분유수유아 모두 성장에 대한 참고 지침으로 삼을 수 있을 것입니다. 세계보건기구의 영유아 성장 기준에 대한 보다 자세한 내용은 http://www.who.int/childgrowth에서 확인하실 수 있으며(이 책 부록 290쪽 참조), 주요 성장기준표는 대한모유수유의사회 사이트인 http://www.bfmed.co.kr에서도 다운받아 출력하실 수 있습니다.

♥ **몸무게가 많이 나가는데도 적다고 한다** 많은 엄마들이 아기들은 통통한 것이 정상이라고 생각합니다. 심지어 아기가 비만에 가까운데도 잘 먹지 않는다고 울먹이는 엄마도 있습니다.

몸무게가 잘 늘지 않는 모유수유아

♥ **일반적으로 모유를 먹이나 분유를 먹이나 첫 3개월 정도는 아기 몸무게 차이가 없습니다** 첫 3개월이 지나면 분유를 먹는 아기들은 모유를 먹는 아기들에 비해서 몸무게가 더 많이 나가게 되는데, 이게 더 좋은 것이 아니고 혹자들은 비만으로 가는 것이라고 표현하기도 합니다. 6개월부터 이유식을 먹이면서도 이런 몸무게 차이는 지속됩니다. 3~12개월까지는 모유를 먹는 아기가 분유를 먹는 아기에 비해 몸무게가 적습니다.

♥ **모유를 먹는 아기가 몸무게가 적은 이유는** 쉽게 한 마디로 말하면 덩치를 키우기보다 내실을 기하기 위함입니다. 모유를 먹인 아기가 머리도 좋고 발달도 빠르고 더 건강한 것입니다. 키와 머리둘레의 성장은 모유를 먹이나 분유를 먹이나 차이가 없습니다. 오히려 머리둘레는 엄마 젖을 먹은 아기들이 평균적으로 더 크다고 알려져 있습니다. 하지만 모든 아기들이 다 이렇게 잘 자라기만 하는 것은 아닙니다. 어떤 아기는 그 좋은 모유를 먹이는데도 잘 자라지 않아서 엄마의 속을 썩일 수도 있습니다.

💗 일단 아기의 몸무게가 잘 늘지 않는다는 것은 아기들은 출생 시 여분의 수분을 가지고 태어나는데, 2~3일경이 되면 여분의 수분이 다 빠져서 몸무게가 제일 적게 됩니다. 이때를 아기의 기준 몸무게라고 보는 전문가들도 있습니다. 아기가 출생 시와 비교하여 자신의 성장 곡선을 잘 따라가고 있다면 정상적으로 자라고 있다고 볼 수 있습니다. 몸무게가 잘 늘지 않는다면 그 원인에 대해서 알아두는 것이 좋습니다.

💗 아기의 몸무게가 잘 늘지 않는 흔한 이유 모유의 양이 적거나, 젖양은 충분한데도 아기가 젖을 잘 먹지 못하는 의학적인 문제가 있는 경우 등입니다.

신생아 시기에 몸무게가 적을 때

💗 대개의 경우 모유의 양이 적은 것이 원인 모유수유 시 생기는 문제를 조기에 발견하기 위해서 생후 1주일 이내에 소아청소년과 의사의 진료를 받는 것이 매우 중요합니다. 우리나라처럼 출생 직후 모유만을 먹이지 않고 분유도 같이 먹인 경우는 모유수유에 많은 문제가 생길 수 있기 때문에 조기 소아청소년과 진료가 무엇보다도 중요합니다. 모유는 하루에 적어도 8~12회 정도, 한 번에 적어도 15분 이상 먹여야 하고, 한쪽 젖을 충분히 비운 후 다른 쪽 젖도 먹이는 것이 중요합니다. 젖이 부족한 경우 한 번 수유 시에 양쪽 젖을 다 먹이는 것이 좋습니다. 이때 주의할 것은 반드시 한쪽 젖을 충분히 비우라는 것입니다. 물론 한 번 수유 중에 아기를 깨우기 위해 젖을 여러 번 바꾸어 줄 수는 있습니다. 하지만 어떻게 먹이든 한 번 수유 시에 한쪽 젖은 충분히 비워 주어야 모유의 양이 늘어납니다.

💗 젖꼭지만 물려서는 젖을 제대로 먹일 수 없습니다 바른 수유 자세와 젖물림은 아기의 몸무게가 적게 나갈 때 소아청소년과 의사가 반드시 확인하는 항목입니다. 젖

꼭지만 물리는 경우가 많은데 이런 경우 유두와 유륜에 상처가 나기도 하고, 젖이 잘 나오지도 않아 모유를 제대로 먹일 수가 없습니다.

모유와 이유식, 모유수유아 고형식 먹이기

생후 9개월 된 아기의 엄마가 진료실에 들어와서 완전모유수유(완모수)를 한다고 자랑 섞인 이야기를 하면 소아청소년과 의사들은 더럭 겁부터 납니다. 우리나라에서는 완모수하는 엄마들은 신토불이와 코드가 맞습니다. 그런데 완모수와 신토불이를 같이 하는 엄마들 중에는 고기를 잘 먹이지 않는 엄마들이 많습니다. 쉽게 말해서 모유는 열심히 먹이면서 고기를 잘 먹이지 않는다는 이야기입니다. 이것은 심각한 문제가 됩니다. 모유를 먹는 아기도 엄마로부터 출생 시 받아 나온 철분을 거의 다 쓰게 되는 6개월경부터 반드시 철분이 많은 푸른 채소와 고기를 먹여 철분이 부족하지 않게 해주어야 합니다. 그리고 고기를 잘 먹어야 구리와 아연같이 아기의 성장발달에 중요한 미량원소들도 충분히 섭취할 수 있습니다.

♥ **모유를 먹어도 6개월(대략 180일)에 이유식을 시작해야 합니다** 생후 6개월부터 이유식을 해야 하는데, 이유식을 이 즈음에 시작해야 하는 가장 중요한 이유는 철분의 보충과 고형식 먹이는 연습과 식사습관을 제대로 들이기 위해서입니다. 아기에게 모유를 먹일수록 철분이 많은 고기를 먹이는 것이 무엇보다도 중요합니다. 일반적으로 만 6개월까지는 모유만을 먹이는 것이 권장됩니다. 만일 만 6개월이 되어도 철분이 많은 고기 같은 음식이 든 이유식을 시작하지 않는 경우, 철분 보충이 매우 중요합니다.

♥ **이유식을 먹이는 시간이 꼭 정해진 것은 아닙니다** 일반적으로는 모유가 적게 나오는 오후에 첫 이유식을 시작하는 것이 좋지만 바쁜 경우는 여유가 있는 시간이면 언제라도 좋습니다. 우리나라에서는 많은 엄마들이 가족들을 다 출근시킨 후인 아침 10시경에 첫 이유식을 시작하는 경우가 많습니다. 처음에는 모유수유 후 곧장 이유식을 붙여서 먹이는 것이 좋습니다. 그래야 한 번에 먹는 양을 늘릴 수 있

고 뱃구레를 키울 수 있습니다. 모유수유와 이유식 먹이는 간격을 띄우면 하루 종일 먹다가 볼 일을 다 봅니다.

♥ 아기가 이유식 먹는 것에 관심이 없으면 이럴 때는 가족이 먹는 것을 보여주십시오. 모유를 먼저 먹이고 이유식을 먹이는 것은 모유를 줄이지 않고 지속적으로 먹이는 지름길이기도 합니다. 과일로 모유나 분유를 대체해서는 안 됩니다.

♥ 처음 이유식은 쌀죽으로 먹이는 것이 좋습니다 가장 쉬운 이유식 방법은 쌀죽 먼저 먹이고 고기 한 가지를 넣고 그 다음에 푸른 채소 한 가지를 첨가하는 것입니다. 고기보다 채소를 먼저 넣어도 아무런 상관이 없습니다. 그리고 7개월이 되기 전에 완전히 갈지 않은 덩어리가 있는 음식을 시작합니다.

♥ 철분 강화 시리얼을 먹일 때는 시리얼에 물이나 모유를 섞어줄 수 있습니다. 모유수유아가 이유식을 하는 경우는 모유의 양이 계속 늘어나는 것이 아니기 때문에 생각만큼 영양이 더 보충되는 것은 아닙니다.

💡 아기의 나이 계산법(월령)

월령에 대해 혼동을 하는 분들이 많은데 의학에서 말하는 연령은 모두 만 나이를 말합니다.

2, 4, 6개월에 맞는 DTaP 예방접종을 생각하시면 아주 쉽습니다. 즉 1월 1일에 태어난 아기는 2개월인 3월 1일에 DTaP 접종을 처음 하게 되는데 하루 전날인 2월 28일은 아직 2개월이 되지 않았기 때문에 하루 차이라도 1개월이라고 말합니다. 마찬가지로 4월 30일은 3개월, 5월 1일은 4개월이며, 6월 30일은 5개월, 7월 1일은 6개월입니다. 즉 흔히 '만'이라고 부르는 나이가 의학에서 말하는 정확한 나이입니다.

1월 1일에 태어난 아기에게 6개월이 되기 전에는 젖만 먹이고, 6개월부터 이유식을 시작한다고 할 때도 3번째 디피티를 맞을 수 있는 7월 1일부터 이유식을 시작하는 것으로 이해하면 혼동이 덜 될 것입니다(7월 1일부터 7월 31일까지가 6개월입니다).

즉 1월 1일에 태어난 아기라면
1/1~1/31은 0개월, 즉 신생아,
2/1~2/28은 1개월,
3/1~3/31은 2개월,
4/1~4/30은 3개월,
5/1~5/31은 4개월,
6/1~6/30은 5개월입니다.

그런데 개월이라는 말은 월령뿐만 아니라 '기간'을 의미하기도 해서 더 어렵습니다.

예를 들어 건강한 만삭아는 대개 **생후 첫 6개월 동안** 엄마 젖만으로 정상적인 성장을 할 수 있습니다. 그러나 **6개월부터는** 모유수유와 함께 반드시 이유식을 시작해야 합니다. 앞의 6개월은 월령이 아니라 '기간'의 의미로 쓰인 것이고, 뒤의 6개월은 기간이 아니라 '월령' 즉 '만 나이'의 의미입니다. 1월 1일에 출생한 건강한 만삭 아기는 대개 6월 30일까지 즉 **생후 첫 6개월 동안** 엄마 젖만으로 정상적인 성장을 할 수 있습니다.

그러나 **6개월부터는**, 즉 7월 1일부터는 모유수유와 함께 이유식을 먹이기 시작합니다.

다시 말하면 **완전모유수유 기간은 생후 첫 6개월 동안이며 — 기간의 의미 6개월부터는 이유식을 시작합니다.— 월령의 의미**

좀더 간단히 말하면 모유수유아는 출생 후 첫 1년을 딱 반으로 나누어 앞쪽 절반은 젖만 먹이고, 뒤쪽 절반은 젖과 함께 이유식을 먹인다고 생각하시면 됩니다.

세계보건기구의 모유수유아 이유식 권장 지침

▶ YouTube
아기 나이 계산법

1. 완전모유수유 기간과 이유식 시작 월령

생후 첫 6개월 동안 완전모유수유를 하고 6개월(180일)이 되면 모유수유를 지속하면서 이유식을 시작한다.

2. 모유수유 지속

생후 2년 이상 배고파할 때마다, 젖을 먹인다.

3. 교감하며 먹이기

심리사회적 육아 원칙을 적용하여 교감하면서 먹이는 방법을 실천한다. 구체적으로:

  a) 아이가 배고파하거나 배부른 신호에 민감하게 반응하면서, 어린 아기는 직접 먹여 주고 조금 큰 아이는 스스로 먹을 때 도와준다.

b) 천천히, 참을성 있게 먹이고, 음식을 먹도록 아이를 유도하되 억지로 먹이지는 않는다.

c) 아이가 여러 음식을 거부하면 다른 음식 조합, 맛, 질감과, 독려 방법을 시도한다.

d) 아이가 쉽게 흥미를 잃어버리는 경우 식사 중 주의가 산만해질 기회를 최소화한다.

e) 식사 시간은 학습과 사랑의 과정임을 기억하여 눈을 맞추면서 아이와 이야기를 나누며 식사한다.

4. 이유식의 안전한 조리 및 보관

다음과 같은 방법으로 안전한 위생과 적절한 식품 취급을 실천한다.

a) 음식을 조리하거나 먹기 전에 양육자와 아이 모두 손 씻기

b) 음식을 안전하게 보관하고 조리 후 즉시 먹이기

c) 깨끗한 기구를 사용하여 음식을 조리하고 차리기

d) 아이들을 먹일 때 깨끗한 컵과 그릇 사용하기

e) 깨끗하게 유지하기 어려운 우유병 사용을 피할 것

5. 이유식 필요량

생후 6개월에 소량의 음식으로 시작하여 모유수유를 유지하면서 아이가 자람에 따라 양을 늘린다. 하루에 이유식으로 얻는 에너지 요구량은 만 6~8개월, 9~11개월, 12~23개월에 각각, **130, 310, 580kcal** 정도이다(이 기간에 모유로 섭취하는 열량은 각각 480, 380, 310kcal). 따라서 이러한 열량 필요량을 충족시키는 이유식 양은 각각 **190, 290, 520g** 정도이다. 그러나 이런 식단이 미량영양소 요구량을 항상 충족시키는 것은 아니며, 특히 철분과, 이보다 정도는 덜하지만 아연의 권장 섭취량은 이런 정도로는 공급할 수 없다. 또한 모유섭취량과 성장 속도의 차이 때문에 아이마다 필요량이 달라지므로 **이유식 먹는 양을 지나치게 엄격하게 규정하지 말아야 한다. 특히 질병에서 회복 중이거나 열량 소비가 높은 아이들은 여기에 제시된 평균 양보다 더 많은 열량이 필요하다.** (위 용적을 하루 체중 1kg당 30g으로, **이유식의 최소 열량 밀도를 0.8kcal/g**으로 계산한 내용)

6. 음식의 굳기

월령이 증가함에 따라 아기의 요구와 능력에 맞게 음식의 굳기와 다양성을 점차

증가시켜야 한다. 영아는 **6개월부터** 퓌레 형태의, 으깬 **반고형식 음식**을 먹을 수 있다. 8개월까지는, 대부분 "손으로 집어 먹는 음식(finger foods)"(아이들이 스스로 먹을 수 있는 간식)도 먹을 수 있다. 12개월까지, 대부분의 아이는 다른 식구들이 먹는 것과 같은 형태의 식품을 먹을 수 있다(아래 #8에 설명한 대로, 영양이 농축된 음식의 필요성을 기억할 것). 질식을 유발할 수 있는 음식(즉, 견과류, 포도, 익히지 않은 당근과 같이, 기도에 들어갈 수 있는 모양과 혹은 굳기의 음식)은 피한다.

7. 식사 횟수와 열량 밀도

월령이 증가함에 따라 이유식 먹이는 횟수를 늘린다. 적절한 횟수는 현지 식품의 열량 밀도와 한 번에 먹는 일반적인 양에 따라 결정된다. 평균적인 건강한 모유수유아는 **6~8개월에는 적어도 하루에 2~3회, 9~11개월과 12~24개월에는 3회** 이유식을 주고, 추가로 영양이 풍부한 간식(과일 조각, 빵 혹은 견과류를 바른 차파티와 같은)을 하루에 1~2번 주어야 한다. 간식은 식사와 식사 사이에 먹는 음식으로, 대개 아기가 스스로 먹고, 편리하고 준비하기 쉬운 음식이다. 12개월까지는 대부분의 아기들이 식구들이 먹는 굳기의 음식을 먹을 수 있다. **덩어리 있는 고형식 도입을 10개월 이후까지 연기하면 나중에 섭식 장애 위험이 증가할 수 있다.** 따라서 계속해서 묽은 반고형식을 주면 먹이기는 쉽지만, 최적의 소아 발달을 위해서는 월령이 증가함에 따라 음식의 굳기를 증가시켜야 한다.

8. 이유식의 영양 함량

영양적 요구를 확실하게 충족시키기 위해 다양한 음식을 먹인다. 육류, 가금류, 생선이나 달걀은 **매일** 먹여야 한다. 영양 보충제나 강화 제품을 사용하지 않고는 이 연령에서 채식주의 식단으로 영양적 요구를 충족시킬 수는 없다(아래 #9 참조). 비타민A가 풍부한 과일과 채소도 매일 먹여야 한다. 지방 함량이 적절한 음식을 먹인다. 차, 커피나 소다수 같은 단 음료처럼 영양가가 낮은 음료는 주지 않는다. 보다 영양이 풍부한 음식을 대치하는 일을 막기 위해 주스 먹이는 양을 제한한다.

모유 내 흡수율이 높아도 9~11개월에 모유가 아닌 **이유식으로 공급해야 하는 영양 권장 섭취 비율은 철분 97%, 아연 86%**, 인 76%, 마그네슘 76%, 나트륨 73%, 칼슘 72%이다. 6~24개월에는 아기들이 먹는 고형식 양이 비교적 많지 않기 때문에 음식의 **영양밀도(음식 100kcal 당 각 영양소의 양)가 충분히 높아야 하며** 따라서 **음식의 굳기가 매우 중요하다.** 지방은 필수지방산을 제공하고 지용성 비타민 섭취를 돕고, 열량 밀도를 높이고 맛을 좋게 하기 때문에 영유아 식단에서 중요하다. 모유가 대부분의 이유식에 비해 지방이 더 풍부하기 때문에 총 식품 열량 중 모유가 차지하는 비율이 감소함에 따라 월령이 증가할수록 대부분 총 지방 섭취도 줄어드는데 영유아 식단에서 열량의 30~45%는 지방으로 섭취하는 것이 권장된다.

9. 영아와 어머니를 위한 비타민-무기질 보충제 및 강화 제품 사용

필요에 따라 아기를 위한 강화 이유식이나 비타민-무기질 보충제를 사용한다. 어떤 경우에는 자신의 건강을 위해 그리고 모유 내 특정 영양소(특히 비타민)의 정상 함량을 확보하기 위해 모유수유모 역시 비타민-무기질 보충제나 강화 제품을 필요로 할 수도 있다.

10. 아플 때, 혹은 그 이후의 섭식

아픈 동안에는 모유수유를 포함하여 수분 섭취를 늘리고, 식욕이 저하될 수 있으나 영양 섭취를 유지하고 회복을 돕기 위해, 계속해서 아이에게 부드럽고, 다양하며, 식욕을 돋우는, 좋아하는 음식을 먹이도록 한다. 앓고 난 후에는, 평소보다 더 자주 음식을 주고 아이를 격려하여 더 많이 먹게 하고 특히 **체중이 감소했다면 회복 후 다시 잘 자랄 때까지 추가로 음식 섭취가 필요하다.**

아침 이유식은 언제부터 주시려구요?

아이가 유치원에 가기 시작하면 어느 집이나 아침마다 깨워서 밥 먹이는 게 전쟁입니다. 아침을 거르는 아이들은 집중력이 떨어지고, 산만하고 짜증도 많아지는 걸 알기 때문에 어떻게 해서든지 한 숟가락이라도 더 먹이려고 애를 씁니다. 그런데, 참 이상하게도 한국 엄마들은 아침 이유식은 최대한 늦게까지 주지 않는 경향이 있습니다.

아기 낳고 조리원에서 돌아와서는 젖 먹이는 것도 어렵고, 기저귀 갈고 재우는 것도 힘들어 목욕은 엄두도 못 내는 엄마들이 참 많습니다. 밤 늦게 아빠가 퇴근할 때까지 기다렸다가 같이 목욕시키고 저녁 먹다 보면 12시가 훌쩍 넘습니다.

모유 먹는 아기는 음식에 대한 거부감이 적습니다

모유에는 엄마가 먹는 음식의 맛과 향이 녹아 있습니다. 엄마 젖을 먹은 아기는 이 다양한 맛에 익숙해져 있기 때문에 이유식을 할 때도 새로운 음식에 대한 거부감이 적으며, 나중에 편식을 하지 않고 이런 저런 음식을 잘 먹게 됩니다.

젖만 먹이는 첫 6개월은 그럭저럭 지내지만, 이제 이유식을 먹일 때가 오면 왠지 부담스러워 가슴이 답답해져 옵니다. 12시쯤 늦게 잤으니까, 오전에는 피곤해서 엄마도 아기와 늦잠을 자고, 12시쯤 일어나는데, 어찌어찌 해서 점심 때 이유식을 먹이고, 9개월쯤 되면 저녁 이유식까지는 먹이지만, 하루 세 번 아침까지 이유식으로 먹이기는 정말 큰 맘 먹지 않으면 어렵습니다.

그러다 보면, 돌이 가까워 오는데도 점점 이유식은 안 먹고 젖만 먹으려는 아기들이 많습니다. 빈혈이 있을 때 아기들은 창백하거나 어지러운 게 아니라 식욕이 떨어지는 게 가장 흔히 볼 수 있는 증상입니다. 잠도 잘 못 자고 많이 보채기도 합니다. 밥맛이 없으니까 이유식을 더 안 먹고, 이유식을 안 먹으니까 철분이 더 부족해지는 악순환이 됩니다. 차라리 젖만 먹일 때가 훨씬 더 쉽습니다. 아무 생각 없이 젖만 먹이면 됐으니까요.

그래서 6개월에 이유식을 시작하면 마음을 다잡고, 진행을 빨리 하는 게 좋습니다. 처음에는 이유식 양이 적기 때문에 젖과 이유식을 붙여서 먹여야 찔끔찔끔 먹지 않고 식사 때 한번에 많이 먹는 습관을 들일 수 있습니다. 쌀로 시작하고 고기, 또 채소를 넣고, 묽지 않게 부드럽지만 덩어리가 있는 고체 형태로 주어야 합니다. 잘 먹으면 6개월에도 하루 3번으로 늘릴 수 있습니다. 이유식이 100g 정도로 한 끼 식사량이 되면, 이제는 이유식과 젖을 따로 먹여야 합니다. 즉, 식사 시간에 이유식을 먹이고 2시간 정도 지난 후에 젖을 먹이면 됩니다.

아침 이유식은 아기들의 수면과 생활 리듬을 규칙적으로 만들어 준다는 점에서도 매우 중요합니다. 또 이유식 먹는 아기 때부터 엄마, 아빠와 함께 식사하면서 자연스럽게 어른들의 대화를 듣고 말을 익힐 수 있습니다. 밥상머리 교육도 가능하구요.

그렇기 때문에, 아기 목욕 시키는 것은 모유수유 다음으로 조리원에서 꼭 배워 와야 하는 항목입니다. 분만 후 10일 정도부터 조리원에서 아기 목욕은 엄마가 해 보면 집에 돌아와서도 혼자 할 수 있습니다. 그래야 아빠 기다리지 않고 일찍 목욕시켜 재우고, 6개월에 이유식 시작할 때도 아침에 해가 뜨면 일찍 일어나서 아침 이유식을 어려움 없이 먹일 수 있습니다. 세 살 버릇이 여든까지 갑니다. 미리미리 아기에게 건강한 생활 습관을 만들어 주세요. 공부 잘 하는 아침밥 잘 먹는 아이로 키우려면 아침 이유식부터 미루지 말고 잘 먹이시기 바랍니다.

우리 아이 키/체중, 정상일까?

Q 여아이고 출생 시 3.2kg, 49cm, 3일 후면 5개월 되고 현재 7.8kg, 66cm입니다. 완모 중인데 아침에 처음 먹을 때 빼고는 젖이 계속 부족한 것 같아요. 계속 빠는데 젖은 안 나오고 오후 되면 막 짜증을 낼 정도입니다. 두 달 동안 1kg도 늘지 않았네요. 첫 애 때는 문제없이 돌까지 수유했는데 둘째는 정말 힘드네요. 젖이 계속 모자란 것 같구요. 저녁 8시 전후에 자면 한 번 정도 깨서 젖을 먹고 아침에 7시쯤 일어납니다. 아침 첫 수유만 충분히 먹고 이후엔 젖이 없어 자주 물리게 되고 그래서 젖이 계속 없는 것 같네요. 제가 아이 낳고 빈혈로 처방약을 먹었었는데 아직 빈혈이 있습니다. 혹 빈혈 때문에 젖이 부족한 건지. 제가 빈혈이 있으면 아이에게 철분을 제대로 주지 못하는 건지요? 그래서 아이도 빈혈이 생길 가능성이 큰 건지 궁금합니다. 그냥 이유식을 시작할까요? 이유식을 벌써 해도 되는 건지요? 다른 대안은 없는 건가요?

A 2006년도에 발표된 세계보건기구의 영유아 성장기준에 의하면 체중/키는 출생 시 45/47 퍼센타일이고 현재는 각각 85/83 퍼센타일로 키와 체중 성장 속도가 아주 빠르므로 젖양이 부족할까 봐 걱정하실 필요가 전혀 없습니다. 또 엄마에게 빈혈이 있다고 해서 젖양이 부족하거나 철분이 모자란 젖이 나오는 것이 아닙니다. 빈혈이 있는 엄마는 힘들겠지만, 아기에게 먹일 젖은 언제나 최상품으로 만들어져 나오니 이 점은 걱정하지 않으셔도 됩니다. 따라서 현재 수유량은 충분하므로 보채거나 졸릴 때마다 젖을 물리지 마시고, 확실히 배가 고플 때만 젖을 먹이시면 됩니다. 일반적으로 모유수유아는 이유식을 6개월부터 권장하며 벌써부터 이유식을 먹일 필요가 없습니다.

아기들이 밤에는 낮보다 젖을 덜 자주 먹기 때문에 오전에는 젖이 펑펑 잘 나오다가도 오후에, 특히 밤잠 잘 때쯤 되면 아기도 자주 보채고 젖양도 많이 모자란 듯이 느끼는 경우가 많습니다. 그러나 하루 종일 먹는 젖양이 중요하며 이 아기처럼 출생 시에 비해 성장이 아주 빠른 아기는 질량 보존의 법칙(?)에 의해 먹는 젖양도 아주 많을 것은 두말할 필요도 없습니다.

그런데 질문하신 엄마의 걱정은 최근 두 달 동안 체중이 1kg도 안 늘었다는 것입니다. 이 점은 또 어떻게 해석할까요? 아래 그래프를 잘 보시면 좌측은 기울기가 높은 반면 점점 우측으로 갈수록 경사가 완만해집니다. 즉, 신생아 시기에는 한 달에 1kg 정도씩 눈에 보이게 쑥쑥 자라지만, 체중 증가 속도가 점점 줄어 **돌 무렵이 되면 한 달에 100~200g 정도밖에 늘지 않아 4개월이나 걸려 겨우 1kg이 느는 것이 정상입니다.** 때문에 며칠 동안 변을 안 보던 아기가 엄마 젖을 150cc 정도 배불리 원샷 하고 나서 잰 체중과, 수유한 지 한참 지난 후 묵었던 변을 시원하게 내보내고 나서 젖먹기 직전에 잰 몸무게는 하루에도 200g 정도는 왔다 갔다 할 수 있습니다. 다이어트 하시는 엄마도 아침에 잰 체중과 저녁에 잰 체중이 다른 것은 경험해 보셨을 것입니다. 때문에 아기의 월령이 증가할수록 눈에 띄게 체중과 키가 느는 것이 아니므로 너무 노심초사하실 필요가 없습니다. 다만 출생 시부터 아기 나름의 적절한 성장 곡선을 잘 따라가고 있는지 한두 달에 한 번씩 확인하시면 됩니다. 제일 중요한 것은 아기가 건강하고 행복하게 자라는 것이므로 너무 숫자에 연연하지 않으시는 것이 좋겠습니다.

・0~12개월 아기의 체중 증가

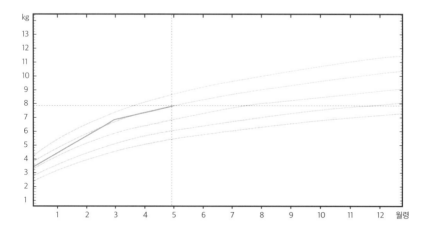

재수유(Relactation)에 성공하려면

💛 **노력을 하면 재수유는 가능합니다** 젖을 끊었던 엄마들 가운데 모유가 좋다는 말을 듣고는 다시 모유를 먹일 수 없느냐고 문의하는 분들이 있습니다. 물론 가능합니다. 젖을 끊은 지 몇십 년이 지난 할머니도 손자에게 젖을 물리면 젖이 다시 나오기도 하는데, 하물며 아기 엄마가 모유수유를 다시 시작하지 못할 이유는 없습니다. 다만 재수유를 시도한다고 해서 바로 원래 먹이던 만큼 젖이 잘 나올 것이라고 기대하지는 마십시오. 완전히 모유수유만을 할 수는 없다고 해도 모유수유의 여러 가지 장점의 일부라도 얻을 수 있기 때문에 피치 못할 사정으로 모유수유가 중단된 경우에는 다시 수유하는 것을 권장합니다. 하지만 누가 젖이 좋다고 먹이니까 나도 한번 다시 먹여볼까 하는 정도로 아주 가볍게 생각해서는 성공하기 어렵습니다. 아기에게 조금 더 시간을 투자하고 집안 일은 다른 사람이 도와줄 수 있다면 금상첨화일 것입니다. 엄마가 힘들면 그만큼 젖이 잘 나오지 않습니다. 시간과 정성이 필요하며, 노력을 하면 많은 엄마들이 성공합니다. 노력을 하면 젖양을 늘릴 수 있고 재수유도 가능합니다. 하지만 엄마 혼자서는 어렵고도 위험할 수 있기 때문에 재수유에 성공하기 위해서는 반드시 모유수유에 대해 잘 아는 소아청소년과 의사에게 지속적으로 진료를 받고 아기의 성장, 젖양, 보충량과 횟수 등에 대해 점검을 받으며 진행하는 것이 매우 중요합니다.

💛 **기본은 젖을 자주 빨리는 것입니다** 하루에 8~10번 이상 빨리고 밤에도 2번 이상 빨리면 좋습니다. 수유 후 30분 이내에 젖이 더 나오지 않을 때 성능이 좋은 병원급 양쪽 전동식 유축기로 15분간 짜서 모아 보충하는 것도 모유를 늘리는 데 매우 중요한 역할을 합니다. 짠 젖만으로 모자라는 양은 분유로 채우는데 이때는 우유병을 사용하지 말고 컵이나 엄마의 유두에 붙여서 분유를 먹이는 기구인 수유보충기를 이용하여

재수유 성공의 조건들

모유수유를 끊은 지 얼마 되지 않거나 아기의 나이가 3개월 이하이거나 전에 모유를 잘 먹였던 경우는 재수유의 성공률이 높습니다. 물론 더 오랜 시간이 지났어도 불가능한 것은 아니지만 좀더 많은 노력과 시간이 필요합니다. 젖을 끊은 이유가 주위 사람들의 반대라거나 모유를 먹이기 힘들어서인 경우는 재수유 시 이런 장애를 미리 제거하지 않으면 젖이 다시 나오더라도 오래 먹이기 힘듭니다. 아기가 젖을 먹지 않으려 해서 젖을 끊은 경우나 함몰 유두처럼 아기가 젖을 먹기 힘들어해서 분유를 먹이는 경우는 재수유를 시도해도 그만큼 더 노력을 해야 합니다. 또한 재수유가 반드시 완전모유수유를 목표로 해야 하는 것은 아닙니다. 젖을 조금이라도 더 많이, 오래 먹일 수 있다면 그것만으로도 성공적인 재수유라고 볼 수 있습니다.

먹이는 것도 좋습니다. 필요한 경우에는 의사의 진료를 받고 약을 처방받아서 먹기도 합니다. 이렇게 약이 있다고 말하면 눈을 반짝이며 그걸 먹기만 하면 젖이 잘 나오느냐고 묻는 엄마도 있는데, 애석하게도 그런 것은 아닙니다. 물론 약의 효과는 좋지만 그것만으로 모유가 잘 나오게 되는 것은 아닙니다. 젖을 자주 물리고 유방을 충분히 비우면서 약을 먹어야 제 효과를 보게 됩니다.

💙 **젖 잘 나오게 하는 특별한 음식은 없습니다** 젖이 잘 나오지 않으면 많은 엄마들이 젖 잘 나오게 하는 음식부터 찾습니다. 하지만 특별한 음식을 먹는 것보다 열심히 정확하게 젖을 물리는 것이 훨씬 더 중요합니다. 시중에 젖을 잘 나오게 한다는 수많은 음식들이 있지만 그런 것을 다 먹은 우리의 엄마들이 젖을 제대로 먹일 수 없다는 것은 참 아이러니한 일이 아닐 수 없습니다. 대부분의 전문가들은 한약을 함부로 먹는 것은 권장하지 않습니다. 엄마가 먹는 것들은 젖으로 일부 나올 수 있기 때문에 안전성이 제대로 입증되지 않은 약을 먹어서는 안 됩니다. 특히 한약재를 섞은 음식을 모유수유 중에 먹는 것은 권하지 않습니다. 만일 약을 이용하여 젖을 늘리겠다는 생각이면 병원에 가서 안전하고도 효과적인 모유 늘리는 약을 처방받을 수 있습니다. 하지만 이렇게 안전한 약도 우선 젖양을 늘리는 다른 기본적인 방법을 같이 사용하면서 처방하는 것입니다.

천연 생약
안전할까요?

6. 모유수유아의 변

모유를 먹는 아기의 변은 분유를 먹는 아기의 변과는 다릅니다. 모유수유아의 변은 분유수유아의 변에 비해 묽고 잦은 것이 특징입니다. 그래서 젖먹는 아기의 변을 본 적이 별로 없는 초보 엄마는 모유수유아의 변을 보면 설사를 한다고 생각하기 쉽습니다. 또 아기들은 기분이나 장의 상태에 따라 녹변부터 황금 변까지 다양한 색깔의 변을 보기 때문에 모유수유 아기는 변 상태보다는 아기의 상태를 보는 것이 더 중요합니다. 만약 아기가 평소보다 더 묽은 변을 더 자주 본다면 한쪽 젖을 좀 더 충분히 다 비워보십시오. 수유 방법이 문제인 경우는 젖을 효과적으로 비우는 것만으로도 좋아집니다. 그러나 묽은 변이 정말 장염에 의한 설사일 수도 있기 때문에, 아기가 평소보다 묽은 변을 볼 때는 소아청소년과 의사의 진료를 받아보는 것이 안전합니다. 정상적인 모유수유아의 변을 잘 알아두십시오.

모유 먹는 아기의 대변의 특징

💜 **모유를 먹는 아기는 변을 자주 봅니다** 모유를 먹는 아기는 묽은 변을 자주 봅니다. 농축된 소량의 초유를 먹는 생후 1~2일에는 하루에 한두 번 대변을 보는데, 검고 타르같이 끈적끈적한 변이 나옵니다. 이것을 흔히 태변이라고 합니다. 생후 3~4일쯤에는 하루 두 번 이상 변을 보며 녹색 변에서 서서히 노란색 변으로 색이 바뀌기 시작합니다. 5~7일경에는 하루에 서너 번 대변을 보는데, 노랗고 작은 쌀알 같은 멍울이 있는 변을 보기도 합니다. 이때부터 한 달간은 변을 자주 보게 되는데, 먹을 때마다 보는 경우도 많습니다. 심지어는 하루에 열 번 정도로 자주 변을 보기도 합니다.

💜 **모유를 먹는 아기의 변 색깔** 색깔도 다양해서 노란 변을 보는가 하면 어떤 날은 녹색 변을 보기도 합니다. 냄새가 시큼하기도 하고 방귀를 자주 뀌기도 합니다. 어떤 사람은 황금똥을 눠야만 아기가 건강하다고 말하기도 하는데, 이것은 말도 되지 않는 이야기입니다. 아기의 변 색깔은 다양하며 아기의 기분이나 장 상태에 따

라서도 다르게 변을 봅니다. 모유수유 아기는 변의 상태보다는 아기의 상태를 보는 것이 중요합니다. 잘 먹고 잘 놀고 기분이 좋고 몸무게가 잘 늘고 있다면 변의 색깔은 큰 문제가 되지 않습니다.

♥ **갑자기 변을 안 보는 경우가 있습니다** 하루에도 몇 번씩 변을 보던 아기가 생후 4주 이후부터 갑자기 수일 동안 변을 안 보기도 합니다. 생후 6주경이 되면 일주일 이상 변을 보지 않고 버텨서 지켜보는 엄마의 뱃속이 더 거북해지기도 합니다. 그런데 아기는 잘 먹고 잘 놀고 기분 좋습니다. 간혹 보채기도 하지만 금방 멀쩡해 보입니다. 그렇게 먹어대는데 나오는 것은 없고 큰일난 것은 아닌가, 관장을 해야 하는 것은 아닌가 하고 엄마는 고민을 하기도 합니다. 심지어는 어떤 정장제가 좋으냐고 물어보는 엄마도 있습니다. 하지만 너무 걱정할 필요는 없습니다. 모유는 소화가 잘 되는 음식이라서 소화되고 난 후 찌꺼기가 별로 없기 때문에 변을 자주 보지 않을 수도 있고, 6주경이 되면 모유의 성분 중에서 카제인이라는 성분이 증가하기 때문에 변을 보지 않는 기간이 길어지기도 합니다. 아기가 1~2주 만에 변을 보더라도 변이 딱딱하지 않고 별다른 이상이 없다면 변비라고 하지 않습니다. 변을 오래 보지 않는다고 함부로 관장을 시키면 아기 스스로 배변 능력을 습득하는 데에 방해가 됩니다.

♥ **변을 볼 때 힘주는 아기도 있습니다** 아기들 중에는 끙을 볼 때 온몸이 발갛게 되도록 힘을 주는 아기도 있습니다. 끙끙거리고 힘들어하면서 엄청난 덩어리의 변을 눌 것처럼 힘을 주었는데 나오는 것이라고는 방귀뿐이기도 합니다. 이것은 아

변의 횟수, 하루에 어느 정도 봐야 적당한 건가요?

엄마 젖을 먹는 아기는 대개 변을 자주 보지만, 생후 첫 일주일 동안 모유의 양이 늘 때까지는 변을 보는 횟수가 적은 것이 보통입니다. 생후 첫날은 하루에 한 번 변을 보고, 2~3일에는 두 번, 5~7일 정도에는 세 번 변을 보는 것도 이상한 것이 아닙니다. 하지만 5~7일경이 되면 서너 번 이상 변을 보는 것이 일반적이며, 이 정도도 변을 보지 않는다면 아기가 젖을 적게 먹고 있는 것은 아닌가 꼭 확인해야 합니다. **신생아 시기에는 소변보다 대변량이 수유량을 가늠하는 데에 더 정확한 척도입니다.**

기가 아직 변을 볼 때 힘주는 법을 잘 몰라서 그런 것이라고 생각하면 됩니다. 이렇게 끙끙거리다가 시간이 지나서 아기가 변 볼 때 힘주는 방법을 터득하면 괜찮아집니다. 하지만 아기가 오랫동안 끙을 볼 때마다 온몸에 힘을 준다면 소아청소년과 의사와 상의하는 것이 좋습니다.

대변, 이런 경우는 주의하세요

♥ 계속 태변을 보는 경우 생후 4~5일에도 태변 같은 변을 본다면 바로 소아청소년과 의사의 진료를 받는 것이 좋습니다. 짙은 갈색 변을 계속 본다면 아기가 모유를 충분히 먹지 못한 경우일 수도 있습니다. 이런 경우 모유수유 방법과 모유 부족에 대해서 소아청소년과 의사와 상의해야 합니다.

♥ 설사한다고 임의로 모유를 끊어서는 안 됩니다 변을 너무 자주, 그리고 너무 묽게 보아 설사를 한다고 생각되면 소아청소년과 의사의 진료를 받아야 합니다. 변이 설사 같아 보이는 경우 엄마 젖을 먹일 때 한쪽 젖을 충분히 비우지 않아 아기가 앞쪽 젖만 먹어서 그럴 수 있습니다. 심하지 않다면 우선 젖을 끝까지 먹이면 좋아지는 경우가 대부분입니다. 젖먹는 도중 자꾸 잠이 들면 아기의 손바닥이나 발바닥을 지그시 문질러주거나 물에 적신 손수건으로 얼굴을 닦아주거나 트림을 시키거나 기저귀를 갈아주거나 방을 좀 시원하게 해줘서 잠을 깨운 후에 다시 바로 수유를 계속해 젖을 다 비워주십시오. 젖은 앞쪽만 먹으면 설사처럼 묽은 변을 자주 볼 수 있습니다. 그러나 이렇게 묽게 보는 것이 진짜 장염에 의한 설사일 수 있고, 신생아의 장염은 위험한 경우도 있으므로 소아청소년과 의사의 진료를 받는 것이 좋습니다.

> ### 아기가 분홍색 또는 붉은색 소변을 볼 때는?
>
> 소변을 볼 때 처음 2~3일 동안 분홍색 또는 붉은색의 소변이 나오는 아기도 있습니다. 이럴 때 다른 이상이 없는 경우가 대부분이지만 탈수의 가능성도 있으므로, 한 번은 기저귀를 소아청소년과 의사에게 보이는 것이 좋습니다.

♥ 반복되는 묽은 녹변은 주의 전유후유불균형이 심한 경우에 묽은 녹변을 지속적으로 볼 수 있습니다. 아기가 보채고 힘들어하고 엉덩이가 허는데도 이런 상태를 내버려두면 지방이 부

족한 전유만 먹게 되어 몸무게가 적게 나갈 수 있습니다. 젖은 한쪽 젖을 다 먹이는 것이 중요합니다.

💛 하루 한 번도 변을 보지 않을 때 생후 3주 이내에 아기가 정상적인 양의 대변을 하루 동안 한 번도 보지 못하면 소아청소년과 의사의 진찰을 받아야 합니다. 일반적으로 생후 5~21일 사이에 소량의 변을 한두 번 보는 정도라면 모유가 부족한 것은 아닌가 확인할 필요가 있습니다. 물론 다 이상한 것은 아니지만 소아청소년과 의사의 진료를 받는 것이 안전합니다.

💛 이런 변을 보면 소아청소년과 의사의 진료를 받아야 흰색 변, 피 섞인 변, 코 같은 것이 많은 변, 자장면 같은 색의 변, 토마토 케첩 같은 것이 섞여 나오는 변을 볼 때는 모유수유와 상관없이 반드시 소아청소년과 의사의 진료를 받아야 합니다.

💛 변을 갑자기 보지 않는 아기 젖먹는 아기는 묽은 변을 자주 보는 반면 분유를 먹는 아기는 형태가 있는 변을 봅니다. 이것은 소젖의 단백질이 주로 카제인인데 신생아 시기의 모유에는 카제인이 별로 없어서 변이 묽고 자주 나오기 때문입니다. 하지만 생후 3~4주가 되면 배변의 양상이 서서히 바뀌어서 생후 6주 전후로는 어떤 아기의 경우 일주일에 한 번 정도 대변을 보는 경우도 있습니다. 잘 먹고 잘 놀고 기분이 좋고 다른 이상이 없고 변이 노랗고 묽다면 별로 걱정할 것이 없습니다. 하지만 엄마가 아기를 키우는 경험이 별로 없어서 대변을 오래 보지 않는 것이 불안하거나 확실히 잘 모르는 경우, 한 번은 소아청소년과 의사의 진료를 받고 다른 이상은 없는지 확인하는 것이 안전합니다. 별 문제 없는 경우가 훨씬 더 많지만 전에도 괜찮았으니 이번에도 괜찮겠지 하고 막연한 생각으로 그냥 두지 마십시오. 다른 이상은 없는지 확인할 필요가 있습니다.

황금똥에 연연하지 마세요!

최근에 황금빛 똥을 눠야만 아기가 건강한 줄 잘못 알고 있는 분들도 있습니다. 심지어 분유를 먹여서라도 황금똥을 누게 하는 것이 좋다고 황당한 이야기를 하는 사람도 있습니다. 천만의 말입니다. 맑은 날이 있으면 흐린 날도 있듯이 아기의 장도 기분에 따라서 다른 변을 보기도 합니다. 아기는 노란 변부터 황금 변까지 다양한 변을 보기도 하지만 어떤 날은 녹색을 띈 변을 보기도 합니다. 심지어는 간혹 녹변을 보는 것도 너무 묽지만 않고 일시적이라면 대개 문제가 되지 않습니다.

제3부

엄마에게
문제가 있을 때의
모유수유

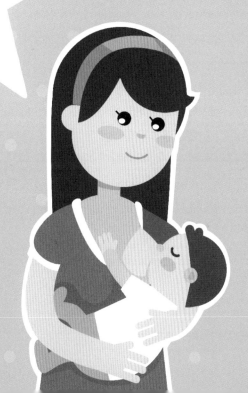

1. 엄마 유방에 문제가 있을 때

모유수유 중 엄마들의 유방에 문제가 생기면 아기에게 젖을 물리기가 쉽지 않아 모유수유를 중지하는 경우가 있습니다. 그러나 유방이 아프다고 임의로 모유수유를 중지하지 마시고 전문가를 찾아 진료를 받으십시오. 단순히 젖 물리는 자세가 잘못되어서 유방에 통증이 올 수도 있고, 칸디다 감염 같은 질병에 걸린 것일 수도 있으며, 신생아 시기에 모유량이 갑자기 늘어날 때 젖을 제대로 먹이지 않아 젖이 꽉 차서 아플 수도 있습니다. 특히 모유수유하는 엄마들이 쉽게 걸리는 유선염 같은 경우에는 젖을 끊는 것이 아니라 더 자주 빨려야 합니다. 유방이 아픈 원인을 엄마가 판단하기는 힘들고, 또 통증을 방치하면 나중에 젖을 먹일 수 없는 경우도 있기 때문에 유방이 아플 때는 초기에 의사의 진료를 받는 것이 좋습니다.

모유에 피가 섞여 나오는 경우

유두가 아프지도 않고 다친 적도 없는데 모유에 피가 섞여 나오는 경우가 있습니다. 임신 말기나 출산 후 2주 이내에 미세하게나마 이렇게 피가 나오는 경우는 수유모의 약 15% 정도입니다. 이런 경우 대개 모세혈관이나 유관 내 유두종(intraductal papilloma)이 원인일 수 있으므로 너무 걱정하지 않아도 됩니다. 모유수유를 계속하면서 의사의 진찰을 받으면 됩니다. 대개는 통증이 없어 잘 모르고 지나갈 수도 있으며, 초산부에게 더 흔하고, 양쪽 유방 모두에 나타나며, 산전에 유두 훈련을 했던 엄마들에게 더 흔한 것으로 알려져 있습니다. 만약 출산 후 2주 이상 모유에 피가 보이는 증상이 지속되거나 다시 재발한다면 의사의 진찰을 받고 유방 촬영술(mammography) 등 검사를 시행해서 다른 이상이 없는지 확인해야 하는 경우도 있습니다.

유두 동통, 모유수유 시 젖이 아플 때

💜 **수유 시 유방이 아프다고 함부로 모유수유를 중지해서는 안 됩니다** 모유수유를 할 때 엄마의 유방이 아픈 경우가 있습니다. 아픈 것은 그 자체가 모유수유를 방해하기 도 하지만 모유수유에 문제가 있을 수 있음을 의미하기도 합니다. 모유수유 시에 젖이 아프다고 모유수유를 함부로 중지해서는 안 됩니다. 유방이 아픈 것을 방치 하면 나중에는 아기에게 젖을 먹일 수 없는 경우가 생길 수 있으니, 초기에 의사 의 진료를 받으십시오.

💜 **별 문제 없이 아프기도 합니다** 초기 2주간은 수유 중에 특별한 문제가 없는 경우 에도 아기가 젖을 먹기 시작하면 짧게 또는 길게는 수분간 심하게 아플 수 있습니 다. 대개 큰 문제 없이 시간이 지나면서 저절로 좋아지는 경우가 많지만, 심하게 아플 때는 의사의 진료가 필요합니다. 아주 심한 경우는 너무 아파서 엄마가 직접 수유를 잠시 중단할 수밖에 없는 경우도 있습니다.

💜 **가장 흔한 경우는 젖물림이 잘못되었을 때입니다** 아기가 엄마 젖을 물 때 아픈 것 이 계속되면 젖물림이 잘못되었을 수 있습니다. 이럴 때는 일단 아기를 유방에서 떼어낸 후 다시 한번 자세를 바로잡고 깊숙이 물려보거나 다른 쪽 젖을 빨려봅니 다. 젖을 너무 깊이 물리면 아기 코가 유방에 눌려 숨이 막힐까봐 젖꼭지만 물리는 경우가 있는데, 이때 자극에 민감하고 연약한 젖꼭지를 아기가 물면 아프게 됩니 다. 원래 수유 시 젖꼭지는 아기의 잇몸을 지나서 혀 위에 올라가 있어야 합니다. 모유수유를 할 때 유방이 아픈 경우, 대개는 젖을 깊이 물리는 것만으로도 통증이 많이 줄게 됩니다. 젖이 아픈데도 깊이 물리지 않으면 젖꼭지가 헐고 심한 경우 피 가 나오기도 합니다. 이런 경우 계속 젖을 먹이기 힘든 상황이 생길 수 있습니다.

💜 **수유 자세가 잘못되어도 아플 수 있습니다** 수유 자세가 잘못되어서 아기의 잇몸에 의해 유두에 외상이 생겼을 때도 젖이 아플 수 있습니다. 엄마의 목과 어깨에 힘 이 들어가지 않고 편안하게 하고 먹이는 유방 쪽으로 아기 머리가 너무 치우쳐 있 지 않도록 아기를 다리 쪽으로 조금 내려가게 안는 것이 좋습니다. 모유수유 후에

젖을 한두 방울 발라서 말리면 좀더 효과적으로 상처를 치유할 수 있습니다. 그러나 간니다짐염이 의심되거나 진단받었을 때는 심핑이기 더 살 지갈 수 있기 때문에 유두에 젖을 바르지 말고 공기 중에 말려야 합니다. 유두가 아플 때 유두 보호기를 사용하는 것은 별로 권장하지 않습니다. 일단 상처가 난 유방은 진료를 받아서 치료하고 아기가 열심히 빨 때 아플 수 있기 때문에 수유 시 양쪽 젖을 다 먹일 준비를 한 후 아프지 않은 유방부터 먼저 수유를 해서 사출반사를 유도하여 젖이 돌게 한 후에 상처가 심한 유방으로 젖을 먹이는 것이 좋습니다.

💜 **아기의 구강운동 장애로 엄마의 젖이 아플 수 있습니다** 아기가 젖을 빠는 형태가 다른 아기와 달라서 생기는 문제입니다. 이런 경우 수유 후에 엄마의 유두가 갈라지거나, 납작해지거나, 이상한 모양으로 변합니다. 이런 때는 일단 소아청소년과 의사와 상의하십시오. 심한 경우 극히 드물지만 모유를 짜서 먹일 수밖에 없을 수도 있습니다.

곰팡이 감염 때문에 아플 수도 있습니다

💜 **유방 진균 감염은 치료 중에도 젖을 꼭 먹여야 하는 병입니다** 진균 감염은 그냥 둔다고 위험한 병은 아닙니다. 다만 너무 아픈데 보기에는 멀쩡해 보여 다른 사람들이 이해해 주지 않는 경우도 많아서 혼자서 고민하다가 젖을 끊게 되는 것이 문제입니다. 진균 감염이 의심되면 의사의 진료를 받고 치료하십시오. 진균 감염은 치료하면 좋아지는 병입니다. 치료하면서 젖을 먹여도 되냐구요? 진균 감염은 치료 중에도 젖을 꼭 먹여야 하는 병입니다.

💜 **진균 감염은 수유 후에도 아픈 것이 특징입니다** 진균 감염은 곰팡이가 엄마의 유방에 감염을 일으키는 병으로 보기에는 별로 아파 보이지 않아도 매우 아픈 것이 특징입니다. 젖을 먹이기 전에는 별로 아프지 않다가 젖을 먹이면 아프기 시작해서 젖을 먹이고 난 후에 더 많이 아픕니다. 젖을 먹인 후 찌르거나 타는 듯한 아픔이 수분 내지 수시간 동안 지속되며, 유두에서 등 쪽으로 뻗치는 것 같은 통증이 생

기기도 합니다. 밤이 되면 더 아플 수 있는데 아주 심한 경우 밤에 갑자기 번개를 맞은 듯이 아프다고 말하는 엄마도 있습니다. 진균 감염이 생긴 엄마의 유두는 멀쩡해 보이는 경우가 많지만, 유두가 하얗게 변하기도 하고 갈라지기도 하고 분홍색이 되거나 붉어지거나 자주색이 되거나 껍질이 벗겨지는 경우도 있습니다.

♥ 어떤 경우에 잘 생기나? 진균 감염은 최근에 항생제 치료를 받았거나, 젖을 잘못 물려 유두에 상처가 났거나, 유축기를 잘못 사용하였거나, 아기의 아구창을 그냥 둔 경우에 잘 생길 수 있습니다.

♥ 증상 하나만으로 진단할 수는 없습니다 찌르는 듯한 통증만으로 진균 감염을 진단할 수는 없습니다. 오히려 이런 증상만 있을 때는 진균 감염보다 세균 감염일 가능성이 더 많습니다. 그 외에도 잘못된 젖물림, 혈관 경련, 습진 등 다른 원인도 반드시 고려해야 합니다. 특히 분만 후 1주 이내에 유두 통증이 시작되었다면, 아마도 진균 감염이 원인이 아닐 가능성이 큽니다. 배양 검사는 진단에 도움이 되지 않으며 일상적으로 시행하지 않습니다.

♥ 진균 감염을 치료하는 법 진균 감염이 의심되면 반드시 의사의 진료를 받아야 합니다. 엄마의 유두와 유륜에 바를 연고를 처방해 줄 것입니다. 항진균제 연고를 사용하는데 보통 적어도 2주 이상, 증상이 호전된 후에도 며칠 더 치료를 하게 됩니다. 수유 후에 엄마 젖을 문질러 닦지 말고 공기 중에 노출해서 말린 후 항진균 연고를 바르면 되는데, 서로 다른 손가락으로, 하루에 4번 이상 양쪽 유방에 다 얇게 펴 바르십시오. 다음 수유 시에는 이 연고를 닦아내지 않고 수유를 하면 됩니다. 항진균제를 처방하면 무좀약인데 아기 먹는 유방에는 도저히 바를 수 없다고 버티는 분도 있습니다. 아무 문제 없으니 안심하고 바르십시오. 의사가 엄마 유방에 바르는 약을 처방할 때는 아기가 먹을 것을 고려해서 처방합니다.
• 보랏빛 약을 바르기도 하는데 이 약은 함부로 오래 사용하면 입 안이 헐 수 있으므로 의사의 지시에 따라 단기간만 사용해야 합니다.
• 바르는 약을 써도 좋아지지 않으면 먹는 항진균제를 사용하기도 합니다. 수유모의 진균 감염 시는 반드시 아기도 함께 치료해야 하며 모유수유아에게 아구창

이 생긴 경우는 빨리 치료를 시작해야 합니다. 아기의 기저귀 발진이나 엄마의 질 염 등 다른 부위의 진균 감염이나 기슥툴의 치료가 필요한 경우도 있습니다.

🖤 **엄마가 일상 생활에서 주의할 점** 아기 입과 접촉하는 노리개젖꼭지, 장난감, 수 유병 꼭지 같은 물건이나 브래지어는 매일 적어도 20분 이상 삶아주십시오. 곰팡 이는 젖과 습기를 좋아하므로 젖을 먹이고 난 후 매번 깨끗한 물로 유방을 헹구는 데 문질러 닦지 말고, 공기 중에 노출시켜서 잘 말려주어야 합니다. 엄마의 식사에 도 신경을 써야 합니다. 진균 감염이 있는 경우에는 유두가 아프더라도 젖을 발라 서 말리지 마세요. 냉동을 해도 진균이 죽지 않는다고는 하나, 현재 진균 감염 동 안 짜서 보관했던 젖이 재발을 일으킨다는 증거는 부족합니다. 하지만 일반적으 로 진균 감염 중 젖을 짜서 보관했다가 치료 후에 다시 먹이는 것을 권하지는 않 습니다. 그러나 진균 감염 때 짜둔 젖 말고는 분유밖에 먹일 것이 없다면, 보관했 던 젖을 먹이셔도 됩니다.

너무 아파서 무섭다는 울혈, 피할 수 있을까?

울혈은 주로 신생아 시기에 생깁니다. 분만 후 하루 이틀은 젖이 잘 나오지 않다 가 30-40시간쯤 지나면 갑자기 양이 늘어납니다. 젖이 거의 나오지 않다가 2-3일 째 유방이 차는 것은 이제 젖이 돌기 시작 한다는 반가운 신호입니다.

문제는, 처음부터 젖을 제대로 먹이지 않았다면 3~5일부터 꽉 찬 느낌이 들다가 어느새 땡땡해지면 젖이 엄청나게 아프다 는 겁니다. 젖이 불면 유방이 마치 탱탱 볼 처럼 부풀어 오르고 유두는 불어나는 젖 에 눌려서 오히려 납작해집니다. 울혈은 산후 10일~2주까지도 지속될 수 있고 이 후에도 수유를 거르거나, 지나치게 젖을

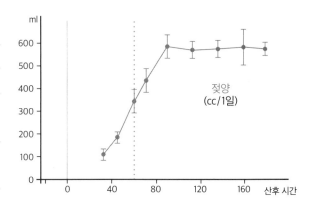

• **산후 첫 5일간 젖양 변화**

빨리 끊는 경우, 언제라도 생길 수 있습니다.

울혈의 가장 큰 문제는

1. 우선 무지하게 아프다는 것입니다. 손도 댈 수 없을 정도로 아프죠. 저절로 악 소리가 나기도 하고, 아기 낳을 때는 그렇다 쳐도 3-4일 만에 이렇게 또 아플 줄 알았겠습니까?

2. 그뿐 아니라 팽팽해진 유방을 아기가 물 수가 없어서 젖을 못 먹는 것이 문제입니다. 이렇게 되면 유방 울혈은 점점 더 악순환에 빠집니다.

3. 또 울혈이 심해지면 불과 며칠만 지나도 젖양이 줄어서 수유를 지속하기 어려워지고,

4. 젖이 고여서 유선염이 생길 수도 있습니다. 초기에 모유수유를 포기하는 가장 흔한 원인 중 하나가 이처럼 너무 아픈 울혈 통증입니다.

1. 첫째 아기를 분만한 경우거나,

2. 진통 중에 수액을 너무 많이 맞았거나,

3. 이전에 유방 수술을 했던 엄마들은

울혈이 더 심할 수 있으니까 미리 확실하게 대비를 해야 합니다.

울혈, 무엇보다 예방이 중요합니다.

유방 울혈을 막을 수 있는 최선의 방법은 그전에 젖을 자주 먹이고 충분히 빨리는 것입니다. 분만 직후부터 아기를 하루 종일 24시간 곁에 두면서 깰 때마다 매일 8~12번 젖을 먹이고, 젖 외에 다른 것은 입에 물리거나 먹이지 말아야 합니다. 4시간 이상 자는 아기는 깨워서라도 젖을 먹여야 하구요. 완전모유수유율이 높은 산부인과나 조리원에는 울혈로 고생하는 엄마들이 적은 것을 보면 출산 직후부터 첫 3-4일이 얼마나 중요한지 알 수 있습니다. 그렇다면,

일단 울혈이 생기면 어떻게 할까요?

1. 치료 역시 아프지만 아기에게 젖을 먹이는 것이 제일 중요합니다.

2. 많이 아프면 타이레놀이나 부루펜 같은 진통제를 먹어도 됩니다. 당연히 이런 약들은 수유 중에 안전하게 복용할 수 있는 약입니다. 아픈데 참으면 오히려 젖이 잘 나오지 않습니다.

3. 수유 전에는 온찜질을 해서 젖 사출을 돕고, 수유 후에는 냉찜질을 하면 통증과 부종을 줄일 수 있습니다.

4. 젖이 땡땡하게 불어서 물리기 어려우면 손으로 젖을 조금 짜 내고 물리면 됩니다.

5. 유륜 가장자리에 양쪽 손가락을 가지런히 놓고, 꾸욱 눌러서 아기가 물 수 있는 자리를 만들어주어도 좋습니다. 이래도 아기가 젖을 충분히 비우지 못하면, 직접수유 후에 손으로 젖을 짜서 숟가락으로 보충합니다. 때문에 엄마들은 모두 분만 후 24시간이 되기 전에 반드시 손으로 젖 짜는 법을 배워야 합니다. 우리나라에서는 자연분만한 경우 젖이 돌기 전 하루 이틀 내에 퇴원합니다. 때문에 울혈에 대비해서 퇴원 전에 손 유축을 꼭 배워두시기 바랍니다.

너무 아픈 울혈 \참\수 있습니다

산후 첫 3일
손 유축 방법

주의할 점

1. 이때 유축기로 함부로 젖을 계속 짜면 안 됩니다. 왜냐하면 분만 후 10일~2주 후부터는 유방을 비우는 정도에 따라 젖 만들어지는 속도가 결정되기 때문에 계속 젖을 짜면 젖양이 너무 많아지기 때문입니다.

2. 또 우유병은 꼭지 모양과 흐름이 엄마 젖과 전혀 다르기 때문에 밤에라도 젖을 짜서 먹이는 것은 절대로 하지 말아야 합니다.

💡 유관구 막힘은 열심히 젖 빨리는 것이 제일 좋은 치료법!

젖은 여러(4~18) 개의 유관을 통해서 젖꼭지로 나오게 되는데 간혹 유관의 일부가 막히는 경우가 있습니다. 이것을 유관구 막힘이라고 하는데, 엄마 젖의 어느 부분에 젖이 잘 흐르지 않는 경우 고인 젖이 덩어리져서 유관을 막기 때문에 생기는 현상입니다. 이때 유두 끝에 하얀 막 같은 것이 보이기도 하는데 염증이나 농과는 다른 것으로, 유관 입구의 막힘, 흔히 유구염이라고 부르는 것입니다. 유관이 막히면 그 부위에서 젖이 전혀 나오지 못하는 경우가 생기기도 합니다. 이런 경우는 그곳에 젖이 고이고 뭉쳐서 아프게 되고, 붉게 변하기도 합니다. 유관이 막히는 것을 막기 위해서는 젖을 자주 먹여야 합니다. 평소에 여러 가지 수유 자세로 젖을 먹여서 유방의 모든 부분에서 젖이 골고루 나오게 해주면 도움이 됩니다. 젖을 먹일 때 아기 코 닿는 유방부위를 숨 못 쉴까봐 손가락으로 눌러 주거나, 그 쪽에 무거운 가방, 아기를 매거나 업는 끈이 압박하거나 그쪽으로 옆으로 엎드려 누워 자거나, 그 부분의 유관이 원래 가늘게 생긴 것 등이 원인이 될 수 있습니다. 젖이 눌리지 않게 너무 꽉 끼는 브래지어는 사용하지 마십시오. 유관이 막힌 경우 유선염과 증상은 비슷하지만 유선염과는 달리 염증이 없기 때문에 열이 없고, 유선염보다 좀 덜 아프며, 치료에도 항생제를 사용할 필요가 없습니다. 그러나 젖이 계속 잘 나오지 않으면 유선염이 생길 수도 있고, 그 쪽 유방에서 젖양이 적어질 위험도 있습니다. 이러한 위험요인을 피하고 열심히 빨리는 것이 유관구 막힘의 제일 좋은 치료법인데, 수유 전에 따뜻한 물에 그 쪽 유두를 담가서 그 부위를 불렸다가 빨리고, 아기가 제일 배고파할 아침 첫 수유도 그 쪽으로 하고, 되도록 그 쪽 젖을 효율적으로 충분히 배출시킬 수 있게 수유 중에 유방을 부드럽게 눌러주고, 수유 자세를 여러 가지로 바꾸어 보도록 하는 것이 좋습니다. 유관이 막혀서 좀 뭉치는 부위가 있으면 수유 전에 따뜻한 찜질을 해주고 가볍게 마사지를 하고 먹이는 것이 좋습니다. 젖이 잘 나오지 않으면 유축기를 사용하여 젖을 짜주는 것이 도움이 되기도 합니다.

3. 유방 울혈이 생기면 마사지만으로 해결하려는 경우를 종종 보는데, 마사지보다는 지금까지 말씀 드린 방법을 우선 사용하시기 바랍니다. 울혈이 있는 경우 수유 전 가벼운 마사지가 도움이 되기도 하지만, 아픈 상태에서 무리하게 마사지를 하다가 멍이 들거나 상처가 나면 도리어 사출이 억제되어 울혈 치료에 방해가 될 수 있습니다.

유방 울혈은 수유 중 생길 수 있는 몇 안 되는 응급 상황입니다. 하지만 분만 후 3일째부터 울혈이 올 수 있다는 사실, 생리적으로 예견할 수 있으니까 미리미리 예방을 해 두어야 하겠습니다.

유선염에 대해 알아봅시다

유선염이 의심되면 반드시 의사의 진료를 받아야 합니다.
유선염에 걸리면 모유를 더 자주 그리고 더 열심히 빨려야 합니다.
유선염에 걸려 항생제 처방을 받은 경우 처방받은 약을 끝까지 다 복용해야 합니다.

♥ 유선염이란? 유선염은 유방에 세균감염이 생긴 것을 말합니다. 고인 물이 썩는다는 속담과 마찬가지로 젖이 고인 상태가 울혈이고 고인 젖에 염증이 생기면 유선염이라고 생각하십시오. 유선염은 3~20% 정도의 모유수유 엄마에게서 한 번은 생길 정도로 흔합니다. 대부분 분만 후 첫 6주 이내에 발생하지만 그 이후 언제라도 생길 수 있습니다.

♥ 유선염의 증상 유선염에 걸리면 갑자기 유방이 아프면서 38.5도 이상의 고열이 생기고, 한기가 들기도 하고, 온몸이 쑤시고, 독감 걸린 것처럼 아프기도 합니다. 염증 때문에 유선염이 생긴 부위는 쐐기 모양으로 붉게 변하고 열감이 느껴지고 붓고 아프고 콕콕 찌르는 느낌이 들기도 합니다. 대개 한쪽 유방에만 생깁니다.

♥ 유선염이 잘 생기는 경우 유두에 상처가 나거나, 자주 젖을 먹이지 않거나, 시간 맞춰 혹은 수유 시간을 정해 놓고 먹이는 경우, 혹은 수유를 거르거나, 젖을 제대

로 물리지 못해 잘 비우지 못한 경우, 젖양이 지나치게 많은 경우, 너무 갑자기 젖을 뗐거나 너무 꽉 끼는 브래지어나 사용나 만신변느를 사서가 스트레스나 따로 엄마가 힘든 경우에 잘 생깁니다. 어쨌든 그 결과 모유가 정체되면 유선염이 생길 수 있다는 점이 중요합니다. 진단에 처음부터 모유의 세균 배양이나 초음파가 필요하지는 않습니다. 의사가 진찰을 해서 진단하게 됩니다.

💜 유선염이 생기는 전형적인 코스
1. 아기가 밤에 너무 곤하게 자는 바람에 깨우기가 힘들거나 엄마도 깜빡 잠이 드는 바람에 수유를 거른 경우. 이런 경우 유방에 울혈이 생기고 젖이 막히는데, 이런 때 열심히 수유하지 않고 내버려두면 그 다음으로 유선염이 생길 수 있습니다.
2. 너무 꽉 끼는 브래지어를 사용한 경우. 이런 경우에도 유방이 압박을 받아서 유관이 막히고 이렇게 막힌 유관에 젖이 고이면 유선염이 생기게 됩니다. 유방이 너무 꽉 졸리는 띠를 사용해서 아기를 업거나 너무 무거운 가방 끈을 매도 유선이 눌려 막힐 수도 있습니다.
3. 바르지 못한 모유수유 자세와 잘못된 젖물림으로 아기가 유두에 손상을 입힌 경우. 이런 경우 아파서 그쪽 젖으로 수유를 하지 않게 되면 울혈이 생기고, 세균에 의해서 유선염이 생길 수 있습니다.
4. 유방 울혈이 생겼을 때 아파서 젖을 먹이지 못하거나 아기가 젖을 제대로 빨지 못하는 경우. 이럴 때 힘들다고 그냥 분유를 먹이면 유선염은 더 쉽게 생깁니다.

💜 유선염의 일반적인 치료법 일반 치료로는 젖이 고이는 것이 가장 중요한 요인이기 때문에 자주, 효과적으로 젖을 비우는 것이 가장 중요합니다:
- 이상 증상이 보이면 즉시 유선염이 생긴 젖부터 먹이고 더 자주 먹입니다.
- 너무 아프면, 반대 쪽부터 먹이기 시작해서, 아픈 유방에 젖이 돌면 바로 그 쪽 젖을 먹입니다.
- 아기 턱이 아픈 유방 부위를 향하게 자세를 잡으면 그 부위를 비우는 데 더 좋습니다.
- 엄마가 수유 중에 막힌 부위에서 아기 입 쪽으로 가볍게 마사지를 합니다. 다른 사람이 과도하게 마사지하면 오히려 염증이 악화되거나 이차 감염이 될

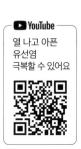

▶ YouTube
열 나고 아픈
유선염
극복할 수 있어요

수도 있습니다.

· 수유 후에도 많이 불편한 경우, 손이나 유축기로 젖을 짜내면 도움이 되기도 합니다.

유선염이 있는 젖도 아기에게 해가 되지 않습니다. 갑자기 젖을 끊으면 오히려 농양이 생기기 쉽습니다. 수유 전에 샤워나 온찜질을 하면 젖이 잘 돌고 배출되며 젖을 먹인 후에는 냉찜질을 하면 통증과 부종을 줄일 수 있습니다. 그 외에도 엄마가 편하게 쉬고 수분과 영양을 충분히 섭취하는 것이 필수입니다. 그러기 위해서는 젖 먹이는 것 외에는 다른 사람들이 도와주어야 하겠죠.

많이 아프거나 열이 심한 경우에는 참지 말고 브루펜이나 타이레놀 같은 진통제를 먹는 것이 좋습니다. 유선염 같은 염증에는 타이레놀보다는 소염제인 브루펜이 더 효과적입니다. 당연히 모유수유 중 먹어도 되는 안전한 약들입니다.

또 유선염이 생기면 일단 의사의 진료를 받는 것이 좋습니다. 유선염이 심하지 않거나 생긴 지 24시간이 되지 않았다면 열심히 젖을 먹이고 푹 쉬고 찜질을 해주면 좋아지기도 합니다.

하지만 처음부터 심한 경우나 생긴 지 이미 24시간 내에 좋아지지 않으면 의사의 처방을 받아 항생제를 사용하게 됩니다.

유선염 치료 항생제는 모유수유에 문제가 없는 약을 사용합니다. 만일 누가 약 때문에 모유를 끊어야 한다고 하면 모유수유가 가능한 약을 찾아 쓰면 됩니다. 때문에 항생제는 반드시 전문가의 처방을 받아서 사용해야 합니다. 보통 10일 내지 14일간 항생제를 먹게 됩니다. 항생제로 치료하면 대개 하루, 이틀 안에 증상이 좋아지기 시작합니다. 이때 많은 엄마들은 약이 아기에게 나쁠까 봐 항생제를 끊는 경우가 있는데 이것은 곤란합니다. 멀쩡해 보여도 충분한 기간 항생제를 먹지 않으면 재발할 수 있으므로 반드시 10~14일간 항생제 치료를 계속해야 합니다. 치료 기간 중 일단 증상이 호전되면 계속 좋아지는 것이 보통이므로, 만약 다시 나빠진다면 바로 의사의 진료를 받아야 합니다.

유선염을 제대로 치료하지 않으면 재발하거나 농양이 생기기도 합니다. 반복해서 치료하는 동안 곰팡이 감염이 생기거나 제일 나쁜 경우는 너무 아파서 그만 젖을 끊기도 합니다. 유선염은 수유 자세와 젖 물리는 방법을 정확히 익혀서 배고파할 때마다 자주 젖을 먹여서 비우고 손을 깨끗이 씻고 조금이라도 유방이 아프거나 뜨겁거나 붓거나 빨개지면 편하게 쉬면서 수유 전 온찜질, 수유 후 냉찜질을 하고 너 자주 젖을 먹이고, 먹이는 중에 멍울 부위를 부드럽게 마사지를 하면 예방할 수 있습니다. 이렇게 해도 24시간 내에 좋아지지 않으면 반드시 의사의 진료를 받아야 합니다.

💗 **자꾸 유선염이 재발하는 경우** 자꾸 유선염이 재발한다면 다음과 같은 원인들이 있을 수 있습니다. 이전 유선염을 충분히 치료하지 않아서 덜 나은 경우(부적절한 항생제, 너무 짧은 치료기간), 엄마와 함께 아기의 입에도 감염이 된 경우, 엄마가 스트레스를 계속 받는 경우, 엄마가 지나치게 피로하거나 빈혈이 있는 경우, 젖을 충분히 비우지 않는 경우, 젖꼭지가 손상되었거나 유관이 막혔거나 유두 보호기를 사용한 경우, 아기가 잘 안 먹고 수유를 거부하는 경우, 옷을 너무 꽉 끼게 입는 경우, 엎어져 자는 경우, 이전에 유방 수술을 받은 경우 등이 원인이 될 수 있습니다. 만일 적정량의 항생제를 충분한 기간 동안 복용하여도 유선염이 반복되면 모유와 아기의 인후에서 배양 검사를 하여 적합한 항생제를 찾아서 써야 할 수도 있습니다. 또 적정량의 항생제를 충분한 기간 동안 복용하여도 같은 쪽 유방의 같은 부위에 자꾸 유선염이 재발하는 경우, 아주 드물지만 유방암은 없는지 확인하는 것이 좋습니다.

> ### 유선염 예방법
>
> 유선염을 예방하기 위해서는 유방을 잘 비워야 합니다. 만일 젖이 차서 아프거나 유관이 막혔다면 그쪽 젖을 더 자주 그리고 더 열심히 빨리고, 따뜻한 물수건으로 찜질해 주고, 엄마가 힘들지 않게 잘 먹고 푹 쉬는 것이 중요합니다. 만일 젖이 아프거나 유두가 헐었다면 수유 자세와 젖물림이 바른지 모유수유에 대해서 잘 아는 소아청소년과 의사나 의료인에게 문의하여 바르게 교정해야 합니다.
>
> 또한 유선염의 가장 흔한 원인균인 황색포도상구균은 병원이나 그 외 어디에나 존재하는 병원체이기 때문에 청결한 손 위생이 매우 중요합니다. 하루에도 여러 번 따뜻한 비눗물로 산모와 가족들이 손을 자주 씻고, 유축 도구를 사용한다면 이 또한 오염원이 될 수 있으므로 사용 후에는 세제와 뜨거운 물로 철저하게 닦아야 합니다.

유선염에 대한 흔한 질문들

💗 **유선염이 생긴 젖을 먹여도 되나요?** 당연히 먹여도 됩니다. 더 자주, 더 열심히 먹이는 것이 좋습니다. 유선염이 생긴 경우 염증은 유방 자체에 생긴 것이지 엄마의 모유에 생긴 것이 아닙니다.

유방 농양과 유선염

유방 농양은 유선염을 치료하지 않거나, 치료가 늦어졌거나, 잘못된 치료로 치료에 반응이 없었던 경우에 생깁니다. 대략 유선염 환자 중 약 3%에서 유방 농양으로 진행합니다. 유방 농양은 고름이 모여서 농양을 만든 것으로, 이것이 배출되는 통로가 없을 때는 반복적인 미세침 흡인술이나 외과적인 수술을 하여 고름을 밖으로 빼내야 하는 심각한 병입니다. 엄마는 적절한 항생제를 적절한 용량으로, 적절한 기간 동안 먹어야 하며 휴식을 취하는 것도 중요합니다.

유방 농양 때문에 유두에서 고름이 나오는 경우는 그쪽 유방으로의 수유는 중지하고 대신 울혈을 예방하기 위해서 계속 아픈 쪽 젖을 짜야 합니다. 미세침 흡인술을 시행하고 난 후에는 수유를 계속할 수 있으며, 외과적 수술로 고름을 제거하고 배액관을 남겨 놓은 경우에는 수술과 배농 부위가 유두와 멀리 떨어져 있어 모유수유를 하는 동안 아기 입에 닿지 않는다면 그쪽 유방으로도 젖을 먹일 수 있습니다. 계속 그쪽 젖을 먹이면, 울혈을 예방하고, 유선염의 재발을 막고, 아기가 농양이 없었던 쪽 젖만 먹으려고 하는 것을 예방할 수 있다는 이점이 있습니다. 하지만 아기에게 계속해서 젖을 물리지 않는다면 수술 부위가 다 나을 때까지 울혈을 예방하기 위해 젖을 짜야 합니다.

배액관 제거 후에는 그쪽 젖을 직접 먹이는데 수술 부위는 깨끗한 거즈를 댄 채로 꼭 눌러주어 수유 중 젖이 새지 않도록 해주면 대부분 3~4주 만에 완전히 아물게 됩니다. 농양이 있던 유방의 젖을 떼야 하는 일은 거의 없으며 갑자기 젖을 떼면 울혈이 생겨 상처가 잘 아물지 않을 수 있습니다.

💗 항생제를 먹어야 하는데 모유수유를 계속해도 될까요? 유선염 치료에 사용하는 항생제는 대개 모유수유에 문제가 되지 않는 약들입니다. 의사가 젖을 먹여도 좋은 약이라고 말한 경우는 안심하고 복용하십시오.

💗 항생제를 5일 먹었더니 다 나은 것 같습니다. 약을 중단하면 안 될까요? **안 됩니다. 유선염이 다 나은 것같이 멀쩡해 보여도 처방받은 항생제는 끝까지 먹어야 합니다. 통상 항생제는 10~14일간 사용하는데, 중간에 중단하면 재발하거나 더 나빠질 수도 있습니다.**

💗 유선염이 생겼던 젖을 아기가 잘 먹지 않으려는데 어떻게 하나요? 유선염이 생긴 젖은 짠맛이 돌아서 아기가 먹지 않으려 하는 경우가 있습니다. 이런 경우 아픈 젖을 짜주면서 기다리십시오. 며칠 지나면 모유의 맛이 돌아와 수유를 할 수 있게 됩니다. 짠맛이 나도 아기가 잘 먹으면 먹여도 상관없습니다.

💗 유방에 농양이 생긴 경우도 수유가 가능합니까? 반대쪽 유방은 아무 지장 없이 수

유를 할 수 있습니다. 농양이 생긴 쪽은 엄마의 상태와 농양의 개구 부위, 배농 위치 등에 따라 먹일 수도 있고, 그렇지 않을 수도 있으니 꼭 의사 선생님과 상의하시기 바랍니다. 농양이 생긴 유방으로 수유하는 것을 중단할 때는 반드시 계속 열심히 젖을 짜주어야 모유가 줄지 않고 치료 후 다시 모유수유를 할 수 있습니다.

유방 수술을 했거나 손상된 적이 있을 때

♥ 유방 수술을 받은 경우 수술 절개 부위나 수술 방법이나 삽입물을 넣은 위치에 따라 모유수유에 미치는 영향이 다른데, 유관이나 주요 신경, 혈관 조직이 손상받지 않았다면 모유수유에는 아무런 지장이 없습니다. 엄마가 유방 수술을 받았던 과정에 대해서 잘 알지 못하면 수술했던 담당 외과 선생님과 상의해 보는 것이 좋습니다. 유방 수술을 받고 나서는 어느 정도 감각이 무뎌지는 것을 느낄 수 있겠지만 수술 후 6개월에서 2년이 지나면 대개 정상 감각을 회복합니다. 유륜에 감각을 느낄 수 있다면 대부분 모유수유는 성공적으로 진행할 수 있습니다.

♥ 유방에 손상을 입은 적이 있을 때 만약 유방의 감각이 떨어졌다면 젖 분비에 필요한 반사 반응에 영향을 줄 가능성이 있습니다. 하지만 실제로 아기에게 젖을 잘 먹일 수 있을지 없을지는 아기를 낳고 나서 직접 젖을 빨려 보기 전까지는 알 수 없습니다. 즉 출산 전에 미리 준비를 잘 하고, 아기를 낳고 나서 열심히 빨려 보는 것이 제일 좋은 방법입니다.

♥ 한쪽 유방만 수술을 받았거나 손상을 입은 경우 이런 경우에는 반대쪽 유방만으로도 충분히 모유수유를 할 수 있으므로 걱정할 필요가 없습니다. 다만 이렇게 유방 수술이나 유방에 입은 손상으로 모유수유에 대해서 걱정을 하고 있는 예비 엄마들은 출산 전에 모유수유에 대해 열심히 공부하고 방법을 익혀서, 출산 후에 자신감을 가지고 아기에게 모유를 먹일 수 있도록 하는 것이 중요합니다. 그리고 아기에게 젖을 충분히 먹이고 있는지 확인하기 위해 출생 후 첫 한 달간은 적어도 매주 한 번씩 소아청소년과를 방문하여 의사선생님께 진료를 받고 아기의 몸무게를

정확히 재보는 것이 좋을 것입니다.

💗 임신 전에 유방 수술을 할 생각이 있다면 수술 전에 먼저 유방 수술이 나중에 모유수유에 어떤 영향을 미칠 수 있는지 외과 의사 선생님과 상의해 보십시오. 그리고 유관과 유방 조직을 최대한 손상하지 않고 수술할 수 있는 방법에 대해서도 담당 외과 선생님과 충분히 상의한 후 결정하는 것이 좋겠습니다.

💗 유방 확대 수술을 받는다면 실리콘이나 생리 식염수가 든 유방 삽입물을 유방 밑이나 겨드랑이 근처, 혹은 유륜의 가장자리에 넣는 것이 유방 확대 수술입니다. 모유수유를 위해서는 되도록 유륜 가장자리를 절개하는 방법은 피해야 하겠습니다. 예전에는 실리콘 삽입물을 넣을 경우 모유수유에 영향을 미칠 수 있다고 생각되어서 논의가 많이 되었지만, 최근에는 이러한 경우에도 모유수유가 아기에게 최선의 수유 방법이라고 받아들여지고 있습니다.

💗 유방 축소 수술은 모유수유에 나쁜 영향을 미칠 수도 특히 유두를 잘랐다 다시 붙이는 방법을 쓴 유방 축소 수술의 경우는 젖 분비량이 적어질 수 있습니다.

함몰 유두, 수유 전에 수술이나 교정하지 않습니다

<u>함몰 유두라도 대부분은 문제없이 젖을 먹일 수 있습니다.</u>

💗 함몰 유두란? 젖을 물릴 때 유두가 튀어나오지 않고 오히려 들어가는 경우를 말합니다. 그냥 봐서 유두가 들어가 있으면 함몰 유두라고 고민하는 엄마들이 많은데, 이것은 잘못된 상식입니다. 함몰 유두란 그냥 보았을 때가 아니라, 아기가 젖을 물었을 때 젖꼭지가 나오지 않고 오히려 들어가는 것을 말합니다. 함몰 유두와 편평 유두는 눈으로 봐서는 정상과 정확히 구분하기 힘들기 때문에 유륜 부위를 아기가 젖을 물듯이 가볍게 잡아보아 젖꼭지가 말려 들어가는지 직접 보면서 확인해야 합니다. 젖꼭지가 들어가 있더라도 아기가 유륜 부위를 물 때 입이 닿는

▶ YouTube
함몰 유두
수유 전에 수술,
교정 안 해요

부위만큼 잡아보아서 젖꼭지가 나온다면 이것은 함몰 유두가 아닙니다. 이렇게 젖을 집었을 때 젖꼭지가 나오지도 들어가지도 않으면 편평 유두, 배꼽처럼 쏙 들어가면 함몰 유두라고 합니다. 그러나 아기가 물 때도 들어가는 진짜 함몰 유두는 흔하지 않으며 엄마들이 함몰 유두라고 고민하는 대부분은, 잡으면, 다시 말하면 아기가 물면 젖꼭지가 나오는 가짜 함몰 유두이므로 고민할 필요가 거의 없습니다.

♥ 그럼 진짜 함몰 유두인 경우는 젖을 먹일 수 없는가? 아닙니다. 아기가 엄마 젖을 물 때는 젖꼭지만 무는 것이 아니라 유륜도 물기 때문에 함몰 유두라고 해서 모두 젖을 못 먹이는 것은 아닙니다. 물론 함몰 유두가 심한 경우에는 아기가 젖을 물기 어려워하고, 젖 흐름에 장애가 생기기도 합니다. 또 젖꼭지에 상처가 잘 생길 수 있습니다. 그러나 함몰 유두라도 끈기 있게, 열심히 노력하면 모유수유하는 데는 대부분 문제가 없습니다. 물기가 약간 힘든 면이 있더라도 그럴수록 신생아 시기에 우유병을 물리지 말고 젖만 빨리는 것이 무엇보다 중요합니다. 일단 한번 우유병 꼭지를 빨아 본 아기는 함몰 유두인 젖을 물지 않으려 할 가능성이 큽니다.

♥ 임신 중 발견된 함몰 유두는 그냥 두면 됩니다 함몰 유두인 엄마들이 모유를 먹일 수 없을까 봐 임신 중에 젖을 빨아주거나 젖꼭지를 잡아당겨 주기도 하는데 이것은 곤란합니다. 특히 임신 후기에 유두를 자극하면 자궁이 수축되어 조기에 분만

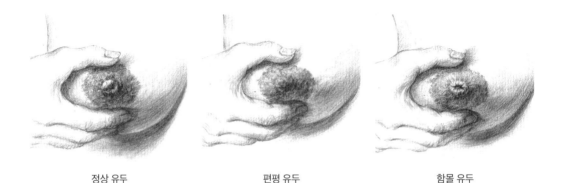

| 정상 유두 | 편평 유두 | 함몰 유두 |

하게 될 위험이 있습니다. 대개의 함몰 유두는 출산할 때까지는 튀어나오게 되므로 그냥 두시면 됩니다. 그리고 함몰 유두가 출산 시까지 교정되지 않아도 대부분은 젖을 먹일 수 있습니다. 예전과 달리 요즈음은 출산 전에 함몰 유두 교정기나 호프만 식으로 유두에 자극을 주는 방법을 권장하지 않습니다. 함몰 유두 교정기를 꼭 쓰시려면 출산 후에 사용하시기 바랍니다. 출산 시까지는 그냥 기다리라는 것이 일반적으로 권장되는 방법입니다.

💜 **함몰 유두로 수유하기 힘든 경우** 함몰 유두가 심하면 아기가 젖을 물기 힘든 경우도 있는데, 이때는 좀더 노력을 해야 합니다. 우선 심한 함몰 유두라서 아기가 젖을 물지 못하면 수유 자세를 잘 잡고 유방을 깊숙이 물려야 합니다. 엄마가 반쯤 뒤로 눕고 아기는 엎드린 자세를 취하면 젖을 물리기가 좀더 쉬워집니다. 유방은 아기의 입술과 평행한 방향으로 납작하게 모양을 잡는데, 양쪽을 비슷하게 누르기보다, 한쪽을 더 세게 깊이 눌러주면 유두가 더 잘 튀어나옵니다. 일단 우유병 꼭지를 쉽게 물어본 아기는 대개 함몰 유두인 젖을 빨지 않으려 하므로 처음부터 엄마 젖만 물리는 것이 좋습니다.

울혈이 되어 젖이 너무 차 있으면 물기가 더 힘들기 때문에 분만 후 젖이 돌기 전에 24시간 모자동실을 하면서 자주 물려야 합니다. 일단 울혈이 된 경우는 손이나 유축기로 젖을 약간 짜주면 쉽게 물릴 수 있습니다. 유방을 물린 후에도 어느 정도 젖이 비워질 때까지는 유방 모양을 그대로 잡아 주어야 아기가 금세 젖을 놓치지 않습니다.

함몰 유두라서 수유하기 힘든 경우는 수유 전에 유두를 흡입하는 도구나 유축기로 조심스럽게 빨아낸 후 곧장 젖을 물리면 아기가 젖 무는 것이 조금 쉬워집니다. 혹은 얇은 실리콘 유두보호기를 사용할 수도 있습니다. 이런 방법으로도 젖을 물릴 수 없으면 한동안 젖을 짜서 먹일 수도 있습니다. 분유를 먹이는 것보다는 짜서라도 100% 엄마 젖만 먹이는 것이 훨씬 좋습니다. 또 유축을 하면 서서히 유두가 돌출되는데, 그 기간은 함몰 유두의 모양과 정도에 따라 달라집니다.

아기를 잘 먹이는 것이 가장 중요하므로 반드시 출산 직후부터 모유수유에 대해 잘 아는 소아청소년과 의사에게 지속적으로 진료를 받아 올바른 젖 물림을 통해 아기가 충분히 젖을 먹고 있는지 확인하고 필요한 조치를 취해야 합니다.

2. 젖 분비 양상에 문제가 있을 때

젖이 너무 많이 나와서 문제인 엄마가 있는가 하면, 젖이 잘 안 나와서 걱정인 엄마도 있습니다. 이렇게 젖 분비 양상은 다르더라도 어느 경우든지 전문가와 상의하여 적절한 대책을 세우면 문제 없이 모유수유를 할 수 있습니다. 모유는 보통 아기가 먹는 만큼 나온다고 생각하시면 됩니다. 따라서 젖이 너무 많이 나오는 경우 수유 후에 자꾸 젖을 짜주면 모유량이 점점 더 늘어납니다.

한쪽 젖이 잘 안 나올 때

💙 **한쪽 젖만으로도 충분합니다** 만약 한쪽 젖이 잘 안 나오면 아기가 잘 나오는 쪽 젖만 빨아서 그쪽에서 젖이 더 많이 나오게 되고, 그러면 아기는 계속 한쪽 젖만 먹으려고 하게 됩니다. 젖이 충분하고 아기의 체중이 잘 늘고 있으면 한쪽 젖만 먹일 수도 있습니다. 한쪽 젖만으로도 아기를 건강하고 튼튼하게 키울 수 있으니 너무 걱정하지 마시기 바랍니다. 하지만 잘 나오지 않는 젖도 자꾸 빨리면 서서히 젖양이 늘어날 수 있습니다. 그리고 모유수유를 하는 중에는 양쪽 유방의 크기가 많이 차이가 나도 나중에 젖을 끊고 어느 정도 시일이 지나면 대부분 크기가 원래대로 비슷하게 돌아오니 이 점 역시 걱정하지 않으셔도 됩니다.

💙 **잘 빨지 않으려는 쪽 젖을 먹이는 데 도움이 되는 방법들**

• 잘 나오는 쪽 젖을 먼저 빨려서 반대쪽 유방에 젖이 돌게 한 다음에, 자세를 바꾸지 않은 상태에서 조심스럽게 반대쪽 젖을 물립니다. 즉, 왼쪽 젖이 잘 나오지 않으면 먼저 오른쪽 젖을 요람식 자세로 먹인 다음 아기가 눈치채지 않게 살짝 왼쪽 젖으로 먹이는 것입니다. 이때 왼쪽 젖은 미식축구식 자세로 먹이게 됩니다.

• 반대로 적게 나오는 젖을 먼저 먹일 수도 있는데, 이때는 젖을

💡 젖이 샐 때

아기가 한쪽 젖을 먹을 때 반대쪽 젖이 새거나, 젖먹일 시간이 되어 갈 때 젖이 새는 것은 흔한 일입니다. 꼭 다음 번에 젖먹일 시간이 되어야 젖이 도는 느낌이 들거나 젖이 불어서 불편해지는 것은 아닙니다. 사출이 자연스럽게 일어나서 젖이 새는 것으로도 젖이 도는 것을 느낄 수 있습니다. 대부분은 초기 몇 주 동안만 젖이 샙니다. 하지만 어떤 경우에는 몇 달 동안 지속될 수도 있습니다. 어떤 경우든지 젖이 새는 것은 시간이 지나면 점차 나아질 것입니다. 젖이 새는 것은 아기에게 젖을 먹일 시간이 조금 지난 것을 의미할 수 있습니다. 때문에 되도록 조금 일찍 아기에게 젖을 물리고, 만약 아기와 떨어져 있는 경우라면 젖을 자주 짜는 것이 좋습니다. 다른 사람들 앞에서 젖이 새서 곤란한 일이 생기지 않도록 무늬가 있는 옷이나 위에 덧입을 수 있는 여벌 옷을 준비하고, 새는 젖을 잘 흡수할 수 있는 수유 패드나 손수건을 사용하면 도움이 됩니다. 또 젖을 물리거나 짜낼 수 없는 상황에서 젖이 새면 팔짱을 끼고 손바닥으로 옷 위로 젖꼭지 부위를 부드럽게 눌러서 젖을 멈추게 할 수도 있습니다.

물리기 전에 미리 젖을 소량 짜서 사출이 되게 하는 것이 중요합니다.

• 어떤 아기들은 잘 나오지 않는 쪽 젖이라도 젖먹이는 자세를 바꾸면 잘 먹는 경우도 있습니다. 늘 먹이던 요람식 자세 대신 미식축구식 자세나 누워서 먹이는 자세 등 다양한 자세를 시도해 보는 것도 좋습니다.

• 아기를 안고 걷거나 가볍게 흔들어주거나, 잠에서 깨자마자, 혹은 잠들려 할 때 잘 나오지 않는 쪽 젖을 먹이면 무심결에 잘 먹는 수도 있습니다.

• 이렇게 해보아도 아기가 잘 나오지 않는 쪽 젖을 먹지 않으려 할 수 있습니다. 단번에 포기하지 말고 무리가 안 되는 한 지속적으로 그쪽 젖을 물려 보시기 바랍니다. 다른 육아 문제와 마찬가지로 짝 젖도 참을성과 인내가 필요한 문제입니다. 또 아기가 안 빨더라도 잘 안 나오는 쪽 젖을 짜서 계속 모유가 생성되도록 자극을 주는 것이 필요합니다. 물론 이렇게 깨끗이 짠 젖은 아기에게 꼭 먹이시기 바랍니다.

정상 성장과
과체중

젖양
줄이는 방법

젖이 너무 많을 때

💡 **젖양 과다 예방**

1. 조리원에서부터 24시간 모자동실 직접수유한다
2. 수유 후에 빈 젖을 짜지 않는다
3. 체중에 비례해서 수유량이 느는 것이 아니다
4. 유축량은 서서히 줄여야(하루 총 유축량 20cc씩)

💡 **젖양 과다 해결**

1. 낮에 9시간만(9시~6시) 몰아서 먹이기(3시간 동안 한쪽씩만 수유)
2. 나머지는 자유롭게 수유
3. 페퍼민트, 세이지, 자스민 하루 한 잔 정도만
4. 난치성 젖양 과다 시 진료 후 처방약 복용

우선 엄마는 계속해서 유방이 붓고 단단하고, 젖이 많이 새고, 유방이나 유두가 아프고, 유관이 반복해서 막히거나 유선염이나 유두 수포가 재발합니다. 또 아기는 과체중이나 비만이 되거나 수유 중에 자주 사레가 들거나 유방을 거부하거나, 젖을 자주 토하거나 가스가 많이 차거나 묽은 녹변을 자주 보기도 합니다. 이런 경우 하나하나를 다 젖양 과다로 진단할 수는 없지만, 반대로 젖양 과다일 때는 이런 증상을 보일 수 있고 심하면 젖을 끊고 싶어지기도 합니다.

젖양이 아기 필요량에 비해 너무 많아지는 가장 흔한 원인은 엄마가 불필요하게 너무 많이 젖생산을 자극했기 때문입니다. 즉 수유 후에 빈 젖을 짜거나 나중에 젖이 모자랄까 봐 계속 짜두는 경우입니다. 또 조리원에서부터 직접수유는 거의 하지 않고 3시간마다 유축하면 필요량보다 젖양이 더 많아질 수 있습니다.

무슨 이유로든 일단 젖양이 너무 많아졌다면, 그 원인을 확인해서 해결해야 합니다. 수유 후 에 빈 젖은 짜지 말아야 합니다. 많이 짜고 있었다면 갑자기 유축을 중단하지 말고, 하루에 총 유축량을 매일 20cc씩이라도 줄여서 많으면 울혈이나 유선염을 막을 수 있습니다. 그리고 아기의 체중이 늘어남에 따라 그에 비례해서 수유량이 늘어나는 것이 아니고 생후 6주나 6개월이나 수유량이 큰 차이가 없다는 것, 일반적으로 보채는 것이 다 배고픈 것은 아니고 젖양은 아기의 성장으로만 정확하게 확인할 수 있다는 것을 잘 알아야 합니다.

너무 많은 젖양을 줄이기 위해서는 일정 시간 동안 한쪽 젖만 먹이는 방법이나 젖 줄이는 약을 쓰는 방법이 있습니다. 하지만 그 효과가 엄마들마다 다 다르기 때문에 어떤 방법을 얼마나 써야 할지는 단정적으로 말할 수 없습니다.

우선, 몰아서 먹이기 방법을 쓸 수 있는데 영어로는 'block feeding'이라고 합니다. 유방을 빨리 비울수록 젖이 더 빨리 만들어지기 때문에 되도록 비우는 간격을 늦추는 것이 그 원리입니다. 하지만 이 방법을 극단적으로 시행하면 울혈이나 유선염이 생길 수 있고 아기도 힘들기 때문에 하루 종일이 아니라, 아침 9시부터 저녁 6시까지 낮에 9시간 동안만 3시간 동안 한쪽 젖을 먹이고 3시간 후에 반대쪽을 먹이는 것이 좋습니다.

예를 들어 9시에 왼쪽을 먹이고 11시에 아기가 먹고 싶어하면 또 왼쪽을 먹입니다. 12시부터 3시까지는 오른쪽을 먹이고, 3시부터 6시까지는 다시 왼쪽만 먹입니다. 저

· 젖양 줄이는 방법 : 몰아서 먹이기(block feeding)

낮에 9시간만	9시-12시	12시-3시	3시-6시	나머지 시간
첫날	좌	우	좌	자유롭게
둘째날	우	좌	우	자유롭게

녁 6시부터 다음 날 아침 9시까지는 한쪽씩 몰아서 먹이지 않고, 자유롭게 양쪽을 먹입니다.

몰아서 먹이는 중에 한쪽 유방이 너무 꽉 치면 불편하지 않을 정도로만 손으로 조금 짜도 됩니다. 이 방법이 효과를 보인다면 대부분 24~48시간 내에 증상이 좋아지기 시작합니다. 하지만, 유관 막힘이나 유선염이 생기거나, 아기가 체중이 잘 늘지 않거나, 젖양이 너무 많이 적어질 수 있고, 엄마들마다 반응 효과가 매우 다르기 때문에, 몰아서 먹이는 방법은 모유수유를 잘 아는 의사에게 진료를 받으면서 진행해야 합니다.

몰아서 먹이기로 효과가 없는 경우는 허브나 처방 약물을 고려할 수 있습니다. 간혹 사용되는 페퍼민트, 세이지, 자스민 같은 것은 과학적으로 입증된 적정 용량이 없고, 잠재적인 부작용 위험이 있기 때문에 약이 아니라, 기호식품이라는 개념으로 하루에 한 잔 정도 마시는 것이 좋겠습니다.

만약, 하루에 2-3리터씩 젖이 나와, 하루 종일 젖을 짜야 하고, 엄마도 필요한 영양소가 젖으로 다 소실될 정도라면 마지막으로 처방약을 고려할 수도 있습니다. 극단적으로 젖양이 많아 젖을 끊고 싶다면 차라리 젖양을 줄이는 약물을 처방받아 복용하는 것이 낫습니다.

3. 젖먹이는 엄마가 약을 먹어야 할 때

엄마가 아프면 젖을 끊어야 할까? 설령 아프다고 해도 젖을 끊어야 하는 경우는 거의 없다고 보면 됩니다. 모유수유를 하는 중에도 엄마들은 대부분의 약을 먹을 수 있습니다. 하지만 일부 약은 수유 중에는 주의해야 하고, 일부 약은 수유 중에는 먹을 수가 없으며, 일부 약은 젖양을 줄어들게 할 수도 있기 때문에 주의를 해야 합니다. 아픈데도 무조건 약을 안 먹고 버티기보다는 의사의 진료를 받고, 의사에게 모유수유 중임을 알려서 안전한 약을 처방받으시기 바랍니다.

기본적인 주의사항

- ♥ 젖을 먹인다고 아픈데 약 안 먹고 버티지 마십시오.
- ♥ 모유수유를 하는 중에는 감기약이라도 약국에서 임의로 사서 먹지 마십시오.
- ♥ 모유수유 중 한약은 권장하지 않습니다.
- ♥ 엄마가 아프면 아기를 위해서라도 의사의 진료를 받으십시오.
- ♥ 약을 처방받을 때는 반드시 수유 중이라는 것을 밝히십시오.
- ♥ 모유수유를 하면 안 된다는 약을 처방받은 경우 수유를 할 수 있는 약으로 처방을 바꿀 수 있는지 다시 확인하십시오.
- ♥ 모유를 먹인다고 처방 받은 약을 임의로 중단해서는 안 됩니다.

모유수유 중 먹을 수 있는 약, 먹어서는 안 되는 약

♥ **수유모 약품 안전성 자료**

아기에게 나쁜 영향이 갈까 봐 젖을 끊거나 꼭 필요한데도 약을 쓰지 말라는 말을 듣는 엄마들이 너무 많습니다. 하지만 수유 중 금기이거나 아기에게 부작용을 일으키는 약들은 그렇게 많지 않습니다.

그런데 막상, 약품 설명서의 임산부나 수유모 항목은 별로 도움이 되지 않습니다. 왜냐하면 약품 허가를 받을 때는 임산부나 수유모 실험이 필요하지 않기 때문에, 아울러 모유로 아기에게 전달되는지 알 수 없는 경우가 많기 때문입니다. 하지만 모든 약물이 의미 있는 정도로 모유로 전달되지 않고, 또 모유에 약물이 있다고 해도 아기에게 해가 되지 않을 수도 있습니다.

때문에, 모유수유의 이득과 약의 위험을 따져 보려면 고려할 것들이 많습니다. 반감기만 알면 된다고 잘못 생각하는 분들이 많은데 그렇지 않습니다. 일단,

1. 엄마에게 그 약이 꼭 필요한지

2. 약 때문에 젖양이 줄어들 가능성이 있는지

3. 젖 속으로 약이 얼마나 전달되는지

4. 젖을 먹었을 때 아기 몸으로 얼마나 흡수되는지

5. 아기에게 이상반응이 생길지 같은 것들을 다 고려해야 합니다.

6. 아기 나이도 중요한데, 이상반응은 어릴수록, 특히 신생아에서 더 잘 나타날 수 있고, 젖과 함께 이유식을 먹기 시작하는 6개월부터는 드물기 때문입니다.

다행히 많은 약에 대해서 최신 정보가 누구나 다 볼 수 있게 인터넷에 공개되어 있는데 그게 바로 LactMed(https://www.ncbi.nlm.nih.gov/books/NBK501922/)입니다. LactMed는 미국국립보건원 즉 NIH 산하 미국국립의학노서관(US National Library of Medicine) 독성학 자료 네트워크인 toxnet의 일부입니다. 전에 인터넷과 같이 쓰던 LactMed App은 업데이트가 되지 않아 이제는 쓰지 않습니다.

LactMed에는 약물만이 아니고 허브나 생약, 화학물질에 대한 자료도 항목별로 정리되어서 매달 개정되고 있습니다. 즉,

1. 모유와 아기의 혈액 내 약물 농도

2. 젖양이나 아기에게 미칠 수 있는 잠재적 영향

3. 대체 약물

4. 참고문헌

5. 최신 개정 날짜도 알 수 있습니다.

이 자료들은 모두 과학적 근거에 따라 유효성과 업데이트를 위해 전문가들이 검토한 내용이라고 명시되어 있습니다. 그러니까, 젖을 먹이는 중에 엄마가 몸이 불편하면, 참지 말고, 꼭 의사의 진료를 받으시기 바랍니다. 그래서 약이 필요하다

면, 젖을 먹이는 중이라고 말을 하고, LactMed에서 해당 약품 정보를 담당 선생님과 함께 꼭 확인해서 안전한 약으로 처방받는 것이 제일 좋습니다.

　엄마 맘대로 집에 있는 약을 먹거나, 약국에서 사 먹고 젖을 끊고 나서야 이 약이 안전한지 찾아보면 너무 늦습니다. 젖을 먹일지 분유를 먹일지는, 밥을 먹을지 빵을 먹을지와 전혀 차원이 다른 문제입니다. 절대로 약 때문에, 섣불리 젖을 끊지는 말아야 합니다.

💜 **대개의 감기약은 수유 중에도 안전하게 쓸 수 있습니다** 엄마가 아픈 것을 참고 스트레스를 받으면 수유가 더 힘들어집니다. 감기약과 대부분의 항생제 역시 수유 중에 안전하게 먹을 수 있습니다. 하지만 처방 없이 살 수 있는 일반 감기약에는 대부분 젖양을 줄게 하는 성분을 포함하여 여러 가지 복합 약제가 들어 있으므로 반드시 모유수유 중임을 의사에게 알리고 처방을 받으십시오. 수유 중임을 밝히고 처방받았는데 젖을 먹일 수 없다고 하면, 대체할 만한 다른 약으로 처방을 바꿀 수 있는지 의사와 상의해야 합니다. 모유는 아기의 밥줄입니다. 모유수유를 하지 말라는 말이나 모유를 안 먹이겠다는 말을 함부로 해서는 안 됩니다. 특히 감기의 경우 엄마에게 증상이 나타날 때는 이미 아기에게도 바이러스가 옮긴 상태입니다. 따라서 감기 옮길까 봐 젖을 안 먹이면 바이러스는 이미 아기에게 옮긴 상태에서 모유를 통한 면역 성분이 전해지지 않아 아기가 심하게 감기를 앓을 가능성이 더 높아집니다.

💜 **엄마가 먹은 것은 기본적으로 모유를 통해 나옵니다** 엄마가 먹은 약은 대부분 아주 적은 양이지만 모유를 통해서 아기에게 전달됩니다. 물론 약마다 특성이 있어서 어떤 약은 젖으로 많이 나오고 어떤 약은 전혀 나오지 않기도 합니다. 젖에서 나오더라도 이 양이 대부분 아주 적기 때문에 모유수유 중인 엄마가 약을 먹어도 대개는 아기에게 문제가 되지 않습니다.

💜 **미숙아의 경우는 주의해야 합니다** 보통의 만삭아에게는 문제가 되지 않는 적은 양이라도 미숙아에게는 문제가 될 수 있기 때문에 특히 주의해야 합니다. 미숙아에게 모유수유 중일 때 약을 처방 받을 경우는 단순히 모유수유 중인 것만 말하면 안 되고 반드시 아기가 미숙아라는 점도 알려주어야 합니다.

💜 **아기가 먹을 수 있는 약은 당연히 모유수유 중에 먹을 수 있습니다** 예를 들면 아목시

실린 같은 항생제나 타이레놀 같은 해열제 계통입니다. 페노바비탈 같은 신경안정제의 경우 신생아에게 수유 중인 엄마는 조심해서 복용하여야 합니다. 수유 중 복용하면 곤란한 약을 먹은 경우는 시간이 지나면 서서히 엄마 젖에서 나오지 않게 되는데, 일반적으로 약의 혈중 반감기의 5배 정도 시간이 흐르면 약으로 인한 문제가 적다고 알려져 있습니다.

💜 **문제 없는 약** 인슐린, 헤파린, 아목시실린, 타이레놀, 철분약 등 대부분의 약은 수유하는 데 문제가 없습니다.

💜 **모유수유 중 먹어서는 안 되는 약** 설파제는 아기가 만 1개월이 되기 전에는 모유수유 중에 먹어서는 안 됩니다. 황달을 일으킬 수도 있습니다. 그리고 항암제, 방사선 동위원소, 마약류 등은 모유수유와 병행할 수 없습니다.

💜 **산후조리 보약이나 한약** 우리나라에서는 출산 후 산후조리를 한다고 한약이니 보약을 무심코 흔히 먹고 있는데 이러한 약들은 아기들에게 위험할 수도 있는 여러 가지 화학 물질과 중금속들이 들어 있을 수 있으므로 조심해야 합니다. 수많은 독성이 보고되고 있으므로 이러한 약들은 모유수유 중에는 가능하면 사용하지 않는 것이 좋습니다. 표준 처방 용량 이상으로 복용해서는 절대 안 되며, 순도가 높은 것만 사용하고,

성분을 알 수 없는 여러 가지 물질이 포함된 혼합물은 쓰지 말아야 합니다. 굳이 사용하더라도 절대로 과량을 써서는 안 되고, 최소한의 용량만 사용해야 합니다. 유선염에 걸려 항생제를 먹을 때도 신중하게 약을 선택하는 엄마라면 이렇게 성분을 정확히 알지 못하는 한약을 아무 주저 없이 먹는 것은 아기를 위해서 절대로 피해야 할 일입니다. 한약은 안전하게 먹을 수 있는 음식물이 아닙니다. 특히 산후조리 보약이나 한약을 먹을 필요는 없다고 생각합니다. 동물들 중에서 출산 후 약을 먹어야 회복이 빨라진다는 동물에 대해 들어 본 적이 있습니까? 모유수유 중에는 한약을 먹는 것을 권장하지 않습니다. 더구나 젖을 끊으면서까지 한약을 먹어야 할 이유는 없습니다. 한약의 성분은 모유수유아에게 의학적으로 그 안전성이 확인된 바가 없기 때문에 권하지 않는 것입니다.

모유수유를 할 수 없는 약을 복용해야 할 경우

만일 모유수유를 할 수 없는 약을 꼭 먹어야 할 경우에는 그 기간을 명확히 알아야 합니다. 일시적으로 모유수유를 중지할 경우 모유가 줄지 않게 규칙적으로 젖을 짜는 등의 방법을 미리 준비해 놓아야 합니다. 이런 대비 없이 갑자기 모유수유를 중지할 경우 젖양이 줄어 나중에라도 수유를 할 수 없게 될 수도 있고, 울혈이나 유선염이 생길 수도 있습니다. 돌 전의 아기에게 모유를 먹일 수 없으면 반드시 분유를 먹여야 합니다. 분유를 먹여야 하는 경우 시간이 허락한다면 아기에게 먼저 분유를 먹여보고 잘 먹는 것을 확인한 후 모유를 중지하는 것이 현명합니다. 한 달 이전의 아기에게 모유수유를 중지할 경우 우유병 사용에는 좀 신중해야 하며, 컵으로 분유를 먹이는 것이 좋습니다.

모유수유모 예방접종

젖을 먹이는 엄마가 수유 중에 하지 못할 예방접종이 있을까요? 결론적으로 현재 한국에 사는 엄마나 아기는 모유수유 중에 모든 접종을 할 수 있습니다. 즉 젖을 먹이는 엄마나 젖을 먹는 아기나 모두 모유수유 중이라고 접종하지 못할 백신은 없습니다.

수유모 접종 금기

천연두(smallpox)

황열(yellow fever)

단, 국내에서는 하고 있지 않은 천연두와 황열 접종은 예외입니다. 천연두는 접종을 하고 나면 아기가 접촉을 통해서 감염될 이론적인 위험이 있기 때문에 수유모의 접종은 금기입니다. 또 수유 중인 엄마가 황열 접종을 받고 나서 아기에서 심각한 부작용이 2건 보고된 적이 있기 때문에 아직까지 황열 발생 지역으로 가야 하는 경우가 아니라면 수유모에서 황열 접종은 금기입니다.

간단히 말해, 천연두와 황열 접종 외에, 국내에서 시행되는 모든 예방접종은 모유수유 중에도 안전하게 맞을 수 있습니다.

현재 한국에서는 해마다 독감이 유행하고 있고, 볼거리와 백일해, 수두도 많이 발생하고 있습니다. 특히 백일해는 최근 10년 사이에 100배나 늘어 2018년에는 거의 1000명이나 감염되었습니다. 이렇게 최근 늘어나고 있는 백일해를 예방하기 위해, 세계보건기구나 미국질병관리본부에서는 임신할 때마다 재접종이 필요하다고 보고 있습니다.

백일해는 1명이 걸리면 17명이 감염될 정도로 전염력이 아주 높고 아기들이 걸리면 폐렴이 되거나 뇌가 손상되거나 심하면 사망할 수도 있습니다. 아직 필수 접종을 모두 마치지 못한 영유아 백일해 예방을 위해서 엄마 아빠뿐 아니라, 할머

• 법정감염병 발생 현황

	2014	2015	2016	2017	2018	2019	2020	2021	2022
수두	44,450	46,330	54,060	80,092	96,467	82,868	31,430	20,929	18,451
볼거리	25,286	23,448	17,057	16,924	19,237	15,967	9,922	9,708	6,349
A형간염	1,307	1,804	4,679	4,419	2,437	17,598	3,989	6,583	1,886
백일해	88	205	129	318	980	496	123	21	30

니, 할아버지 등 아기를 돌보는 모든 어른들은 모두 Tdap 접종을 되도록 빨리 하시기 바랍니다. 이때 매 디피티 접종인 신디·이젠는 십 번 접종케 가시는 10년마다 다시 맞으면 되는데 할머니 할아버지는 어릴 때 디피티가 없어서 접종을 하지 않았기 때문에 1번이 아니라 3번을 맞아야 합니다.

그러므로 모유수유 중이라면,

1. 독감은 해마다,

2. 어릴 때 디피티를 맞고 나서 10년이 지난 엄마는 Tdap을,

3. 수두에 걸린 적이 없고 수두 접종을 안 한 엄마는 수두접종을,

4. A형간염에 걸린 적이 없고 접종을 2번 하지 않은 엄마는 A형간염을,

5. B형간염을 3번 맞지 않은 엄마는 B형간염을,

6. 그리고 MMR 접종을 한 번만 한 엄마는 MMR 2차 접종을 꼭 챙겨 맞으시기 바랍니다.

예방 접종은 엄마 자신과 아기, 그리고 면역 저하 등 여러 이유로 접종을 하지 못하는 주변 사람들을 위해 스케줄에 맞게 추가접종까지 꼭 맞아야 합니다.

다음 몇 가지 약들은 알아두는 것이 좋습니다

♥ 갑상선 기능저하증 갑상선 기능저하증에 사용하는 씬지로이드는 수유 중 복용이 가능합니다.

♥ 갑상선 기능항진증

• 메티마졸(수유 중 복용이 가능합니다).

• 프로필치오우라실(PTU)(수유 중 복용 가능하나 간 독성에 주의해야 합니다).

• 이전에는 항갑상선제로 PTU가 메티마졸에 비해 모유수유모에게 더 안전한 것으로 여겨져 왔으나 최근 연구 결과 PTU가 간 독성이 더 많은 것으로 밝혀져 현재는 메티마졸이 더 선호되고 있습니다.

• 프로프라놀롤(수유 중 복용이 가능합니다).

♥ 감기약 감기약으로 사용하는 대부분의 약들은 안전하게 모유수유 중에 사용할 수 있습니다. 그러나 종합감기약이나 콧물약 중 일반약에 거의 대부분 들어 있

■ L1 Safest (L1 가장 안전함); 다수의 수유모에게 투여한 결과 모유수유아에게 부작용의 증가가 보고되지 않은 약물. 수유모를 대상으로 한 대조 임상시험 결과, 모유수유아에게 위험성이 있다고 보고된 적이 없고, 위험을 끼칠 가능성이 희박한 혹은 모유수유아 체내에서의 경구 생체이용률이 없는 약물임.

■ L2 Safer (L2 비교적 안전함); 한정된 수의 수유모에게 투여한 결과 모유수유아에게 부작용의 증가가 보고되지 않은 약물. 이들 약물을 투여하고 나서 모유수유아에게 위험을 끼칠 가능성이 비교적 적은 약물임.

■ L3 Moderately Safe (L3 중간 정도 안전함); 모유수유모를 대상으로 한 대조 임상 시험은 시행되지 않았지만 모유수유아에게 원하지 않는 위험성이 생길 수 있는 가능성이 있거나 대조 임상 시험 결과 최소한의 심각하지 않은 위험성만이 증명되었던 약물. 이 등급의 약물은 이 약물의 투여가 모유수유아에 대한 가능한 위험을 넘어서는 이점이 있을 때만 투여해야 함.

■ L4 Possibly Hazardous (L4 위험 가능성이 있음); 모유수유아나 모유 생산에 위험성을 미칠 증거가 있지만 그럼에도 불구하고, 수유모에게 투여하였을 때 이익이 되는 약물이다(예를 들어 목숨이 위태롭거나, 심각한 질병이 있는 경우, 이보다 더 안전한 약이 없거나 약이 있더라도 그 효과가 없을 때는 위험하더라도 이 등급의 약이 필요할 수 있다).

■ L5 Contraindicated (L5 수유모에게 절대 금기); 수유모에 대한 연구 결과 모유수유아에게 심각한 위험성이 있음이 증명되었거나, 심각한 위험성을 일으킬 가능성이 큰 약물이다. 이 등급의 약을 수유모에게 사용하는 것은 모유수유의 장점을 상쇄시키고도 남는 위험성이 있으므로 절대로 모유수유모에게 투여하지 말아야 한다.

는 슈도에페드린은 젖양을 줄일 수 있기 때문에 주의해야 합니다.

💗 **항생제**

• 테트라사이클린 : 수유모가 3주까지는 사용할 수 있으나 그 이상 장기간 사용하면 아기의 치아가 변색되거나 뼈 성장에 장애를 일으킬 수 있습니다.

• 클로람페니콜 : 모유수유 중인 엄마는 사용하지 말아야 하는 약으로 재생불량성빈혈 같은 심각한 혈액질환을 일으킬 수도 있습니다.

💗 **아목시실린, 오구멘틴 같은 항생제들** 이런 약들은 매우 안전하게 사용할 수 있습니다.

💗 **해열제** 타이레놀과 브루펜은 안전합니다. 아스피린도 사용할 수는 있지만 '라이'라는 병을 유발할 수 있기 때문에 젖먹이는 엄마는 다른 해열제를 사용할 수 없는 불가피한 경우에만 사용하는 것이 좋습니다. 특히 아기가 아프거나 열이 나는 경우 엄마가 임의로 아스피린을 사용하지는 말아야 합니다.

💗 **안약, 연고, 흡입제** 안약이나 연고, 흡입제는 직접 유방이나 유두에 사용하는 경우가 아니면 일반적으로 모유수유 중에도 쓸 수 있습니다.

4. 엄마가 만성 B형간염이나 당뇨병 등 병이 있을 때

만성 B형간염 산모라도 적절한 의학적 조치만 취하면 모유수유를 한다고 아기가 B형간염에 걸릴 확률이 증가하지는 않습니다. 이 말은 아기가 B형간염에 걸리지 않는다는 말이 아니라 걸릴 '확률'이 증가하지 않는다는 겁니다. 따라서 만성 B형간염 산모라서 모유수유를 하지 않아야 할 이유는 없습니다. 또 C형간염 보유자 엄마라도 에이즈에 걸리지 않은 것이 확실하다면 모유를 먹이든 분유를 먹이든 아기가 C형간염에 걸릴 확률은 같다고 알려져 있기 때문에 C형간염 또한 모유수유의 금기사항이 아닙니다. 당뇨병을 앓고 있는 엄마도 잘 배우고 준비하면 성공적으로 아기에게 젖을 먹일 수 있습니다.

만성 B형간염 산모의 모유수유

♥ 결론 모유는 바이러스가 매우 적은 체액이며 B형간염 백신이나 면역 글로불린과 같은 예방조치 없이도 모유수유가 신생아에게 감염의 위험을 더 증가시킨다는 증거가 없습니다. 더욱이 예방조치를 실시한 경우 모유수유를 하거나 분유수유를 하거나 예방조치 실패율에 차이가 없어 모유수유로 B형간염이 전염되지 않습니다. 때문에 세계보건기구를 위시하여 전 세계적으로 만성 B형간염 산모들에게도 모유수유를 권장하고 있습니다.

♥ 만성 B형간염 산모의 아기에게 출생 직후에 취할 적절한 의학적인 조치란? 만성 B형간염 산모에게서 태어난 아기는 출생 후 12시간 이내에 헤파빅(HBIG)이라는 면역 글로불린과 B형간염 예방접종을 해야 합니다. 그 후 만 1개월에 2차 예방접종을 하고, 만 6개월에 3차를 접종합니다. 그리고 생후 만 9~15개월에 항체검사를 해서 항체가 생긴 경우에는 더 이상의 조치가 필요 없지만, 항체가 생기지 않은 경우에는 다시 3번을 접종하고 1~2개월 후에 항체검사를 다시 시행합니다. B형간염 예방접종은 우리 몸에서 항체를 만들기 위하여 접종을 하는 것이고, 헤파빅이

라는 것은 간염 항체가 만들어질 때까지 미리 만들어진 항체를 넣어주어서 B형간염에 걸리는 것을 막아주는 것입니다.

만성 B형간염 산모입니다. 모유수유를 해도 되나요?

상관이 없습니다. 물론 모유에서 B형간염의 표면항원이 검출되기는 합니다. 그래도 현재로서는 모유수유가 B형간염을 증가시키지 않는 것으로 알려지고 있습니다. 단 이렇게 모유수유를 하기 위해서는 출생 후 12시간 이내에 헤파빅과 B형간염 예방접종을 해야 합니다. 모유는 적어도 두 돌까지는 먹여야 하고 그 이후에도 아기가 원하는 만큼 계속 먹여야 합니다. 실제로도 면역 글로불린과 접종을 제대로 한다면 만성 B형간염 산모라도 모유에 의한 감염의 가능성은 없습니다. 분만 후 아기가 주사맞기 전에 먼저 모유부터 먹여야 젖먹이기가 쉽습니다.

💜 **B형간염에 걸려서 태어나는 아기들도 일부 있어** 그러면 적절한 의학적인 조치인 출생 직후 B형간염 접종을 하고 헤파빅이라는 면역 글로불린을 맞으면 모유수유를 해도 B형간염에 걸리지 않을까요? 아닙니다. 앞의 결론을 잘 읽어보시면 'B형간염에 걸릴 확률이 증가하지 않습니다'라고 되어 있습니다. 만성 **B형간염 산모에게서 태어나는 아기는 출생 시 간염에 걸리는 경우가 대부분이며, 출생 전에 이미 B형간염에 걸려서 태어나는 아기들도 드물게 있습니다. 이런 아기들은 출생 직후에 의학적인 조치를 다해도 이미 걸린 것을 막을 수 없습니다. 이런 경우는 아기에게 모유를 먹이나 분유를 먹이나 B형간염에 걸리는 것은 마찬가지입니다.** 이런 이유로 모유를 먹인다고 해서 B형간염에 더 걸리는 것이 아니라고 표현하는 것입니다. 적절한 의학적인 조치를 취한 후에 모유수유를 한 아기가 나중에 B형간염에 걸린 경우는 모유수유 때문에 걸린 것이 아니고 이미 출생 전이나 분만 도중에 B형간염에 걸렸다고 판단하는 것입니다.

💜 **활동성과 비활동성 간염의 경우는 모유수유에 어떤 영향을 미치는가?** HBeAg이 양성인 만성 B형간염 산모는 비활동성이라고 부르는 HBeAg 음성인 경우보다는 전염이 좀더 잘 되는 경향이 있습니다. 하지만 적절한 의학적인 조치를 한 경우 만성 B형간염 산모가 활동성이든 비활동성이든 모유를 먹이는 것이 권장됩니다. 그러나 HBeAg 양성 산모 중 70%가 모유수유를 하지 않고 있는 것이 현재 국내 현실입니다. 만성 B형간염 산모일 경우 B형간염 예방 조치를 제대로 하지 않으면 엄마가 HBeAg 양성인 경우 70~90%의 아기가 B형간염에 걸리고 그 중 90%의 아기가 B형간염 보유자가 됩니다. 만성 B형간염 산모이고 HBeAg 음성인 경우 B형간염 예방 조치를 하지 않으면, 20%의 아기가 B형간염에 걸리고 그 중 90%의 아기가 B형간염 보유자가 됩니다. 감염되는 시기가 어리면 어릴수록 간염 보유자가

될 확률이 높고, B형간염 보유자 중 25% 정도는 성인이 되어서 만성 간질환과 간경화나 원발성 간암에 걸릴 수 있습니다. 그러나 B형간염 예방접종을 하면 그 효과가 95% 정도이므로 엄마로부터 아기로의 B형간염 전염을 예방하는 데는 B형간염 예방접종이 제일 중요합니다.

♥ 항체검사를 9~15개월에 하는 이유는? 엄마가 만성 B형간염 산모라서 결과를 빨리 알고 싶은데 항체 검사를 9~15개월에 하는 이유는 뭘까요? 출생 시 주사한 헤파빅에 의한 항체는 주사 후 6~8개월간 지속되어서 접종에 의해서 항체가 생기지 않은 경우에도 헤파빅 때문에 검사 상 항체가 양성으로 나올 수 있습니다. 또한 아기가 출생할 때 이미 간염에 걸린 경우 12개월쯤 돼서야 검사에 양성이 나오는 경우도 있기 때문입니다. 마음이야 급하시겠지만 이런 경우 추천되는 항체검사 시기는 9~15개월입니다. 참고로 엄마로부터 받은 anti-HBs는 6~8개월간 검출될 수 있고, anti-HBc는 18개월까지 검출될 수 있습니다.

B형간염과 모유수유에 대해 궁금한 것들

♥ 만성 B형간염 산모에게서 태어난 아기는 어떻게 예방해야 하나요? 출생 후 12시간 이내에 헤파빅(0.5ml)과 B형간염 예방접종을 해야 합니다. 1개월 후에 2차를 접종하고 6개월에 3차를 접종한 후 9~15개월에 항체검사를 해서 항체가 생긴 경우는 OK! 항체가 생기지 않은 경우는 재접종 1차를 하고 1개월 후 재검사(2차)를 하고, 그래도 항체가 생기지 않은 경우는 재접종 2차와 3차를 마치고 재검사(3차)를 시행합니다.

♥ 만성 B형간염 산모면 태어날 때 이미 간염에 걸린 경우도 많다는데 B형간염 예방접종을 할 필요가 있을까요? 만성 B형간염 산모라도 신생아 모두가 B형간염에 걸리는 것은 아닙니다. B형간염에 걸리는 아기들은 대부분 분만 당시부터 짧은 기간 내에 걸리게 되므로 출생 직후 접종이 매우 중요합니다.

❤️ HBeAg 음성인 만성 B형간염 산모입니다. 만성 B형간염 산모여도 HBeAg 음성이면 아기에게 전염되지 않는다면서요? 그렇게 잘못 알고 있으신 분들이 종종 있습니다. HBeAg은 간염 바이러스가 급격히 증식되고 있다는 증거입니다. 당연히 HBeAg이 음성이라도 바이러스는 증식을 합니다. 다만 그 정도가 약하기 때문에 전염력이 떨어질 뿐입니다. 따라서 HBeAg이 음성인 만성 B형간염 산모라도 전염이 될 수 있기 때문에 다른 만성 B형간염 산모와 마찬가지로 주의를 해야 합니다.

❤️ 만성 B형간염 산모인데 제왕절개가 아기에게 간염이 전염되는 걸 막는 데 도움이 될까요? 아닙니다. 도움이 되지 않습니다.

❤️ 만성 B형간염 산모인데, 가족과 그릇을 같이 써도 되나요? 만성 B형간염 산모가 가족들과 그릇이나 컵 등을 같이 써도 문제가 되는 경우는 별로 없지만, 숟가락과 젓가락은 각자의 것을 따로 정해서 사용하는 것이 정신건강에 좋습니다. 큰 상관은 없지만 음식도 따로 접시를 마련해서 덜어서 먹는 것이 좋습니다. 특히 칫솔 같은 것은 같이 사용하지 않게 주의하여야 합니다. 만성 B형간염 산모의 모유수유에 대해 보다 과학적인 근거를 확인하고 싶은 분들은 대한모유수유의사회에서 "만성 B형간염 산모의 모유수유"를 참고하시기 바랍니다.

C형간염에 걸린 엄마의 모유수유

❤️ 모유를 먹이든 분유를 먹이든 C형간염 발생률은 같은 것으로 알려져 있습니다 C형간염에 걸린 엄마로부터 출생한 신생아 100명 중 5명 정도가 감염됩니다. 감염은 분만 중에 일어나는데 현재까지 이런 감염을 막을 수 있는 방법은 없습니다. 엄마가 동시에 에이즈 바이러스(HIV)에 감염되어 있고 HCV 바이러스 혈중 역가가 높으면 2~3배 정도 더 감염 위험이 높아지지만 아직까지 우리나라에서 이런 일은 거의 없습니다.

💜 C형간염 산모의 아기는 HCV 감염에 대한 검사를 꼭 해야 수유 방법에 상관없이 일부는 C형간염에 걸릴 수 있기 때문에, C형간염 산모에게서 태어난 아기는 반드시 HCV 감염에 대하여 주기적으로 검사를 해야 합니다. 단 생후 18개월까지는 엄마에게서 받은 항체(Anti-HCV)가 아기에게 남아 있을 수 있으므로, 이때까지는 검사를 하지 않습니다. 만일 생후 18개월 이전에 진단을 해야 한다면, 다른 방법으로 검사를 하기도 합니다.

💜 엄마가 C형간염에 걸렸다면 의사와 상의하는 것이 좋습니다 결론적으로 엄마가 에이즈 바이러스에 감염되지 않은 것이 확실하다면 모유수유를 통해 C형간염이 전염된다고 입증된 연구결과가 없으므로 C형간염은 모유수유의 금기 사항이 아닙니다. C형간염은 모유가 아니라 감염된 혈액으로 전파됩니다. 그러나 C형간염 수유모의 유두가 갈라져 피가 나는 경우에 대해서는 아직 가부를 결정할 만큼 충분한 자료가 없습니다. 때문에 HCV 양성 수유모의 유두나 유륜이 갈라지고 피가 난다면 잠시 모유수유를 중단하는 것을 권합니다. 대신 수유하는 만큼 자주(하루 24시간에 8~12번) 젖을 짜서 젖양을 유지하고 유두/유륜 병변이 나을 때까지는 짠 젖을 버리고, 그 이후에는 다시 직접 수유를 합니다. 엄마가 C형간염에 걸렸다면 모유수유에 대해서 잘 아는 의사 선생님과 충분히 상의하시고 모유를 먹이기 바랍니다.

당뇨병 있는 엄마의 모유수유

엄마가 당뇨병이 있는 경우 모유를 먹이면 당 조절에 도움이 되고 인슐린 투여량도 줄어들게 됩니다. 인슐린 주사를 맞아도 모유로 나오거나 아기에게 문제가 되지 않습니다. 소아에게 나타나는 1형 당뇨병은 예전부터 모유수유를 하는 경우에는 약 2.4배 정도 적게 걸리는 것으로 알려져 왔고, 최근에는 2형 당뇨병도 모유수유를 한 아기와 엄마 모두에게서 발생 빈도가 적어지는 것으로 밝혀지고 있습니다.

하지만 엄마는 임신과 출산 시 당 조절을 잘 해야 하며 아기가 저혈당에 빠지지 않도록 하고, 또 황달을 예방하기 위해서 출산 후 30분 이내에 젖을 먹이기 시작하고, 하루에 8~12회 한 번에 한쪽 젖을 15분씩 이상씩 한 번 수유 시 양쪽을 다 먹이도록 해야 합니다. 즉 젖을 잘 먹일 수 있도록 출산 전에 미리 잘 배우고 연습을 하고 출산 후에도 모유수유에 대해 잘 아는 의료진에게 적극적으로 도움을 청해야 합니다. 또한 수유모가 1형 당뇨병을 앓는 경우 젖양이 늘어나는 시기가 하루 정도 늦어질 수 있으므로 아기의 상태에 따라 소아청소년과 의사와 의논하여 필요하면 보충을 할 수 있으며 이때는 컵이나 수유보충기를 사용해야 계속해서 엄마 젖을 직접 먹이기가 쉽습니다.

당뇨병 환자의 감염에 대한 일반적인 주의사항은 수유모의 경우도 마찬가지입니다. 즉 유두 상처나 유방의 세균 혹은 곰팡이 감염이 좀더 잘 생길 수 있으므로 특히 젖을 깊이 물리고 유관이 막히지 않도록 자주, 규칙적으로 젖을 빨리고 염증의 징후가 보이면 지체하지 말고 의사의 진료를 받고 완전히 나을 때까지 꾸준히 치료를 해야 합니다. 당뇨병을 앓고 있는 엄마라도 잘 배우고 준비하면 아기에게 성공적으로 젖을 먹일 수 있고 그 결과는 아기와 엄마에게 충분한 보상이 될 것입니다.

엄마에게 수두나 대상포진 있을 때의 모유수유

엄마가 수두에 걸렸다면 젖을 먹는 아기를 격리할 것인지, 직접수유를 할 것인지 짜서 먹일 것인지, 그리고 VZIG이라는 면역 글로불린을 주사할지를 빨리 결정해야 합니다.

엄마에게 분만 전 5일 이내부터 분만 후 48시간 사이에 수두 발진이 나타나기 시작하면 신생아가 위험할 수 있기 때문에 아기에게 VZIG을 접종합니다. 이런 경우 아기의 증상은 대개 생후 10일 이전에 나타나며, 태반을 통해 수두바이러스는 많이 전달되면서 아직 충분히 형성되지 못한 엄마의 항체는 아기에게 전달되는 양이 적어 아기가 수두를 심하게 앓을 수 있습니다.

그러나 산모가 분만 5일 이전에 수두 발진이 나타나면 이미 충분히 만들어진 항체가 태반을 통해 전달되어 아기가 수두에 감염되더라도 덜 위험합니다. 마찬가지로 분만 48시간 이후에 산모에게 수두 발진이 나타나면 태반을 통해 아기에게 바이러스가 전파되었을 가능성이 떨어지기 때문에 수두산모나 아기에게 VZIG를 맞히면 위험이 감소될 수 있습니다.

모유수유아든 분유수유아든 엄마가 임상적으로 전염력이 있는 동안은 일반적으로 아기를 산모로부터 격리하고 직접수유는 중단합니다. 수두는 72시간 동안 물집이 새로 생기지 않고 모두 딱지가 앉으면 전염력이 없는 것으로 보며 이 기간은 대개 6~10일 정도 걸립니다. 이때는 수유하는 만큼 자주(하루 24시간에 8~12회) 젖을 짜서 젖양을 유지하고 유방에 물집이 없으면 짠 젖은 아기에게 VZIG를 투여한 후 즉시 다른 사람이 아기에게 먹입니다. 아직 신생아이므로 유두혼동을 예방하기 위해 우유병 대신 컵이나 숟가락으로 먹이는 것이 좋습니다. 모유수유 중 안전하게 투여할 수 있는 항바이러스제가 있으므로 엄마의 치료약에 대해서는 걱정하지 않아도 됩니다.

출생 후에는 수두 환자의 피부 물집이나 호흡기 내 바이러스가 면역력이 없는 아기의 호흡기로 들어가 감염을 일으킵니다. 때문에 출산한 분만 병원에 수두 환자가 있다면 공기로 감염되지 않도록 주의해야 합니다. 미숙아나 면역력이 없는 신생아가 엄마가 아닌 다른 사람에게서 수두가 감염되면 증상이 심할 수 있습니다. 때문에 엄마가 수두에 대한 면역이 있는지 확실하지 않거나 엄마와 아기의 항체 검사 결과를 즉시(72시간 이내에) 알 수 없는 경우는, 아기에게 VZIG를 투여합니다. 그러므로 가임 여성은 임신 전에 수두 면역 상태를 확인해서, 면역이 없으면 수두 예방접종을 하는 것이 좋습니다.

신생아를 집에 데려올 때쯤 집에 있는 형제가 수두에 걸려 있다면 수두에 대해 면역력이 없는 산모는 수두 예방접종을 하고 그 신생아는 VZIG를 투여하여 집에 데려오거나 아니면 형제의 전염력이 없어질 때까지 형제와 격리합니다. 면역 글로불린을 맞아도 드물지만 항바이러스 치료가 필요한 경우도 있으므로 주의 깊게 관찰하여 신생아에게 수두가 발생하면 입원시키고 이때는 엄마가 아기를 직접 돌보고 젖을 먹입니다.

신생아기를 지난 아기는 수두를 앓아도 일반적으로 큰 아이들에 비해 증상이 더 심하지 않으므로 엄마에게 수두가 발생해도 VZIG를 맞지 않고 격리하지 않고 계속해서 직접 모유수유를 합니다.

한편 전에 수두에 걸린 적이 있는 수유모에게 대상포진이 생겼을 때는 이미 수두에 대한 항체가 태반과 모유를 통해 아기에게 전달되어 수두를 예방하지 못하더라도 아기가 아주 심하게 앓지는 않을 것입니다. 때문에 유방에 병변이 없고 잘 가릴 수 있다면 아기를 격리할 필요 없이 직접 젖을 먹일 수 있고, VZIG도 맞힐 필요가 없습니다.

그러나 만약 엄마가 병변 부위를 만졌다면 손을 철저히 닦아야 하겠고 드물지만 대상포진이 전신적으로 생긴 경우나 엄마가 면역결핍 상태일 경우에는 아기와 격리할 수도 있으므로 반드시 의사의 진료를 받으시기 바랍니다.

결핵에 걸린 산모의 모유수유

특히 분만 전후의 결핵은 진단하기가 아주 어렵고 제대로 치료를 하지 않으면 위험할 수 있으므로 결핵이 있는 수유모와 신생아에 대해서는 적절한 조치를 취해야 합니다. 산모나 가족에게 결핵이 확인된 경우 신생아는 임상 증상과 결핵반응검사, 방사선 검사 등에 따라 대처 방법이 달라지지만 가능한 아기와 가족을 격리시키지 않는 것이 원칙입니다.

분만 시 산모에게 결핵이 의심되면, 진단이 확실해질 때까지 신생아를 엄마로부터 격리합니다. 엄마에게 활동성 결핵이 확인되면, 곧 적절한 치료를 시작하고 **식구들과 자주 만나는 친지들도 모두 결핵 감염과 질병 확인을 위한 검사를 하고 필요한 조치를 해야 합니다.** 신생아 역시 진찰과 여러 가지 검사를 통해 선천성 결핵에 대한 평가를 하게 됩니다. 선천성 결핵이 아니라면 아기에게 잠복결핵감염 치료를 시작하며, 산모의 전염력이 없어질 때까지 아기를 격리합니다. 그러나 **신생아의 아이나(INH) 잠복결핵감염 치료가 매우 효과적인 것으로 알려져 있으므로 격리가 반드시 필요하지는 않습니다.** 단 산모가 입원할 정도로 많이 아프거나, 치료를 잘 따르지 않을 것 같거나 잘 따르지 않았거나, 혹은 약제 내성 결핵이 강하게 의심

단순포진 바이러스(HSV : Herpes Simplex Virus)

주산기 감염은 아주 드물지만 직접 접촉을 통해 감염되면 치명적인 신생아 단순포진 바이러스 질환을 일으킬 수 있습니다. 때문에 신생아의 수유모(아빠, 형제 등 가까운 식구나 의료인도)에게 단순포진이 있을 때는 아기를 안기 전이나 수포를 만진 후에는 반드시 손을 철저히 씻어야 합니다. 또한 피부 수포 부위를 잘 가리고, 입술이나 입 주변에 단순포진 수포가 있으면 신생아에게 절대로 뽀뽀를 하지 말아야 합니다. 신생아에게 젖을 먹이는 수유모의 유방이나 유두, 혹은 젖먹을 때 아기가 닿는 부위에 단순포진 수포가 있으면 그쪽 젖은 먹이지 말고 젖양을 유지하기 위해 수유하던 만큼 자주(하루 24시간에 8~12회) 효과적으로 젖을 짜서 버리고 반대쪽 젖만 먹입니다. 상처가 나으면 다시 그쪽으로 직접 수유를 시작할 수 있습니다.

되는 경우에만 격리를 하게 됩니다.

엄마와 아기를 격리하더라도 수유하는 만큼 자주(하루 24시간에 8~12회) 젖을 짜서 젖양을 유지하고 짠 젖은 다른 사람이 아기에게 먹입니다. 격리를 하지 않는다면 수유 전에 비누와 물로 손을 깨끗이 닦고 젖을 먹일 때는 마스크를 쓰고 아기 얼굴 쪽으로 기침이나 재채기를 하지 않도록 주의해야 합니다. 또한 수유하는 동안 엄마와 아기 사이에 천으로 된 담요를 사용하면 도움이 될 것입니다.

활동성 결핵인 산모의 아기는 엄마의 객담 배양 검사가 적어도 3개월 이상 음성으로 지속될 때까지 INH 치료를 계속한 후 아기에게 결핵반응 검사를 시행하여, 검사 결과 양성이면 잠복결핵감염, 혹은 결핵 치료를 하고, 음성이면 INH 투여를 중지하고 BCG 접종을 합니다. 항결핵제 투여 중에도 모유수유가 가능합니다. 또한 수유모나 모유수유아가 INH를 복용하는 경우는 아기에게도 피리독신(pyridoxine)을 먹여야 합니다.

산모가 활동성 결핵이라는 증거가 없으면, 더 이상 아기를 격리할 필요가 없습니다. 이때 산모는 잠복결핵 치료(INH 9개월+피리독신)를 하고, 아기는 치료 없이 BCG 접종을 하지 않은 상태에서 출생 직후와 생후 3개월에 결핵반응 검사를 하여 음성이면 BCG 접종을 합니다. 마찬가지로 **모든 식구들도 결핵에 대한 평가를 하고 필요한 조치를 해야 합니다.**

극히 드물기는 하지만 결핵성 유선염일 경우는 일반적으로 엄마와 아기를 격리하고 직접 수유와 유축 수유 모두를 금합니다.

A형간염 산모의 모유수유

아기들은 A형간염에 걸려도 증상이 대개 심하지 않고, 엄마가 A형간염 진단을 받은 때에는 이미 바이러스에 노출되었을 가능성이 아주 높기 때문에(증상이 나타나기 직전에 대변으로의 A형간염 바이러스 배출이 가장 높습니다) 모유수유를 중단할 이유가 없습니다. 다만 엄마가 젖을 먹이지 못할 정도로 심하게 아프면 증상이 어느 정도 나아질 때까지 모유수유를 일시적으로 중단할 수 있습니다.

이때는 수유하는 만큼 자주(하루 24시간에 8~12회) 젖을 짜서 젖양을 유지하

💡 코로나 걸려도 모유수유 할 수 있어요
– 미국소아과학회, 미국질병관리본부, 세계보건기구 등 권고

오미크론이 무서운 속도로 퍼지면서 얼마 전부터 신생아나 어린 아기들도 코로나에 감염되는 수가 급증하고 있습니다. 이런 때일수록 조금이라도 젖을 더 먹이는 것이 아기에게 도움이 되는데, 엄마가 코로나에 확진되면 젖을 끊어야 한다고 잘못 알고 계신 분들이 있습니다. 아직까지 모유로 코로나 바이러스가 전염된다는 증거는 없으며 미국소아과학회, 세계보건기구, 미국질병관리본부 등에서도 계속해서 코로나에 확진된 엄마도 젖을 먹이도록 권하고 있습니다. 코로나에 걸린 엄마도 젖을 먹일 수 있고 또 먹이는 것이 좋습니다.

엄마와 아기가 코로나에 걸릴 수 있는 조합은 3가지가 있습니다.

　　1. 엄마만 걸리거나,
　　2. 아기만 걸리거나,
　　3. 둘 다 걸리는 3가지 경우입니다.

1. 일단 엄마와 아기가 둘 다 코로나에 걸렸다면 마스크 같은 것을 쓸 필요 없이 지금껏 해 온 것처럼 계속 직접수유를 하면 됩니다. 다만 다른 식구들이 감염되지 않도록 주의할 필요가 있습니다.

2. 둘째로, 아기는 코로나 음성이고 엄마만 확진된 경우입니다. 아직까지 모유로 코로나 바이러스가 전염된다는 증거가 없기 때문에 이때도 직접수유를 할 수 있고 그렇게 하면 감염된 엄마 몸에서 만들어진 코로나 항체를 젖을 통해 아기에게 전해 줄 수 있습니다.

대신 아기를 만지거나 젖을 먹이거나 유축하기 전에 비누와 물로 손을 깨끗이 닦고 젖 먹일 때처럼 아기와 2미터 이내 거리에 있을 때는 가장 효과가 좋은, 얼굴에 꼭 맞는 마스크를 제대로 써야 합니다. 만약 엄마가 몸이 너무 아파서 직접 젖을 먹이기가 어려우면 마스크를 쓰고 손을 잘 씻고 젖 먹던 횟수만큼 유축을 해서 건강한 다른 사람이 먹일 수도 있습니다. 유축기 부품, 우유병을 깨끗이 닦고 유축 젖을 먹이는 사람도 우유병을 만지거나 먹이거나 아기를 돌보기 전에는 손을 잘 씻도록 합니다.

그리고 아기 상태를 잘 살펴봐서 열이 나거나 쳐지거나 콧물, 기침, 설사가 나타나거나 잘 먹지 않거나 숨쉬기 어려워하면 코로나나 다른 병의 초기 증상일 수 있으므로 소아청소년과 진료를 받아야 합니다. 대부분의 약은 모유수유 중 복용해도 안전하지만 수유 중에는 항상 의사의 진료를 받아서, 젖을 먹이면서 쓸 수 있는 단일 성분의 약을 처방받는 것이 중요합니다. 참고로 코로나 치료제인 렘데시비르는 미국 식약처에서 3.5kg 이상인 아기들부터 긴급사용을 승인하여 현재 처방되고 있는 약이기 때문에 엄마가 렘데시비르 치료 중이라는 이유로 젖을 끊을 필요는 없을 것입니다.

3. 세번째는 엄마는 코로나 음성이고 아기만 확진된 경우입니다. 마찬가지로 엄마가 아기를 만지거나 젖을 먹이기 전에는 비누와 물로 손을 깨끗이 닦고 2미터 이내에서는 가장 효과가 좋은, 얼굴에 꼭 맞는 마스크를 제대로 써야 합니다. 하지만 아기는 코로나에 걸렸어도 아직 만 2돌이 되지 않았다면, 질식 위험이 있기 때문에 마스크를 씌우지 않습니다. 또 최근 연구 결과 화이자나 모더나 같은 mRNA 백신을 맞은 엄마 젖에서 코로나 항체가 확인되고 있기 때문에 특히 이미 코로나 접종을 한 엄마라면 반드시 계속 젖을 먹이는 것이 좋겠습니다.

고 짠 젖은 다른 사람이 아기에게 먹입니다. 엄마 상태가 양호하다면 직접 수유를 해야 하는데 손을 잘 씻고, 누히 기서세를 산 우가 음시를 만들기 전에 깨끗히 닦아야 합니다. 아기가 A형간염에 노출된 지 2주가 되지 않았다면 돌 이전 아기는 면역 글로불린을 맞고 만 1세부터는 A형간염 예방 접종을 하면 됩니다. 2주가 지났다면, 돌 이전 아기에게는 예방 조치를 하지 않고, 만 1세부터는 A형간염 예방 접종을 시행합니다.

제4부

아기에게
문제가 있을 때의
모유수유

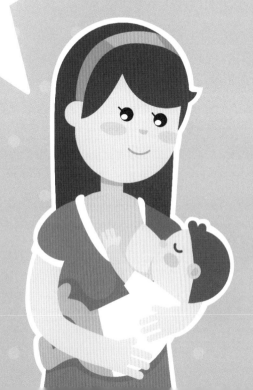

1. 아기가 젖을 거부하거나 보챌 때

여태껏 젖을 잘 먹던 아기가 갑자기 젖을 거부하거나 보챌 때가 있습니다. 아기가 젖을 거부한다고 이제 젖을 먹기 싫은가 보다 하며 젖을 끊어서는 안 됩니다. 아기가 보채거나 거부하는 데는 정말 다양한 원인이 있기 때문에 우선 그 원인이 무엇인지 알아내는 것이 중요합니다. 엄마가 사용하는 비누를 바꾼 것이 원인일 수도 있고, 아기가 중이염에 걸린 것이 문제일 수도 있으며, 주변이 너무 시끄럽거나 방안 온도가 지나치게 높은 등의 환경적 요인이 있을 수도 있습니다. 어느 경우든 젖을 함부로 끊지 말고 우선은 수유 자세와 환경 등 일상적 상식으로 아기가 보챌 수 있는 상황을 점검해 본 후 그래도 안 될 때는 소아청소년과 의사의 진료를 받아보십시오.

아기가 거부한다고 젖을 끊지 마세요

♥ 모유는 엄마와 아빠가 같이 먹이는 것입니다 모유를 먹이는 것을 즐겁게 생각하는 엄마들은 어지간한 난관이 닥쳐와도 극복하려고 합니다. 하지만 주위 사람들이 모유수유에 대해서 초치는 말을 하거나 엄마 자신이 모유수유를 하고는 싶어하지만 마음속 깊이 무의식 세계에서는 왠지 모유수유를 그렇게 기를 쓰고 하려고 하지 않는 경우에는 아기가 보채거나 젖을 거부하면 이때다 하고 젖을 끊는 경우가 많습니다. 특히 직장에 나갈 계획이 있는 엄마는 아기가 보채거나 젖먹기를 거부하면 쉽게 분유를 우유병에 담아주게 될 수 있는데, 그럴 때 젖은 잘 안 먹는 아기가 우유병에 담긴 분유를 잘 먹으면서 점점 젖을 적게 먹게 됩니다. 그러면 젖은 서서히 마르게 되고 모유수유는 끝이 나게 되는 것입니다. 하지만 모유를 먹이고 안 먹이고는 전적으로 엄마의 선택입니다. 그리고 정말로 엄마와 소아청소년과 의사가 아무리 노력해도 더 이상 모유수유를 할 수 없는 경우도 있기 때문에 모유수유의 지속 여부가 엄마가 아기를 사랑하는 척도가 될 수는 없습니다. 간혹 젊은 아빠들 중에는 집에 와서 아기 한 번 제대로 안아주지 않고 설거지 한 번 제대로 해주지도 않으면서 모유수유로 힘들어하는 엄마에게 남들 다 먹이는 젖도

▶ YouTube
예비 아빠
산전 교육 ①

▶ YouTube
예비 아빠
산전 교육 ②

못 먹인다고 엄마의 마음을 아프게 하는 분들이 있습니다. 모유는 엄마와 아빠가 같이 먹이는 것입니다. 모유수유는 쉬울 때는 아주 쉽습니다. 엄마와 아빠가 합심을 할 때 모유 먹이기는 더 쉬워집니다. 하지만 어려울 때는 정말로 전문가들도 손발 다 들게 되는 경우도 있습니다. 어떤 경우에도 수유 문제로 엄마들이 비난을 받아서는 안 됩니다. 이 점은 잊지 마십시오.

🤍 **젖을 함부로 끊지 마십시오** 어제까지만 해도 젖을 잘 먹던 아기가 갑자기 젖을 먹지 않으려 하고, 심지어 젖을 먹이려고 쳐다만 봐도 울어대는 경우가 있습니다. 이런 때 많은 엄마들은 아기가 이제 젖을 싫어하는가 보다 하면서 우유병에 분유를 타서 주기도 하는데, 이것은 곤란합니다. 돌 전의 아기가 스스로 젖을 떼는 경우는 거의 없습니다. 이렇게 모유수유 시 보채거나 거부하는 것은 대부분 일시적인 일로서 엄마가 적절히 대응을 하면 수일 정도 지나면서 다시 잘 먹게 됩니다. 아기가 버틴다고 포기하거나 안 먹는다고 강제로 젖을 물리다가는 모유수유는 물 건너가게 됩니다.

🤍 **의학적인 문제는 먼저 확인하십시오** 아기가 젖을 먹지 않고 보챌 때 중이염이나 아구창처럼 소아청소년과 의사의 진료를 필요로 하는 경우도 있습니다. 이런 경우는 모유수유 방법을 개선하기보다는 우선 질병을 치료하는 것이 중요합니다. 일상적 상식으로 아기가 보챌 수 있는 상황을 빨리 판단해 해결하고, 그래도 안 될 때는 소아청소년과 의사의 진료를 받으십시오. 중이염이 있는 아기의 경우는 빨면 귀에 압력이 가해지기 때문에 먹고는 싶어하는데 먹기만 하면 보채게 됩니다. 하지만 중이염으로 힘든 것은 불과 하루이틀이기 때문에 아차 하면 중이염이 심해질 때까지도 잘 모르고 넘어갈 수 있으므로 주의해야 합니다. 특히 감기 치료로 감기약을 먹는 아기가 수유 시 보챌 때는 꼭 중이염이 있는 것은 아닌가 소아청소년과 의사의 진료를 받아보는 것이 안전합니다.

수유 시 보채는 데는 다양한 원인이 있습니다

아기들은 배고프면 젖을 충분히 먹고 기분 좋게 자는 것이 보통입니다. 그리고 늘어지게 자다가 배가 고프면 깨서 또 먹습니다. 그렇지만 수유 시 보채는 아기는 배고프면 모유를 먹으려고는 하지만 먹다가 보채면서 잘 안 먹거나 충분히 먹지 않고 그만두거나 기분 좋게 먹지 않습니다. 이런 경우 그 원인을 밝혀서 고쳐주어야 엄마들이 모유수유를 쉽게 할 수 있습니다. 아기가 젖을 거부하고 보채는 데는 정말로 다양한 원인이 있습니다. 엄마가 원인인 경우도 있고 아기가 원인인 경우도 있습니다. 그리고 아기의 나이에 따라서 우선적으로 추정할 수 있는 보채는 원인이 각각 달라집니다. 원인에 따라서 대처 방법이 다른데 엄마 혼자 가볍게 해결할 수 있는 원인도 있고, 소아청소년과 의사와 상의해야 하는 원인도 있고, 상의해도 해결하기까지 시간이 한참 걸리는 원인도 있습니다.

♥ **가벼운 원인들** 방이 너무 더운 경우는 땀 뻘뻘 흘리면서 먹던 아기가 보챌 수 있으니 방 안을 25도 이하로 시원하게 해주십시오. 주위가 너무 시끄러우면 먹는 아기도 집중이 되지 않아 짜증이 날 것입니다. 이런 경우는 조용하게 해주는 것으로도 해결이 될 수 있습니다. 엄마가 새로운 향의 비누나 샴푸나 향수를 사용하는 경우에도 아기들은 엄마 냄새가 달라져 젖을 먹으려 하지 않을 수 있습니다. 이 경우는 저번에 사용하던 것을 다시 사용하거나 아예 사용하지 않으면 됩니다. 아기가 예쁘다고 수유 중에 이 사람 저 사람이 자꾸 아기의 머리를 쓰다듬거나 얼굴을 만지면 아기가 그쪽으로 얼굴을 돌리게 되고, 그럼 당연히 잘 안 먹게 됩니다. 특히 수유 자세 중에서 교차요람식 자세나 미식축구공 잡기식 자세를 취할 때 손으로 아기의 뒷통수를 밀게 되면 아기가 허리를 활처럼 휘는 반사 반응을 보이게 되는 수도 있습니다. 그럼 머리가 엄마의 젖으로부터 멀어져 수유 자세가 나오지 않습니다. 이때는 엄마 손바닥으로 머리를 미는 것이 아니고 손바닥은 아기의 등에 위치하고 손가락이 아기의 귀 뒤를 지지해 주어야 합니다. 신생아 시기를 지난 아기는 옆에 텔레비전을 켜두면 정신이 팔려서 젖을 안 먹으려 하기도 합니다.

♥ **신생아에게 젖을 물릴 때 보챈다면 독특한 이유들이 많습니다** 신생아 시기는 모유

수유를 처음 시작하는 시기로 다른 시기와는 다른 독특한 이유들이 많습니다. 그리고 신생아 시기는 모유수유의 성패를 좌우하는 가장 중요한 시기이기 때문에 아주 조금만 잘못해도 모유를 먹일 수가 없는 사태가 생기기도 합니다. 미리 잘 알고 공부를 하고 대비하시기 바랍니다. 우리나라에서 가장 흔히 보는 경우는 태어나서부터 젖을 물리지 않고 우유병으로 분유를 먹인 경우입니다. 이 경우는 아기가 적게 나오는 초유를 먹다가 잘 나오지 않으니까 보채기도 합니다. 한번 왕창 나오는 우유병을 빨아서 뱃구레가 커진 아기들은 조금씩 나오는 초유를 먹으면 정말로 짜증이 날 것입니다. 엄마 젖은 첫 수일간은 양도 적고 빨기도 힘들고 우유병을 빨 때와는 먹는 방법도 다르기 때문에 잘못하면 아기가 젖을 먹지 않으려 하기 쉬우니 모유만을 먹이도록 특별히 주의해야 합니다. 우유병을 빨아본 아기는 바로 유두혼동을 일으킬 수도 있는데, 이렇게 되면 젖을 물기도 힘들어하니 주의하십시오. 그래서 처음부터 모유만을 먹이는 것이 중요합니다.

💜 **한 달 이내라도 보채는 시기가 중요** 신생아 시기는 보통 생후 한 달 이내를 말합니다. 이 시기에 보채는 아기도 언제부터 보채느냐에 따라서 다른 원인을 생각해야 합니다. 신생아 시기라도 태어나서부터 젖을 먹으면서 보채는 아기는 출생 시에 어깨뼈가 부러지는 등의 손상을 입었거나 의학적인 문제가 있는 경우도 생각을 해야 합니다. 그리고 아기의 성격상 잘 먹지 않는 경우도 있습니다. 생후 2~4일경에 수유를 거부하는 경우는 이 시기가 모유가 급증하고 아기가 젖을 많이 먹어야 하는 시기라는 것을 염두에 두어야 합니다. 엄마의 젖에 울혈이 생기거나 젖이 잘 돌지 않아서 양이 적거나 사출이 문제가 되거나 아기가 젖을 잘 먹지 못하거나 우유병으로 젖을 쉽게 먹던 아기가 적게 나오는 젖양에 만족하지 못하는 경우가 있습니다. 사출이 너무 강한 경우 아기를 엄마의 배 위에 올려서 엄마가 비스듬히 기대서 먹이는 것이 도움이 됩니다. 우리나라에서는 모유수유 전에 분유를 먹던 아기가 많아서 산부인과에서 퇴원 후에 모유만을 먹이려 하면 젖양이 부족해서 보채는 경우가 흔합니다. 유두혼동이 문제가 되기도 합니다. 모유가 잘 나오는 시기인 일주일부터 4주 사이의 아기가 수유 중 보챌 때는 반드시 우유병이나 노리개젖꼭지를 같이 사용하지 않는가를 확인해야 합니다. 유축기를 사용해서 젖을 짜서 먹인 경우 젖양이 줄어서 보챌 수 있습니다. 의학적인 필요성이 없다면 신생

아들은 반드시 젖을 직접 물려야 합니다. 소아청소년과 의사나 전문가의 처방 없이 먹히다는 이제도 없을 까서 내에서는 안 됩니다. 특히 신생아 시기에는 아구창이라든지 중이염 같은 질병에도 걸릴 수 있고 뱃속에 가스가 차거나 장 운동이 조화를 이루지 못하거나 젖양과 맛이 달라지거나 엄마가 화장을 시작하는 경우 그 냄새 때문에 모유수유 시 보채기도 합니다.

엄마와 아기의 증상으로 판단할 수 있는 원인

다음의 증상을 보면서 우리 아기가 왜 보채는가 그 원인을 한번 추정해 보고, 이 뒤에 상세하게 실어놓은 원인별 대책을 참고하십시오. 소아청소년과 의사나 다른 전문가가 원인을 밝혀준 경우에는 추가 설명으로 참고하십시오.

♥ 젖꼭지가 아프거나 헌다 대부분 수유 자세나 젖물림이 잘못되었을 때 나타나는 증상으로, 젖을 깊이 물리지 않는 것이 가장 흔한 원인입니다

♥ 수유 중 아기가 무겁게 느껴지거나 아기가 자꾸 미끄러진다 수유 자세가 불편할 경우 당연히 아기가 젖 빠는 게 힘들어 보채게 됩니다. 이런 경우 엄마와 아기가 편한 수유 자세를 잡아야 합니다.

♥ 젖이 땡땡하고 아프다 울혈이나 유선염이 원인일 수 있습니다. 이런 경우 아기가 수유 시 빨아도 젖이 잘 나오지 않거나 젖 맛이 변해서 보채기도 합니다. 울혈이 생겼다면 젖을 어느 정도 짜서 유방을 부드럽게 한 후 젖을 물리면 어렵지 않게 수유할 수도 있습니다.

♥ 사출이 생기기 전인, 젖을 물린 지 수분 이내에 아기가 힘들어한다 이 경우는 젖물림과 수유 자세가 원인이거나 젖꼭지의 모양이 문제가 될 수 있습니다. 우유병을 빨아서 처음부터 잘 나오는 우유병 빨기에 익숙해져 있거나 중이염이 있는 경우, 젖을 빨 때 귀에 압력이 가해져 보챌 수 있습니다. 그리고 치아가 날 때나 입 안이 헐

거나 허판자이나처럼 입 안이 아플 수 있는 병에 걸려도 젖을 빨면 금방 아파할 수 있습니다. 이런 경우는 수유 직전에 젖을 약간 짜주어서 사출반사를 유도하여 젖의 흐름이 생긴 후에 젖을 물리는 것도 한 가지 방법입니다. 젖을 너무 늦게 물려도 사출이 생길 때까지 못 참아 보채기도 합니다. 우리나라에서는 아기가 배고파 울면 젖을 주는 것으로 잘못 알고 있는 엄마도 있습니다. 젖은 울기 전에 아기가 배고파하면 주어야 합니다. 아기가 감기에 걸려서 코가 막혀서 제대로 삼킬 수 없는 경우도 젖을 물고 금방 보채는데, 코에 코딱지가 막고 있는 경우는 수유 전에 식염수를 서너 방울 넣고 2~3분 후에 흡입기로 살짝 빨아 주십시오.

💜 **사출이 생긴 후 아기가 힘들어하고 사레가 든다** 주로 사출이 생긴 후 보채고 사레가 드는데, 이 경우는 아기가 엄마의 젖을 잘 먹지 못하는 경우에 주로 생깁니다. 젖양이 너무 많거나 사출이 너무 강하거나 아기가 나오는 젖을 제대로 삼키지 못할 때 이런 일이 생깁니다. 수유 중에 사레가 자주 들면 소아청소년과 의사와 상의를 하는 것이 좋습니다. 의학적인 문제가 있는 경우도 있습니다.

💜 **젖을 다 먹을 때쯤 보챈다** 공기를 많이 먹었거나 수유 중 끙을 하는 경우입니다. 수유 시 공기를 많이 먹는 아기는 중간중간에 트림을 시켜주는 것이 좋습니다. 너무 배고프지 않을 때 먹이는 것이 좋은데, 배가 아주 고플 때 먹이면 허겁지겁 먹다가 공기를 더 많이 삼킬 수 있기 때문입니다. 모유수유와 동시에 장운동이 활발해지므로 끙을 하는 것은 어쩔 수가 없습니다. 끙을 하는 경우는 그 원인을 엄마도 금방 알게 됩니다. 물증이 생기니까요. 끙이 원인인 경우는 대개 그리 심하게 보채지 않고 수유에 큰 방해가 되지 않습니다. 지나치게 많이 먹은 아기도 수유가 끝날 때쯤 보챕니다. 젖을 찔끔찔끔 먹는 습관이 있어서 전유를 많이 먹는 아기의 경우 수유 후반기에 보채기도 합니다. 이 경우는 한쪽 젖을 끝까지 먹이도록 노력해야 합니다. 역류나 알레르기 같은 의학적인 문제가 있는 경

젖을 거부하는 경우는 전에 먹던 횟수만큼 젖을 짜주세요

아기가 젖을 거부할 때는 젖양이 줄지 않도록 아기가 전에 먹던 횟수만큼 짜주어야 합니다. 하지만 잘 먹을 수 있는 신생아 시기에 젖을 짜서 먹이는 것은 절대로 피해야 합니다. 특히 산후조리하는 도중에 아기를 보기 힘들다는 이유로 젖을 짜서 먹여서는 안 됩니다. 젖은 짜서 먹이면 줄게 되고 모유수유는 물 건너가게 됩니다. 젖을 짜서 먹이는 경우는 의학적으로 꼭 필요한 경우에 한하여야 합니다. 만일 신생아 시기에 젖을 짜서 먹여야 할 경우는 컵으로 먹이십시오. 우유병을 사용하는 경우 유두혼동으로 모유수유 자체가 불가능해지고 모유가 확 줄어서 모유를 먹일 수 없는 경우가 생길 수 있습니다.

우도 수유가 끝날 때쯤 보채기도 합니다.

💜 **하루 종일 보챈다** 수유 시뿐 아니라 하루 종일 보채는 아기는 원래 기질이 그런 아기일 수 있습니다. 이런 경우는 쉽게 고치기 힘들어 자주 안아주고 불필요한 자극을 줄여주는 것이 좋습니다. 수유 시에는 포대기 같은 것으로 싸서 먹이는 것이 아기에게 안정감을 줄 수 있습니다. TV 같은 것을 보면서 먹이지 마십시오.

💜 **혀로 젖꼭지를 민다** 이런 경우는 유두혼동이 생겼거나 혀가 짧은 경우입니다. 원래 젖을 물 때는 혀가 엄마의 젖꼭지 아래로 들어가서 아기의 잇몸 밖으로까지 나와야 합니다. 신생아 시기에 분유병을 빨거나 노리개젖꼭지를 빤 아기는 엄마 젖을 혀로 밀어내는 경향이 있습니다. 이런 경우는 유두혼동을 고치기 위한 노력을 해야 합니다.

수유 시 보채는 아기의 원인별 대책

💜 **원인을 밝히는 것이 중요합니다** 잘 먹던 아기가 갑자기 잘 먹지 않으려 하면 그 원인을 밝히는 것이 중요합니다. 젖을 갑자기 안 먹으려 하는 아기에게는 여러 가지 이유가 있습니다. 그 원인이 무엇이든 일단 수유를 거부하는 아기를 윽박질러서 억지로 먹이려 해서는 안 됩니다. 좀더 안아주고 좀더 따뜻하게 대해 주십시오. 따뜻한 방에서 아기의 옷을 벗기고 부모와 맨 살을 접촉하는 것이 더 효과적입니다. 엄마가 힘들어하면 아빠도 동참해서 한 번 더 안아주면 이 상황은 빨리 종료됩니다. 평소와는 다르게 수유 방법을 바꿔 보는 것도 도움이 되기도 합니다. 평소에 앉아서 먹였다면 누워서 먹이거나 다른 수유 자세로 먹여 보십시오. 그게 먹히는 아기도 있습니다. 약간 흔들면서 먹이거나 슬링 같은 것을 이용해서 서서 약간씩 움직이는 것도 도움이 되기도 합니다.

💜 **잘못된 수유 자세와 젖물림이 원인일 때** 일단 아기가 젖을 물 때 아프다면 대부분이 수유 자세와 젖물림과 연관이 있기 때문에 소아청소년과 의사나 모유수유에

대해 잘 아는 의료인에게 상의를 하여야 합니다. 엄마의 몸이 좋지 않아서 수유 자세가 바뀌면 익숙지 않아 젖먹기를 거부할 수도 있습니다. 엄마의 어깨가 결리거나 팔이 아픈 경우는 방석이나 베개를 이용해서 아기의 몸을 잘 받쳐주어서 손이나 어깨에 힘이 적게 들어가게 하시면 좋습니다. 아기의 몸 상태에 따라서 수유 자세를 취하면 아픈 경우 수유를 거부하기도 합니다. 예방주사를 맞은 부위가 아픈 아기들은 그쪽이 눌리는 수유 자세를 취하면 싫어할 것은 당연합니다. 이때는 그 부위에 자극이 가해지거나 눌리지 않게 잘 잡아주어야 합니다. 몇 번 아픈 채 먹이면 나중에는 그 자세만 취해도 수유를 거부할 수 있으니 주의하십시오. 그리고 아기의 몸무게가 너무 적게 나가거나 엄마의 젖꼭지가 너무 큰 경우에도 젖을 물기 힘들어할 수 있습니다.

♥ 유방 울혈과 유선염이 원인일 때 울혈이 생겨 아기가 젖을 물기 힘들어하면 젖을 조금 짜서 유방을 부드럽게 해주는 것이 아기가 젖을 좀더 쉽게 무는 데 도움이 됩니다. 엄마가 유선염에 걸리면 젖 맛이 짜지기 때문에 그쪽 젖을 먹지 않으려 하는 수가 있습니다. 이런 경우는 시간이 지나면 맛이 돌아와 다시 먹게 되므로 그 젖을 먹지 않더라도 젖이 마르지 않게 열심히 짜주고 자꾸 물려주어야 합니다. 드물지만 유방암이 생긴 경우도 아기가 그 젖을 먹지 않으려 하기도 합니다.

♥ 사출이 늦어지는 게 원인일 때 젖은 빨면 나와야 합니다. 배고파서 먹으려는데 빨아도 안 나오면 보챌 수밖에 없습니다. 사출반사가 지연되어 젖을 빨아도 한참이 있어야 나오는 경우 아기가 조금 빨다가 보채고 안 먹을 수 있습니다. 이런 경우에는 사출이 늦어지는 원인을 해결하고, 아기가 먹고 싶어할 때마다 젖을 물려주어야 합니다.

♥ 사출이 너무 강한 게 원인일 때 사출이 너무 강한 경우 물총처럼 쏘아서 아기가 젖을 먹기 힘들고, 제대로 삼키지 못해 사레가 들어서 젖을 잘 먹지 않으려 하며, 심한 경우는 수유를 거부하기도 합니다. 또 젖이 세게 뿜어져 나오면 아기가 삼키기 힘들기 때문에 공기를 많이 먹게 됩니다. 공기를 많이 먹은 아기는 다 먹지 않고도 배가 더부룩하고 거북하기 때문에 보채고 젖먹기를 그치게 됩니다. 트림을

심하게 하다가 토하기도 하고, 방귀도 많이 뀌고, 금방 먹고 잠들었는데 또 깨서 비며 섞어힘니다. 시준이 너무 깅인 깅우 이기를 힘비의 베 위에 음메시 이기의 머리가 엄마의 젖보다 높은 위치에 오도록 엄마가 뒤로 비스듬히 기대서 먹이거나 옆으로 누워서 먹이는 것이 도움이 되기도 합니다. 그리고 공기를 많이 먹기 때문에 트림도 자주 시켜주어야 합니다. 사출이 너무 강해서 수유를 거부하는 경우에 모유가 너무 많이 나온다면 일시적으로 조금씩 자주 먹여서 모유의 양을 줄여주는 것이 필요한 경우도 있습니다. 이런 경우는 전문가와 상의를 하십시오. 유두보호기를 조심스럽게 써 볼 수도 있습니다.

♥ **젖양이 너무 많은 게 원인일 때** 젖양이 너무 많으면 아기가 제대로 삼키지 못해서 사레가 들거나 보채기도 합니다. 이 경우는 모유를 적당히 나오게 하기 위해서 젖을 덜 비운 상태에서 젖을 바꾸어 젖을 남기는 등의 방법을 사용하기도 합니다. 젖이 많을 때의 대처 방안을 참고로 하시기 바랍니다. 젖이 과다한 증상은 젖은 적당히 나오는데 아기가 제대로 삼키지 못할 때도 나타납니다. 이 경우는 의학적인 문제가 있을 가능성에 대해서 소아청소년과 의사와 상의를 하여야 합니다.

♥ **모유량이 부족한 게 원인일 때** 빨아도 빨아도 모유가 부족하다면 아기가 보채는 건 당연한 일입니다. 이렇게 모유가 부족한 아기들은 항상 먹으려 하고 배고파 보이고 칭얼대기도 합니다. 우리나라에서는 출산 직후에 우유병으로 분유를 먹이기 시작한 경우가 많은데, 퇴원 후에서야 모유수유만 하려고 시도할 때 모유 부족으로 고생하는 엄마들이 많습니다. 밤중수유를 너무 조기에 끊으려고 수유를 거를 때 잘못하면 유방 울혈이 생겨 모유량이 급격하게 줄게 됩니다. 이 경우는 모유량을 늘리는 다양한 방법을 시도해야 합니다. 그리고 모유 부족이 심한 경우는 분유를 첨가해야 합니다. 분유를 같이 먹던 아기를 모유만으로 수유하려고 할 때는 서서히 모유량을 늘리면서 분유의 양을 줄여야 모유 부족으로 문제가 생기지 않습

젖양을 유지해야 합니다

유방을 거부하거나 보채는 아기들은 젖을 적게 먹게 됩니다. 젖을 적게 먹으면 엄마의 유방을 비울 수 없게 되고 유방을 비울 수 없게 되면 엄마의 유방에 젖이 남게 됩니다. 이렇게 남은 젖은 엄마의 젖 생산을 억제하고 젖이 불어 땡땡해지면 압력에 의해 젖을 만드는 유선이 위축되어서 젖이 확 줄게 됩니다. 만일 아기가 젖을 안 먹어서 유방이 붓고 아픈 경우는 꼭 젖을 짜주어야 아픈 것도 줄고 젖도 줄지 않고 아기가 쉽게 다시 젖을 물 수 있습니다. 땡땡한 젖은 물기도 힘들답니다. 그리고 젖을 제대로 비워주어야 유선염도 예방할 수 있습니다. 이렇게 짠 젖은 나중에 다시 아기에게 먹일 수 있습니다.

니다. 자세한 것은 이 책 91-94쪽 '모유가 부족할 땐 이렇게' 편을 참고하십시오.

💜 **젖이 늦게 도는 경우** 특히 출생 직후 수일간 분유를 먹은 아기의 경우 젖이 도는 시기가 늦어질 수 있는데 이런 경우 아기가 처음에 젖을 물고서는 열심히 빨지만 원하는 만큼의 젖이 나오지 않기 때문에 고개를 뒤로 젖히고 울며 보채게 됩니다. 이런 부작용을 막기 위해서 젖은 태어나자마자 적어도 한시간 이내에 물려야 하고 모유만을 먹여야 하고 하루에 8~12회를 먹여서 젖을 잘 나오게 하여야 합니다.

💜 **아기의 병이 원인일 때** 중이염에 걸려도 젖을 먹기 힘들어합니다. 젖을 빨면 압력이 귀에 가해져 아프게 됩니다. 중이염으로 심하게 아픈 경우 일시적으로 젖을 짜서 컵으로 수유하는 것이 도움이 되기도 합니다. 감기에 걸려 수유를 거부하는 경우도 있습니다. 감기에 걸려서 코가 막히면 입으로 숨을 쉬어야 하는데 젖을 물면 숨이 막혀 젖 물기를 두려워하기도 합니다. 이런 경우는 흡입기로 코를 가볍게 뽑아주는 것이 도움이 되기도 합니다. 하지만 코가 막히지 않아도 감기 그 자체만으로 아기 몸의 컨디션이 나빠져 수유를 거부하기도 합니다. 이 경우 코를 뽑아도 안 먹는다고 코만 더 열심히 뽑다가는 아기가 젖을 아예 거부할 위험이 있으니 주의하십시오. 그리고 이가 날 때 아기는 일시적으로 수유를 거부하기도 하지만 잘 물리면 다시 먹게 되는 경우가 대부분입니다.

비누 사용도 주의하자

아기가 갑자기 젖을 거부하는 경우, 엄마가 새로 바꾼 비누나 샴푸나 향수는 없는지 확인하시기 바랍니다. 엄마에게는 향긋하고 좋은 냄새도 아기에게는 엄마의 체취를 지우는 이상한 냄새로 느껴질 수 있습니다. 갑자기 엄마같이 보이는 사람에게서 엄마 냄새가 나지 않아서 엄마가 엄마 같지 않게 느껴질 수도 있다는 이야기입니다.

💜 **아기의 혀가 짧은 것이 원인일 때** 흔히 별것 아닌 것으로 생각하는 혀가 짧은 경우도 심하면 젖을 먹기 힘들 수 있습니다. 우유병을 빠는 것과는 달리 엄마 젖을 빨 때는 혀가 엄마 젖꼭지를 감싸고 잇몸 앞으로 나와야 하기 때문입니다. 혀가 짧아서 수유를 못 하는 경우는 대개 간단한 시술로 치료가 될 수 있습니다.

💜 **짜증이 많은 아기** 유난히 많이 보채는 아기가 있습니다. 먹든 안 먹든 칭얼대는 아기는 모유수유를 하기도 힘이 듭니다. 이런 경우는 수유 전에 안아줘서 달랜 후 먹이고 배가 너무 고

프기 전에 먹여야 합니다. 배고파서 울 때 먹이면 더 힘들게 됩니다. 이런 아기들은 자극에 더 민감하기 때문에 수유 상태 건드리지 말고 엄마가 TV를 보면서 젖을 먹이지 마십시오. 다른 사람과 이야기를 하면서 먹이지도 마십시오. 엄마가 노래를 불러주는 것은 좋은데 음악을 틀어두고 젖을 먹이는 것도 바람직한 방법은 아닙니다. 하지만 조용한 음악을 들으면서 아기가 차분해진다면 그 음악은 틀어도 좋습니다.

배고플 때만 젖을 물리사!

아기가 울거나 보챌 때마다 배고프지 않은 아기에게 젖을 물리지 마십시오. 어릴 때 배고프지 않고 힘들거나 졸릴 때도 젖을 먹는 습관이 든 아기는 나중에도 힘든 일이나 어려운 일이 있을 때 먹는 것으로 해결하려고 할 위험이 있습니다. 졸려서 보채거나 힘들어서 보채는 경우는 그 원인에 따라서 대처해 주는 것이 좋습니다.

2. 모유수유 트러블 아기의 다양한 유형

엄마 젖을 깨물거나, 젖을 제대로 빨지 못하거나, 너무 오래 물고 있거나, 약하게 빨거나, 조금씩 자주 먹거나, 돌이 지난 아기가 밥은 안 먹고 젖만 빨려 하는 등 모유수유를 하다 보면 다양한 형태의 트러블을 경험하게 됩니다. 이번 장에서는 이런 각각의 트러블마다 대처할 수 있는 안전한 방법과 확인해 볼 사항 등을 실어 놓았습니다. 예를 들어 아기가 엄마 젖을 깨물었을 때는 갑자기 떼어내려 하지 말고 오히려 아기를 엄마 유방에 더 가깝게 밀착시켜야 아기도 심리적 충격 없이 입을 벌리고 엄마 젖을 놓게 되고, 아기가 젖을 너무 오래 물고 있을 때는 젖양이 부족한 건 아닌지 한번 확인해 보아야 합니다.

젖먹다가 졸려 하는 아기

젖을 먹다가 잘 먹지 않고 졸려 하거나 젖 삼키는 것이 줄면 아기의 손바닥이나 발바닥을 문질러 주거나 물에 적신 손수건으로 얼굴을 닦아주거나 기저귀를 갈아주거나 트림을 시키거나 고쳐 안아서 아기를 약간 깨운 후에 젖을 먹이십시오. 방 안 온도가 높으면 더 졸려 하고 잘 먹지 않을 수 있으니 방을 25도 이하로 서늘하게 해주십시오. 수유 중에 아기의 볼이나 손발을 지그시 문질러주는 것 역시 도움이 됩니다. 만일 아기가 젖이 적게 나와서 조는 것 같으면 모유의 흐름이 줄어들 때쯤 젖을 손으로 유방을 눌러주어서 젖 흐름을 빠르게 해주는 것이 좋습니다. 젖을 빨고 삼키던 아기가 빨면서 삼키지 않고 빨기만 한다면 이때가 젖을 눌러줄 때입니다. 그래도 졸려 하면 다른 쪽 젖으로 바꾸어서 먹이는 것도 한 가지 방법이고, **심한 경우는 5분마다 젖을 바꾸어 먹이는 것이 도움이 되기도 합니다.** 대개의 경우 1~2일 정도 지나면 아기가 잘 먹게 될 것입니다. 만일 아기가 계속 잘 먹지 않는다면 다른 문제가 생긴 것은 아닌지 확인하기 위해서 소아청소년과 의사의 진료를 받아야 합니다. 병에 걸린 신생아는 먹지 않은 것이 가장 처음 나타나는 증상 중에 하나입니다.

제대로 젖을 빨지 못하는 아기

만일 하루에 10~12번 이상 젖을 먹으려는 아기가 한 번 젖을 먹을 때마다 30분 이상 젖을 물고 놓지 않는 경우는 모유가 적게 나오거나 젖을 제대로 빨지 못하는 것은 아닌가 고민해 보아야 합니다. 생후 6일이 되었는데도 하루에 소변 6회 대변 3회 미만을 본다면 젖양이 적고 아기가 제대로 빨지 못하는 것은 아닌가 확인할 필요가 있습니다. 수유 중 볼이 움푹하게 들어가거나 젖을 먹다가 수시로 젖빨기를 멈추는 경우 역시 아기가 젖을 효과적으로 빨지 못하고 있을 수 있습니다. 유방의 울혈이 심한 경우도 아기가 젖을 효과적으로 빨지 못할 수 있습니다. 만일 엄마 쪽에 문제가 없는데도 아기가 계속 젖을 제대로 물지 못한다면 단설소대 (tongue-tie)가 아닌지 확인할 필요가 있습니다. 단설소대가 있는 아기들 중에는 혀를 아랫잇몸보다 바깥쪽으로 내밀지 못해서 젖을 깊이 물기 힘든 경우도 있습니다.

단설소대,
잘라야 하나?

약하게 빠는 아기

엄마 젖과 우유병의 젖꼭지는 빠는 방법이 다릅니다. 특히 우리나라처럼 출생 후 모유만을 빨린 아기가 적은 경우는 엄마 젖을 약하게 빠는 아기들을 비교적 흔히 볼 수 있습니다. 유방을 약하게 빠는 아기는 젖을 잘 물지 못할 뿐 아니라 잘 삼키지도 못하기 때문에 규칙적으로 삼키는 소리를 들을 수도 없으며, 항상 입에 모유가 남아 있고, 수유 중에 약간씩 모유가 흘러내리기도 합니다. 그리고 잘 삼키지 못하는 아기들은 사레가 잘 들기도 합니다. 이런 것을 예방하기 위해서 아기가 젖꼭지에 익숙해지는 첫 1개월에서 1개월 반까지는 젖만 먹이고, 모유를 짜서 먹이거나 분유를 보충할 때는 작은 컵이나 숟가락으로 먹이는 것이 중요합니다. 하지만 약하게 빨 때는 다른 원인이 있을 수 있기 때문에 일단 소아청소년과 의사의 진료를 받고 다른 이상은 없는지 확인하는 것이 필요합니다. 다른 이상 없이 빨기가 약해서 아기의 체중이 잘 늘지 않으면 힘이 없어져 점점 더 젖을 잘 빨지 못하는 경우가 생길 수 있습니다. 이때에는 아기가 힘을 차리고 잘 빨 때까지 젖을 짜서 먹이는 것도 한 가지 방법이기는 합니다. 젖을 잘 빨지 못하는 아기에게 모유수유를 할 때 꼭 알아두어야 할 것은 젖을 제대로 빨지 않으면 젖양이 점점 줄어든다는 것입니다. 이런 경우 효과적으로 젖을 짜주지 않으면 아기가 빠는 만큼만 젖이 만들어지기 때문에 모유수유는 실패하기 마련입니다. 모유는 아기가 빨아먹는 만큼만 나온다는 것을 잊지 마십시오.

젖을 조금씩 자주 먹는 아기

♥ **신생아의 모유수유 시간은 한쪽 젖당 10~15분 정도는 되는 것이 좋아** 만일 첫 수개월 간 계속 10분도 젖을 안 빨고 있다면 너무 짧게 젖을 빠는 것은 아닌가 한번 확인할 필요는 있습니다. 너무 짧게 빠는 아기가 몸무게가 잘 늘지 않거나 먹고도 자꾸 배고파하면 아기가 젖을 너무 적게 먹는 것은 아닌가 의심해야 합니다. 한 번 수유 시 젖을 적게 먹으면 적게 먹는 만큼 젖 생산이 줄게 되어서 모유를 한 번에 충분히 먹일 수가 없게 됩니다.

♥ **오래 빤다고 반드시 잘 먹고 있는 것은 아닙니다** 신생아들은 적어도 15분은 젖을 먹이는 것이 중요합니다. 하지만 간혹 젖을 오래 물고도 더 물려고 하는 아기들이 있습니다. 그럼 젖을 오래 물고 있으면 더 많이 먹고 있는 것일까요? 아닙니다. 젖을 너무 오래 물고 있다면 오히려 젖이 부족한 것은 아닌가 한번 생각해 보아야 합니다. 아기들은 젖을 먹을 때 빨고 삼키고 숨쉬는 것을 반복합니다. 처음에 젖을 빨 때는 빠르게 빨다가 젖이 나오면 빠는 속도가 느려지면서 깊이 빨고 젖을 삼키게 됩니다. 그리고 숨을 쉽니다. 오래 빤다구요? 그럼 아기가 젖을 빠는 것을 잘 살펴보십시오. 그럼 아기가 젖을 삼키는 것을 알 수 있고 실제로 삼키는 소리를 들을 수 있답니다. 열심히 빨아서 삼키다가 젖이 잘 나오지 않으면 빨지만 삼키지 않게

한쪽 젖만 먹으려는 아기

신생아가 태어날 때부터 한쪽 젖을 잘 먹지 않으면 아기의 신체에 문제가 있을 수도 있으니 소아청소년과 선생님께 세밀히 진찰을 받아 보는 것이 좋습니다. 만약 처음에는 양쪽을 다 잘 빨다가 어느 때부터인지 한쪽만 빠는 경우는 여러 가지 원인을 생각해 볼 수 있습니다. 엄마가 유선염이 있거나 한쪽 젖이 늦게 사출되는 경우, 아기가 한쪽 귀에 중이염이 걸렸을 경우, 그리고 아주 아주 드물게 엄마의 유방암도 원인이 될 수 있습니다. 이렇게 한쪽 젖만 먹게 되면 그쪽에서 젖이 더 많이 나오게 되어 계속 한쪽 젖을 선호하게 됩니다. 가능하면 양쪽 젖을 모두 다 먹이려고 노력하는 것이 좋겠지만 젖양이 충분하고 아기가 잘 자란다면 한쪽 젖만 먹이는 것도 가능합니다.

됩니다. 그럼 젖을 빨아도 먹지 못하는 것입니다. 만일 젖이 나오지 않아도 젖을 물고 놓지 않는다면 유방을 받치고 있는 손가락을 사용하여 누른 생태로 젖을 눌러 주십시오. 그럼 젖이 잘 나오고 다시 삼키게 됩니다. 젖이 나오지 않으면 방향을 바꾸어가며 젖을 누른 채 수유하십시오. 방향을 바꿔가며 눌러서 먹이고 더 이상 젖이 나오지 않으면 다른 쪽 젖을 물려서 이렇게 눌러주는 것을 반복합니다. 그래서 젖이 충분히 빌 정도로 먹여야 합니다. 그래도 젖을 더 물려고 하면 젖이 부족한지에 대해 소아청소년과 의사와 상의해야 합니다.

엄마 젖을 깨무는 아기

아기에게 이가 난다고 해서 깨물릴까 봐 젖을 끊을 필요는 없습니다. 대부분은 처음 젖니가 나기 시작할 때 일시적으로 생기는 일이며 곧 사라질 것이므로 너무 걱정할 필요가 없습니다. 하지만 젖니가 나면 잇몸이 붓고 근질거려 젖먹는 것이 힘들어져 엄마 젖꼭지를 물려고 할 수 있습니다. 아기가 젖을 열심히 먹는 동안에는 혀가 아랫니와 유방 사이에 놓여 입술과 잇몸이 유두를 포함하여 유륜의 바깥쪽을 감싸듯이 덮고 있기 때문에 엄마 젖을 물 수 없습니다. 아기들이 엄마 젖을 무는 것은 대개 젖을 충분히 먹어 배가 부른 후, 수유의 끝 무렵입니다. 즉 아기가 엄마 젖을 문다면 그때는 이미 아기가 젖을 다 먹고 놀고 있다는 것을 뜻합니다.

💜 엄마 젖을 물지 않도록 예방하는 방법 우선 먼저 씹을 수 있는 치아 발육기나 깨끗한 손수건을 물에 적셔서 냉장고 안에 넣어 차갑게 한 후 젖을 먹이기 직전에 아기가 씹을 수 있게 주면 잇몸이 근지러운 것을 덜해 엄마 젖을 덜 깨물게 됩니다. 이미 이유식을 먹고 있는 아기라면 냉장고에 넣어 차가워진 베이글 같은 것을 물려 주어도 좋습니다. 그리고 젖을 먹이는 동안 엄마 손가락을 아기의 입 가까이에 준비해 두었다가, 아기가 수유를 끝내는 순간을 잘 포착하여 입 가장자리로 손가락을 밀어 넣어서 재빨리 젖을 떼어냅니다. 젖은 엄마 것이 아니고 아기 것이라고 하염없이 아기가 물고 당기게 놔 두는 것은 아기에게도 엄마에게도 좋을 것이 없습니다. 아기가 규칙적으로 젖을 길게 빨아들이면서 삼키지 않고 짧게 짧게 먹

으면서 얼굴에 장난기가 돌고 산만해지면 이제 충분히 먹었다는 신호로 생각하면 됩니다. 이때 아기의 턱이 긴장하면 바로 엄마 젖을 물 수 있으므로 타이밍을 놓치지 말고 엄마 손가락을 아기의 입 가장자리로 밀어 넣어 모유수유를 끝내야 합니다. 또 젖이 잘 나오지 않으면 짜증이 나서 젖을 물 수도 있으므로 젖이 부족하다면 젖양을 충분히 늘리는 것도 도움이 됩니다. 또한 서두르지 말고 젖먹이는 분위기를 편안하게 해주면 아기들도 덜 무는 경향이 있습니다.

아기가
젖을 깨물면

♥ 아기가 이미 젖을 물었을 때 대처하는 방법 아기가 엄마 젖을 물었을 때 젖을 갑자기 빼내려고 하면 아기에게 물린 것보다 오히려 그 때문에 엄마 유두에 심한 상처를 입을 수 있고, 민감한 아기들은 놀라서 이후에 유방을 거부할 수도 있으니 주의해야 합니다. 아기를 떼어놓으려 하지 말고 오히려 유방에 더욱 가깝게 밀착시키면 아기는 코가 약간 눌리기 때문에 입을 벌리고 유두를 놓게 됩니다. 아니면 손가락을 아기 잇몸 사이로 넣어서 입을 벌리게 하여 떼어냅니다. 위와 같은 방법으로 아기를 젖에서 떼어내서 바닥에 내려놓고 단호하게 "안 돼"라고 아기에게 말한 후 30분 정도는 다시 젖을 물리지 않습니다. 화를 내거나 소리를 질러서는 안 되지만 그렇다고 재미있는 일인 것처럼 웃으면서 말해서도 안 됩니다. 이런 과정을 통해 아기는 엄마 젖을 깨물면 젖을 더 먹지 못하게 된다는 것을 배울 수 있습니다. 대신 아기가 젖을 물지 않았을 때는 아기를 더 많이 칭찬해 주는 것이 좋겠지요.

젖먹는 데 집중하지 않을 때

모유를 몇 개월간 잘 먹던 아기가 어느 날 갑자기 젖을 조금씩만 먹고, 사방을 두리번거리고, 엄마 젖을 가지고 장난만 칩니다. 이런 경우 어떤 엄마들은 이제 젖을 끊을 때가 된 것으로 오해를 하기도 하는데, 모유는 적어도 돌까지는 먹이는 것이 좋습니다. 아기가 이런 행동을 보이는 이유는 먹는 것에 모든 것을 건 인생을 살다가 이제는 다른 것에 대한 관심이 커졌기 때문입니다. 그래도 모유는 충분히 먹여야 하며, 그러기 위해서 아기가 수유에 집중하게 해주어야 합니다. 특히 텔레비전을 보면서 젖을 먹이지 마시고, 수유 시에는 아기의 관심을 빼앗을 만한 것이 없는 조용한 방에 들어가서 먹이십시오. 조명도 너무 밝게 하지 말고 아침 첫 수유와 저녁 마지막 수유 때 가장 많이 먹이도록 노력하십시오. 이때는 조금만 노력하면 아기가 먹는 것에 집중하기 쉬운 때입니다.

밥 안 먹고 젖만 빨려는 돌 지난 아기

돌이 지난 아기가 밥은 먹지 않고 하루 종일 젖만 빨려고 한다면 식사 시간 같은 때는 밥을 먹도록 해주시되, 특별한 일이 없으면 젖을 빨리셔도 됩니다. 아기들이 엄마 젖을 찾는 것은 배가 고파서이기도 하지만 안정과 위안을 얻기 위한 것도 중요한 이유입니다. 우선 엄마와 아빠가 아기에게 충분한 관심과 애정을 주고 있는지 먼저 확인하는 것이 좋겠습니다. 하루 중 엄마, 아빠와 떨어져 지내는 시간이 많거나 엄마가 하루 종일 집에 있기는 하지만 집안 일로 늘 바쁜 경우에는 아기가 허전함을 충족하기 위해 계속 엄마 젖을 빨려고 할 수 있습니다. 즉 젖을 빠는 것보다 더 재미있는 일이 없고, 젖을 빨 때만 엄마의 관심을 받고 있다고 느끼는 것입니다. 아기가 배고파서 엄마 젖을 찾는 것이 아니라고 생각될 때는 우선 아기가 좋아하는 간식을 소량 먹이거나 아니면 장난감이나 책으로 아기의 관심을 돌려보는 것도 좋습니다. 만약 이런 방법이 통한다면 가능한 시간을 내서 아기에게 젖 물리는 것 이외에 다른 방법으로 사랑과 관심을 보여주도록 합니다. 하지만 아기가 계속해서 젖을 찾고, 꼭 젖을 끊어야 할 이유가 없다면 아기가 원하는 동안 계속 젖을 빨리면서 평소에 아기에게 더 애정을 보여주는 것이 좋겠습니다. 다만 이 나이 아기에게도 해도 되는 것과 해서는 안 되는 것을 잘 가르쳐서 버릇을 제대로 들이는 것은 항상 염두에 두셔야 하겠습니다.

밤에 젖을 물고 자려는 아기

신생아 모유수유의 기본 원칙은 먹고 싶어하는 아기를 울리면서 굶기지 말라는 것입니다. 밤에 젖을 먹겠다는 아기는 먹여야 합니다. 그리고 젖을 물어야 잠드는 아기는 우선은 젖을 물려서 재우는 것이 좋습니다. 하지만 아기가 만 2개월쯤 되면 다른 도움이 없이 스스로 잠드는 법도 가르치기 시작해야 합니다. 잠을 잘 때 충분히 먹인 후에 눕혀서 아기가 스스로 잠드는 것을 가르치는 것이 중요합니다. 특별한 경우가 아니라면 젖을 물고 잠드는 것은 바람직하지 않고 안고서 재우기보다는 눕혀서 잠을 재우시기 바랍니다. 4~6개월경이 되면 몸무게가 잘 늘고 젖이 잘 나오는데 엄마가 밤에 젖먹이는 것이 너무 힘들다면 밤에 잠을 재우는 것을 가르칠 수 있습니다. 깨서 칭얼거린다고 바로 젖을 물리지 말고 아기가 스스로 잠들 수 있는 기회를 주십시오. 밤에 깰 때마다 젖을 물리는 것은 아기 스스로 잠들 수 있는 기회를 주지 않는 것입니다.

갑자기 많이 먹으려는 아기

🖤 **아기들이 항상 똑같은 속도로 자라는 것은 아닙니다** 아기들이 자라는 시기 중에는 급속히 성장하는 시기와 활동이 증가하는 시기가 있습니다. 당연히 더 많은 칼로리가 갑자기 필요합니다. 이렇게 더 많은 칼로리 수요를 채우기 위해서 갑자기 모유에 대한 요구가 느는 경우가 있습니다. 이때는 아기가 젖을 먹고도 더 먹으려 하고 열심히 먹이는데도 마치 모유가 부족한 것처럼 배고파합니다. 이런 때 많은 엄마들은 젖양이 부족한 것은 아닌가 의심하고 분유를 더 먹이기도 하는데, 이것은 바람직하지 않습니다. 이 시기를 생후 2~3주와 6주 그리고 3개월로 보는 전문가들도 있습니다. 이때 아기가 갑자기 더 먹으려고 하면 엄마도 영양과 휴식에 좀더 신경을 쓰면서 며칠간 젖을 더 자주 먹이면 젖양이 늘어나게 됩니다. 아기가 더 먹으려 하면 더 열심히 먹이고 충분히 먹은 아기가 자주 먹으려 하면 자주 먹여도 좋습니다. 그러면 수일 안에 아기가 필요로 하는 만큼의 충분한 모유가 만들어져 아기의 욕구를 채워주게 됩니다.

🖤 **만 6개월에는 이유식에 관심을 가져야** 만 6개월은 또 다른 성장급증기로 볼 수 있는데, 이 시기의 아기는 모유만으로 이 욕구를 채우지 않고 이유식에 관심을 가지게 됩니다. 그리고 부모 역시 이유식을 먹일 준비가 되어 있어야 합니다. 그럼 아기의 식사는 모유만을 먹이던 시기에서 고형식을 같이 먹이는 시기로 접어들게 되며, 돌까지 서서히 이유식으로 얻는 칼로리의 비율을 높여가게 됩니다. 모유수유아도 이유식이 늘어나면 젖먹는 양이 점차 줄어들게 됩니다.

먹으려고 할 때마다 주면 곤란하지 않을까요?

먹고 싶어하는 아기에게는 언제라도 먹이라고 권장하면 많은 엄마들이 아기의 버릇을 버리는 건 아닌가 고민합니다. 하지만 어린 아기에게 배고파서 먹고 싶어할 때 바로바로 주는 것은 아기에게 부모에 대한 신뢰감을 가지게 하고 이 신뢰감을 바탕으로 당당하게 살아갈 밑거름을 마련해 주는 것입니다. 또한 자신의 요구에 반응하는 부모의 태도를 바탕으로 감성과 지성이 발달할 수 있습니다. 여유 없이 조르고 조르고 졸라서 겨우 얻어먹을 수 있다면 아무것도 모르는 아기들에게도 스타일 구기는 일이 될 것입니다. 그 반대로 아기가 배고프지 않은데 젖을 먹이는 것도 주의해야 합니다. 시간을 맞춰 먹이거나 신생아 시기가 지난 아기가 보채거나 졸려서 칭얼댄다고 무조건 젖을 물리거나 4개월이 지난 아기가 밤에 잠을 깬다고 무조건 젖부터 물리는 것 역시 바람직하지 않습니다.

3. 모유수유와 아기의 질병

아기가 감기에 걸렸거나, 설사를 하거나, 아토피성 피부염이 있는 경우에도 모유를 먹일 수 있습니다. 감기나 아토피성 피부염에 걸린 아기에게는 모유를 먹이는 것이 오히려 치료하는 데 도움이 되며, 설사를 하는 경우에도 대부분은 모유를 먹이는 것이 권장됩니다. 단, 설사의 경우 모유 먹는 아기들의 변이 원래 분유를 먹는 아기들에 비해 묽은 편인데 그것을 설사라고 착각하는 엄마들이 있습니다. 아기가 묽은 변을 자주 본다고 해서 엄마가 임의로 젖을 끊고 분유로 바꾸는 일은 없어야 하겠습니다. 그리고 만삭으로 건강하게 태어난 아기라면 황달이 있다는 이유만으로 모유수유를 끊지는 않습니다. 하지만 황달 중에 조기 치료가 매우 중요한 황달도 있으므로, 아기에게 황달이 나타나면 바로 소아청소년과 의사의 진료를 받는 것이 안전합니다.

빈혈, 모유수유아가 더 많다구요?

결론부터 말씀드리면, 건강한 만삭아로 태어난 아기라면 만 6개월, 즉 대략 180일이 될 때까지 엄마 젖만 먹여도 빈혈이 생기지 않습니다. 왜냐하면 임신 중에 엄마에게서 전달된 철분이 체내에 저장되어 그 때까지 잘 지낼 수 있기 때문입니다. 하지만 예정일보다 일찍 태어나거나 주수에 비해 몸무게가 작게 출생한 아기는 저장철이 부족할 수 있으므로 더 일찍 철분 보충을 시작합니다.

▶ YouTube

빈혈, 모유수유아가 더 많다구요?

둘째로, 분만 중에도 아기의 철분 부족을 예방할 수 있는 방법이 있는데, 바로 탯줄을 1분 내지 3분 정도 지난 후에 자르는 것입니다. 즉 제대결찰 시간을 적정하게 미루는 이 방법은 현재 세계보건기구나 미국산부인과학회 등 전문가 단체들이 권고하고 있는 효과적이고 안전한 조치입니다. 이 방법의 효과는 젖을 먹이든 분유를 먹이든 마찬가지겠죠.

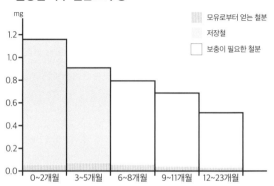

•월령별 하루 철분 요구량

모유로부터 얻는 철분
저장철
보충이 필요한 철분

· 영양 섭취 기준

	성인여성 (19~50세)	임산부	수유모
철분	18mg	27mg	9mg
변화비율	100%	150%	50%

셋째, 젖을 먹이는 엄마에게 빈혈이 있다고 해서 젖 양이 부족하거나 철분이 모자란 젖이 나오는 것이 아니라는 점입니다. 빈혈이 있는 엄마는 힘들겠지만, 아기에게 먹일 젖은 언제나 제대로 만들어져 나오니 걱정하지 않으셔도 됩니다. 즉 모유의 철분 농도는 엄마의 철분 섭취나 빈혈 수치에 영향을 받지 않습니다. 하지만 엄마는 아기를 낳은 후에 자신의 건강을 위해 철분 저장량을 채워 놓아야 하겠죠. 수유모의 하루 철분 요구량은 9mg(일반 여성 18mg/임산부 27mg)입니다. 이 양은 일반 여성의 1/2, 임산부의 1/3에 불과합니다. 젖 먹이는 엄마가 오히려 철분이 많이 필요하지 않은 이유는 젖을 먹이는 동안 오랫동안 월경이 시작되지 않아서 철분 손실이 아주 적어지기 때문입니다.

넷째, 대개 빈혈이 생기는 시기는 이유식을 할 때부터입니다. 젖을 먹이든 분유를 먹이든 6개월부터는 이유식을 시작해야 하는데, 우리나라에서 모유를 먹이는 엄마들이 가장 많이 하는 실수가 아기에게 고기를 먹이지 않는 것입니다. 6개월부터는 고기를 먹이는 것이 중요합니다. 한국에서는 아기가 6개월이 넘어서도 월령에 맞게 철분이 풍부한 이유식을 충분히 먹이지 않아서 젖을 떼는 경우가 정말 많습니다. 갈수록 젖만 빨려고 하다 보니까 체중이 잘 늘지 않고 밤에도 자주 먹어서 충치가 생기는 등 여러 가지 문제로 고생을 하게 되죠. 2023년 3월 22일 태어난 아기라면 2023년 9월 22일경부터 쌀죽으로 이유식을 시작하고 쌀에 고기를 추가해서 먹이기 시작해야 합니다. 미리부터 계획을 잘 세워야 하겠죠. 물론 모유의 철분은 분유에 들어 있는 철분보다 흡수율이 높기는 하지만 그 양이 아주 적기 때문에 6개월부터는 필요한 철분을 거의 대부분 고기로 섭취해야 합니다.

마지막으로, 철분은 많을수록 좋은 것이 아니라는 점 꼭 알고 계셔야 합니다. 불필요하게 철분을 보충하면 오히려 면역이나 건강에 불리합니다. 특히 모유수유아의 경우 엄마 젖에 들어 있는 철분 이용률이 떨어지고, 성장이나 질병 측면에서 해가 될 수 있습니다. 그러므로 빈혈로 진단되지 않은 엄마나 아기는 모두 철분제를 보충할 필요가 없으며, 보충하지 말아야 합니다.

설사하는 아기 모유 먹이기

💛 **장염에 걸려도 모유를 먹이십시오** 설사를 하는 대부분의 경우 모유를 먹이는 데 아무런 문제가 없습니다. 장염으로 설사를 하는 경우에도 모유를 먹이는 것이 권장되고, 장염에 의해 일시적으로 유당불내성이 생겨서 설사를 계속하는 경우에도 모유를 먹이는 것이 권장됩니다. 간혹 설사만 하면 굶기라고 말하는 사람이 있는데, 그것은 잘못된 것입니다. 설사를 해도 요즘은 굶기지 않고 먹이면서 치료합니다. 급성기에는 전해질 용액을 사용해도 급성기만 지나면 전에 먹던 음식을 먹입니다. 고깃국을 줘도 좋습니다. 다만 기름기가 많거나 당도가 높은 음식, 예를 들면 과일 같은 것은 피하는 게 좋습니다. 차게 주지 말고 좀 부드럽게 요리해서 주면 됩니다. 특히 약간의 지방은 장 운동을 느리게 만들어 줍니다. 모유도 설사를 할 때 꼭 먹여야 합니다. 특히 지방이 많은 후유는 장의 움직임을 느리게 만들어 주니 꼭 먹이십시오. 장염이라고 모유를 조금씩 자주 먹이면 전유후유불균형으로 설사가 더 심해집니다.

💛 **모유수유아의 정상 변과 설사를 구분해야 합니다** 모유를 먹는 아기는 원래 묽은 변을 자주 봅니다. 그래서 주위에서 분유 먹는 아기의 변만 보고 젖먹는 아기의 변을 본 적이 없는 많은 엄마들은 모유수유아의 묽고 자주 보는 정상적인 변을 설사라고 착각하는 수가 많습니다. 변을 묽게 자주 본다고 설사라고 모유를 끊고 분유로 바꾸어서는 안 됩니다. 만일 모유를 끊고 분유를 먹어서 설사가 멎었다면 이것은 진짜로 모유를 끊을 필요가 없었다는 것을 입증하는 것입니다. 이런 경우는 전유후유불균형에 의해서 설사 같은 변을 보는 것이거나 정상 모유수유아의 묽고 자주 보는 변이었을 가능성이 높습니다.

💛 **한쪽 젖을 충분히 먹게 하는 것이 중요합니다** 젖을 자주 조금씩 먹는 아기들에게서 묽은 변을 자주 싸는 전유후유불균형이 생기는 경우가 많습니다. 이 경우는 한쪽 젖을 최대한 충분

아기가 감기에 걸렸을 때

아기가 감기 걸렸을 때 모유를 먹이는 것은 아무런 문제가 없을 뿐 아니라 모유를 먹이는 것이 감기를 치료하는 데 도움이 될 것입니다. 감기가 심하게 걸린 경우 아기가 먹는 양이 줄고 먹는 시간이 바뀔 수 있습니다. 만일 식욕이 줄어서 너무 조금씩 자주 먹는 경우에는 변을 지릴 수가 있습니다. 이런 경우 가능하면 젖을 충분히 먹으려고 노력하십시오. 아기가 먹는 양이 줄어서 젖을 남기게 되면 젖양이 줄어들 수 있기 때문에 이런 경우에는 남은 젖을 짜주는 것이 모유의 양을 유지하는 데 도움이 될 수도 있습니다. 젖을 충분히 먹는 아기라면 평소에는 먹다가 남은 젖을 짜주지 않습니다.

히 먹게 하는 것이 중요합니다. 모유는 한 번 수유 시 처음과 나중에 나오는 젖의 성분이 다릅니다. 뒤로 갈수록 지방 함량이 많은데 조금씩 자주 먹는 아기의 경우 지방이 많은 후유를 적게 먹게 되어 상대적으로 유당을 더 많이 먹게 되는데, 이 때 장이 자극을 받아서 변을 자주 묽게 보게 됩니다.

황달과 모유수유

❤️ 젖 끊고 수치 떨어진다고 모유황달로 진단하는 게 아닙니다

―미국소아과학회 지침(2022.08.05)

신생아 황달일 때 젖을 며칠 끊어서 황달 수치가 떨어지면, 모유황달이라고 잘못 생각하는 분들이 너무 많습니다. 모유황달일 때 수유를 중단하면 황달이 좋아지지만, 수유 중단 후 황달이 좋아진다고 모유황달로 진단하는 것은 아닙니다. 2022년 8월 5일, 미국소아과학회가 2004년에 발표했던 황달 예방 및 관리 지침을 거의 20년 만에 개정하였습니다.

신생아는 황달이 잘 생깁니다. 원래 빌리루빈은 정상적으로 수명이 다한 적혈구가 깨어질 때 만들어져서 간을 통해 대변으로 나갑니다. 그런데 신생아는 적혈구 수명도 짧고 아직 간 기능이 제대로 발달하지 않아서 처음 며칠 동안 황달이 생기는 아기들이 아주 많습니다. 이 신생아 황달은 대부분 생후 24시간은 지나서 2~3일째부터 나타나고, 4~5일째 제일 심했다가, 생후 1~2주가 되면 치료 없이 좋아지는 생리적 황달입니다. 그렇지만 드물게, 빌리루빈 수치가 아주 급격하게 높아지면 핵황달이라고 하는 영구적인 뇌 손상이 생겨서 뇌성마비가 올 수 있습니다. 그 때문에 지침에 따라 황달 수치를 측정하는 혈액 검사로 황달 정도를 확인해서 신속하게 치료를 하는 것이 중요합니다.

황달이 생기면 피부가 노랗게 되는데, 옷을 벗기고 햇빛이나 형광등같이 밝은 빛 아래에서 보아야 잘 볼 수 있습니다. 황달은 얼굴부터 시작해서 수치가 올라갈수록 가슴, 배, 팔, 다리, 마지막으로 손바닥, 발바닥까지 내려가고 눈 흰자위도 노랗게 보입니다. 황달이 있는지 알아보려면, 손가락으로 피부를 눌러서 하얗게 만든 다음, 손가락을 떼면 분홍색으로 돌아오는데, 그 전에 피부가 노란지 확

인해 보면 됩니다.

~~[알년에 분유 비스 아기보다 보유수유아에서 더 친하시는 산에 지봄부터 젖]~~ 대신 분유를 먹여야 할까요? 그렇지 않습니다. 모유는 아기에게 최고의 음식입니다. 그리고, 젖을 먹이면서도, 병적 황달을 분만 전과 후에 예방할 수 있는 방법이 있습니다. 흔히 신생아 황달은 생후 1주 이내의 모유수유 황달, 즉 조기 황달과, 1주 이후 모유황달, 즉 후기 황달로 나누어 왔습니다. 그런데 모유수유 황달이라고 했던 조기 황달은, 글자 그대로 모유수유 때문에 생기는 것이 아니라, 모유수유가 제대로 되지 못해서 생기는 것입니다. 즉 엄마 젖이 부족하거나 특히 젖이 늦게 돌거나, 아기가 젖을 제대로 못 먹은 게 원인입니다. 그래서 2022년 미국소아과학회 새 지침에서는 조기황달을, 모유수유 황달이 아니라 아예 섭취부족 황달 (suboptimal intake jaundice)로 명칭을 바꾸었습니다.

섭취부족 황달을 예방하려면 출생 첫 날부터 하루 종일 24시간 모자동실을 하면서 하루에 8~12번 이상 직접 젖을 먹이는 것이 제일 중요합니다. 그러면 젖을 먹을 때마다 장운동이 자극되어서 빌리루빈이 들어 있는 태변을 잘 내보낼 수 있기 때문입니다. 황달을 예방하는 데는 젖 먹는 횟수, 즉 젖을 자주 먹는 것이 중요합니다. 물론 그렇게 하면 젖양도 빨리 늘고, 아기가 젖 먹는 것도 쉽게 익힐 수 있습니다. 그렇기 때문에 황달이 있을 때도 모유수유는 중단하는 게 아니라 오히려 더 열심히, 더 자주, 최소한 하루에 10번 이상 젖을 먹여야 합니다.

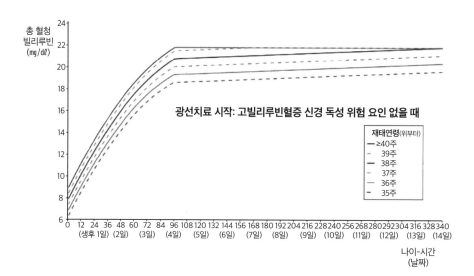

분만,
39주까지는
기다리세요

아기를 낳기 전에도 섭취부족 황달을 줄일 수 있는 방법이 있습니다. 그래프에서도 볼 수 있듯이 만삭인 40주보다 1주 일찍 태어날수록 황달 수치가 더 낮을 때부터 광선치료를 시작해야 하기 때문에, 의학적 이유가 없으면 40주를 채워서 낳는 것이 제일 좋습니다. 예를 들어서 생후 48시간째 황달 수치가 16인 경우, 그 아기가 38주에 태어났으면 입원해서 광선치료를 시작하겠지만, 40주에 태어났다면 집에서 잘 먹이면서 좀더 기다려볼 수 있는 것입니다. 또 38주보다 더 일찍 태어나면 황달 때문에 생길 수 있는 뇌 독성 위험도 증가하는 것으로 알려져 있습니다. 그리고 제왕절개의 경우도 자연분만 때보다 젖이 늦게 돌아서 황달이 더 잘 생길 수 있습니다.

흔히 얘기하는 황달 검사, 즉 빌리루빈 수치를 보는 것은 황달 원인을 확인하는 것이 아니라 간단하게 황달이 어느 정도인지를 알아보는 검사입니다. 첫 24시간 이내에 생기는 황달은 정도와 상관없이 무조건 병적 황달이기 때문에 즉시 빌리루빈 검사를 해야 합니다. 2022년 미국소아과학회 새 지침에서는 이전 지침과 달리, 모든 아기에게, 산부인과 퇴원 전에 피검사나 피부검사로 황달 검사를 하도록 권고하고 있습니다. 이는 광선치료가 필요한지 또는 퇴원 후에 얼마나 빨리 소아청소년과 진료를 받아야 하는지 계획을 세우기 위해서입니다.

• 섭취부족 황달과 모유 황달

	섭취부족 황달 (모유수유 황달)	모유황달
시작	생후 2~3일째	생후 4~7일경
기간	1~2주에 사라짐	3주~3개월 지속
원인	젖양 부족 ± 모유수유 횟수, 효율 부족	모유 내 물질
체중	체중 증가 잘 안 됨	모유수유/체중 증가 잘 됨 (무해함)
관리	↑↑ 하루 10번 이상 모유수유 ± 보충	~~ 모유수유 지속
경과	잦은 추적 진료아 체중 확인	3~4주 이상 지속 시
검사	→ 필요시 황달 수치 검사로	→ 황달 원인 검사로
주의!	→ 광선치료 여부 결정 →핵황달 예방	→드물지만 심각한 다른 원인 진단 (간염, 담도폐쇄증)
모유수유	치료 목적으로 48시간 이내 중단??	수유 중단으로 원인 진단 불가능!!

산부인과 퇴원 후에는 빠른 시일 내에 다시 황달 여부를 확인해야 하는데 생후 48시간 신세 니린째 가면 대개 이틀 안에 소아청소년과 진료를 받아야 합니다. 그런데

- 산부인과 퇴원 전에 황달 수치가 높았거나
- 2주 이상 일찍, 즉 38주 이전에 태어났거나
- 생후 24시간 되기 전에 황달이 생겼거나
- 아직 모유수유가 잘 확립되지 않았거나
- 분만 중에 두피에 피가 나거나 멍이 들었거나
- 부모나 형제, 자매가 황달 수치가 높아서 광선치료를
  받았던 경우는

퇴원 후 바로 다음 날 진료를 받는 것이 좋습니다.

특히 아기 피부가 더 노래지거나, 얼굴뿐 아니라 배, 팔, 다리까지 노래지거나, 눈 흰자위가 노래지거나, 깨우기 힘들거나 심하게 보채거나, 잘 먹지 않는 경우는 지체하지 말고 진료를 받아야 합니다.

그에 더해 미국소아과학회는 모유수유모가 잠두콩이라고 하는 파바콩이나 항생제, 한약, 좀약, 헤나를 쓰는 경우는, 반드시 소아청소년과 의사에게 알리도록 하고, 이런 것들은 드물게 중증 황달을 일으킬 수 있기 때문에 금하도록 권고하고 있습니다.

대부분의 황달은 생리적 황달이기 때문에 치료할 필요가 없습니다. 하지만 치료가 필요한 정도로 황달수치가 올라가면 기저귀만 채우고 옷을 벗기고 눈에 안대를 씌우고 온 몸에 특정 파장의 빛을 쬐는 광선치료를 합니다. 하지만 아기를 햇빛에 쪼이는 것은 안전한 황달 치료 방법이 아니기 때문에 하지 않습니다. 그리고 광선치료를 한다면 쉽지는 않겠지만, 엄마가 같이 입원해서 자주, 하루에 10번 정도 계속 직접 수유를 하는 것이 제일 좋습니다. 아주 드물지만 황달 수치가 너무 높은 경우는 중환자실에 입원해서 황달을 빨리 낮추는 교환수혈 같은 치료가 필요할 수도 있습니다.

그리고 미국소아과학회 지침에서는 광선치료를 한다고 해서 반드시 보충수유를 해야 하는 것은 아니고, 일시적인 보충수유에 대해서도 먼저 부모와 득과 실

햇빛으로 황달을 치료한다?

일정한 광원과 파장을 이용한 광선 치료가 황달 치료의 가장 기본입니다. 이러한 방법 외에 아기를 햇빛에 노출시키는 것만으로도 이론적으로는 황달 수치를 낮추는 데 도움이 될 수 있습니다. 하지만 햇빛 노출을 통해 황달 치료 효과를 보려면 아기의 옷을 다 벗기고 완전히 피부를 다 노출시켜야만 하기 때문에 실제적으로는 시행하기가 어렵습니다. 즉 집 안에서는 너무 추워 아기의 체온 유지가 어렵고, 집 밖에서는 햇빛에 의한 화상을 입을 위험이 있기 때문에 안전하게, 그리고 효과적으로 하기가 거의 불가능합니다. 때문에 미국소아과학회에서는 집 밖에서 직접 혹은 유리창을 통하여 태양광선을 쬐는 것은 황달 치료 방법으로 권장하지 않고 있습니다.

을 충분히 논의한 후에 결정하도록 권고하고 있습니다. 이 지침에서 일시적으로 모유수유를 중단한다는 내용은 없습니다. 그리고 보충을 한다면 우선 순위는 유축한 엄마 젖이 먼저이고 그 다음이 분유입니다. 제일 중요한 것은 분유 보충 중에도 젖양이 유지되도록 자주 직접 젖을 먹이고, 손이나 유축기로 유축을 하는 것입니다. 그런데, 우리나라에서는 드물게 심한 황달일 경우 수치를 빨리 떨어트리기 위해서, 치료 목적으로 모유수유를 중단하기도 합니다. 하지만 이 때도 48시간 이상 끊는 경우는 거의 없습니다. 치료를 위해서 수유를 중단한다면 반드시

1. 언제부터 젖을 다시 먹일지를 미리 알아두고
2. 손이나 유축기로 효과적으로 젖을 짜서 젖양을 유지해야 합니다. 그러지 않으면 다시 젖을 먹이게 되었을 때, 젖양이 부족해져 잘 먹지 못하면 황달 수치가 다시 올라갈 수도 있습니다.
3. 또 분유를 우유병 대신 컵이나 수유보충기, 손가락수유 같은 방식으로 먹이면 모유수유를 다시 시작하기가 더 쉽습니다.

황달은 얼마나 오래 갈까요? 분유수유아는 대개 2주 정도 지나면 황달이 없어지지만 모유수유아는 황달이 1개월 이상 가는 것이 일반적이고 길게는 3개월까지도 지속될 수 있습니다. 하지만 황달이 분유수유아에서 2주 이상, 모유를 주로 먹는 아기에서 3~4주 이상 지속되면, 모유황달이 아니라 드물지만 다른 심각한 병이 있는지 확인하기 위해서, 소아청소년과 진료를 받아야 합니다. 이 때는 황달 정도를 보는 총빌리루빈 뿐 아니라, 황달 원인을 감별진단하기 위해서 직접빌리루빈 등 다른 검사들도 하게 됩니다.

"하루, 이틀 수유를 중단하고 분유를 먹이면 혈청 빌리루빈이 급격히 감소하며, 그 후 다시 모유수유를 재개해도 고빌리루빈혈증은 거의 재발하지 않는다"는

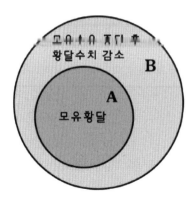

말이 모유수유를 중단해서 황달이 좋아지면 모유황달로 진단할 수 있고, 또 그렇게 치료해도 된다는 뜻은 아닙니다. 부분집합이라는 개념을 잘 생각해 보면 이해하기가 좀 쉽습니다. B를 <모유수유 중단 후 황달 수치 감소>, A를 <모유황달>이라고 할 때, A일 때 B는 맞지만, B라고 해서 다 A는 아닙니다. 왜냐하면 모유수유 중단 후에 황달이 떨어지는 경우는 모유황달 말고도 다른 경우들이 있기 때문입니다.

그렇기 때문에 모유수유를 중단해서 황달이 좋아진다고 모유황달이라고 진단할 수는 없습니다. 오히려 이렇게 황달이 좋아지면, 드물지만 위험할 수 있는 다른 병이 있어도, 진단이 늦어지거나 놓칠 가능성이 있습니다. 더구나 모유수유 확립에 결정적인 신생아 시기에 며칠씩 젖을 끊으면 젖양도 줄어들고 아기가 젖을 거부하게 될 수 있습니다. 원인이 모유 때문인 모유 황달인지, 아니면 다른 원인이 있는지를 확인하려면 황달 수치 검사로만은 할 수 없습니다. 더구나 수유를 중단해서 원인을 가려낼 수 있는 것도 아니구요.

💜 요약하면

① 조기 황달=모유수유 황달이 아니라 섭취부족 황달입니다.

② 만삭, 질식 자연분만을 하고 24시간 모자동실하면서 하루에 10번 이상 직접수유를 하면 섭취부족 황달을 줄일 수 있습니다.

③ 모유(3~4주)/분유수유아(2주) 이상 황달이 지속되면 다른 원인이 있는지 황달수치 외에 다른 검사로 확인해야 합니다.

▶YouTube
신생아 황달,
젖 끊지 말고
더 많이 먹여야

④ 황달 원인을 진단하기 위해서 모유수유를 중단하지 않습니다.

⑤ 모유황달일 때 수유를 중단하면 황달 수치가 떨어지지만 수유를 중단해서 황달 수치가 떨어진다고 모유황달은 아닙니다.

⑥ 황달 수치로는 황달 정도만 알 수 있고 원인은 알 수 없습니다.

⑦ 황달 원인을 진단하려면 황달 수치 외에 다른 검사들이 필요합니다.

아토피 질환과 모유수유

알레르기 가족력이 있는 아기에게는 모유를 먹이는 것이 중요합니다. 모유를 먹이면, 특히 완전모유수유를 하면 분유수유아에 비해 알레르기 질환이 더 적게 생깁니다. 아토피를 예방하기 위해서라도 모유수유를 하는 것이 좋습니다.

예전에는 아토피 발생 위험이 높은 경우, 즉 엄마, 아빠나 형제가 아토피 병력이 있을 때는 예방 목적으로 임신 중에는 땅콩을, 모유수유 중에는 땅콩이나 견과류를 먹지 말고 우유나 계란, 생선도 피할 것을 고려하도록 권했습니다. 하지만 최근에는 임신이나 수유 중 엄마의 음식 제한이 아토피를 예방한다는 근거가 없다고 보고 있습니다.

또한 과거에는 아토피 발생 위험이 높은 아기들에게 유제품은 1년, 계란은 2년, 땅콩, 견과류, 생선은 3년 동안 먹이지 말도록 권하였으나, 이제는 6개월 이후까지 생선, 계란, 땅콩 등 알레르기 유발 가능성이 높은 음식을 포함하여 이유식 시작을 미루는 것이 아토피 질환 발생에 보호 효과가 있다는 근거는 없다고 보고 있습니다.

그러나 아토피 질환 예방이 아니라, 이미 아토피 질환이 발생한 아기가 어떤 음식(모유, 분유, 혹은 특정 이유식) 때문에 증상이 나타나거나 나빠진다면, 그 원인이 되는 특정 음식을 확인하고 제한하는 것이 필요할 수 있습니다.

4. 미숙아 모유 먹이기

미숙아에게도 모유는 최고의 음식입니다

💜 미숙아를 출산한 엄마의 젖에는 미숙아에게 맞는 성분이 더 많이 나옵니다 미숙아에게 먹이는 젖에는 아기의 두뇌 발달에 필수적인 성분이 많기 때문에 모유를 먹은 미숙아는 분유를 먹은 미숙아에 비해서 머리가 많이 좋아지고 시력도 좋아집니다. 쉽게 말하면 미숙아에게 분유 먹이는 것보다 모유를 먹이는 것이 IQ를 10 정도 더 좋아지게 만든답니다. 모유가 아기의 머리를 좋아지게 하는 효과는 미숙아일수록 더 큽니다. 또 미숙아는 쉽게 감염될 수 있는데, 미숙아를 출산한 엄마의 젖에는 면역 성분이 더 많아 그런 위험을 덜 수 있습니다.

💜 미숙아에게 직접 젖 물리는 법을 배워야 합니다 미숙아는 엄마 젖을 제대로 먹기 어려우므로 젖을 물릴 때 엄마 젖과 아기 입을 잘 밀착시키기 위해서는 모유수유에 대해서 전문적인 지식이 있는 소아청소년과 의사나 의료 요원에게 배워야 합니다.

💜 미숙아 수유는 반드시 소아청소년과 의사의 의견을 귀담아 들어야 합니다 모유를 먹이기로 결정한 경우 미숙아가 신생아 중환자실에 있는 경우라면 소아청소년과 의

미숙아 모유수유
기본

젖양/유축량
늘리는 방법

사와 모유를 먹일 수 있는 방법에 대해서 상의를 하는 것이 좋습니다. 이런 경우는 엄마가 집에서 짜서 병원에 가져다주면 먹일 수 있습니다. 모유가 좋다고는 하지만 미숙아에게 모유만으로는 아기가 필요한 영양을 다 보충할 수 없는 경우도 있습니다. 이때는 모자라는 것을 보충하는 모유 강화제라는 것을 섞어서 먹입니다. 소아청소년과 선생님께 미숙아 분유나 모유 강화제를 처방받아 먹이다가 완모수(완전모유수유)가 좋다고 강화제나 미숙아 분유를 끊는 엄마가 간혹 있는데, 미숙아의 경우 모유와 미숙아 분유, 혹은 강화제를 먹이는 것은 반드시 미숙아를 진료해 주시는 소아청소년과 의사의 의견을 따라야 합니다.

직접 젖을 물리기 힘든 경우에는 이렇게

❤ **나중을 위해서 젖을 열심히 짜주어야 합니다** 만일 출생 직후에 미숙아의 힘이 모자라서 젖을 직접 물 수 없는 경우라면 출생 후 6시간 이내에 모유를 짜기 시작해야 합니다. 하루에 6~8회, 한 번에 15분 정도 양쪽 젖을 동시에 짜주는 것이 좋습니다. 여유가 있다면 병원에서 사용하는 전동식 유축기를 대여받아서 사용하는 것이 좋은데, 양쪽을 동시에 짜는 것이 좋습니다.

❤ **직접 젖을 물릴 수 없다면 우유병보다는 컵으로 수유하세요** 만일 집에서 엄마랑 같이 있을 정도의 미숙아라면 엄마 젖을 먹이는 데 별 문제가 없는 경우가 많지만 몸무게가 많이 적어서 입원해 있는 아기는 힘이 모자라 직접 젖을 먹기 힘든 경우가 많습니다. 이렇게 미숙아에게 엄마 젖을 직접 물릴 수 없는 경우는 우유병보다는 컵을 사용하는 것이 아기에게 유리합니다. 컵을 사용하면 우유병을 빠는 것보다 아기가 힘이 적게 들기 때문입니다. 그리고 숙련된 전문가가 먹일 경우 우유병보다 먹이는 양을 조절하기 쉬우며 컵으로 먹을 때 혀의 움직임이

컵으로 수유할 때는 이렇게 하세요!

어린 아기에게 컵으로 젖을 먹일 때는 아기가 손을 버둥거리지 않도록 아기를 포로 잘 싸고 젖먹일 때와 달리 곧추 세워 안고 목을 잘 지탱한 자세를 취합니다. 작은 컵에 모유를 반 이상 채운 후 컵을 아랫입술에 살짝 대주면 아기가 혀를 이용해서 핥아먹거나 조금씩 마실 수 있습니다. 한 번에 30분 이상 먹으면 아기가 힘들 수 있기 때문에 너무 오래 먹이지 말고 절대로 컵을 기울여 젖을 들이부으면 안 됩니다. 그 어린 것이 어떻게 컵으로 먹냐고 놀라는 분도 있는데 몇 번만 보시면 그런 소리 하지 않으실 것입니다. 하지만 미숙아를 먹이는 데는 엄청난 시간이 걸리니 아기가 벌컥벌컥 마실 것이라고는 기대하진 마십시오.

우유병을 빨 때보다 엄마 젖먹을 때의 움직임에 더 가깝기 때문에 나중에 엄마 젖을 물기 쉽습니다.

캥거루 케어

💜 **캥거루 케어란?** 캥거루는 새끼가 클 때까지 어미의 배에서 엄마의 체온을 느끼며 보호받으면서 자랍니다. 아기도 엄마의 품안에서 키우면 더 잘 자랄 수 있는데 미숙아도 아주 심각하게 미숙한 상태가 아니라면 엄마의 품안에서 키우는 것이 큰 도움이 될 수 있습니다. 이렇게 엄마 품안에서 키우는 것을 캥거루처럼 키우는 것이라고 해서 캥거루 케어라고 부릅니다.

💜 **캥거루 케어의 장점** 캥거루 케어로 키우면 어린 아기의 심장을 튼튼하게 해주고 체온 소실을 막아주고 잠도 잘 자게 해주고 보채는 것도 줄일 수 있습니다. 아기를 잘 돌봐줄 수 있으니 엄마가 아기를 보는 데 자신감이 생기고 젖도 더 잘 나오게 되고 아기도 더 잘 먹어서 몸무게도 잘 늘고 잘 자라게 됩니다. 캥거루 케어는 주로 미숙아 집중치료실에 있는 미숙아들이나 이 아기들이 퇴원해 집에 돌아온 후 충분히 자랄 때까지 안전하게 키우는 데 도움이 됩니다. 만삭아로 태어난 경우도 처음부터 모유수유가 제대로 되지 않아 젖을 짜서 먹이거나 분유수유를 하다가 다시 직접 모유수유나 재수유를 시도할 때 캥거루 케어를 하면 도움이 됩니다. 즉 아기가 유방을 거부하는 경우에 무리하게 억지로 젖을 물리려 하지 말고 엄마와 피부를 접촉하게 해서 서서히 포근한 엄마 품에 익숙해지게 하면 젖 물리기가 쉬워집니다.

💜 **캥거루 케어의 구체적인 방법** 캥거루 케어는 아기의 피부와 엄마의 피부가 직접 접촉하도록 안아주는 것인데 구체적인 방법은 다음과 같습니다. 우선 엄마가 손을 깨끗이 씻고, 사정이 허락하면 샤워를 한 후 젖먹일 때처럼 엄마의 웃옷 여밈을 풀고 브래지어는 벗습니다. 아기는 기저귀만 채운 채 옷을 다 벗기는데 미숙아의 경우는 체온 손실을 막기 위해 모자를 씌웁니다. 아기를 엄마의 맨 가슴, 즉 양쪽 유방 사이의 오목한 부위에 세워서 엎드린 자세로 안으면 아기가 고개를 한쪽

으로 돌리게 됩니다. 이런 자세로 엄마 옷을 아기 위로 여미거나 따뜻한 천으로 아기를 감싸고 포대기나 슬링, 천 기저귀 등을 이용하여 아기를 엄마 품에 밀착시켜 잘 고정하면 됩니다. 캥거루 케어는 젖먹이는 것과는 달리 아빠도 할 수 있습니다. 아빠가 해주면 아기는 엄마 품과는 다른 체취와 느낌을 느낄 수 있고 이 틈에 엄마도 휴식을 취할 시간적 여유를 가질 수 있습니다. 보통 처음에는 30~60분 정도부터 시작하여 아기의 상태에 따라 점차 시간을 늘려갑니다. 절대 무리하지 않아야 하며 아기에 따라서는 처음에 5분 정도로 짧게 시작하기도 합니다. 인큐베이터가 없는 저개발국가에서는 인큐베이터 대신 하루 24시간 내내 엄마가 캥거루 케어를 하기도 합니다. 어떤 전문가들은 미숙아가 원래 출생 예정일을 지나 교정 연령으로 3개월이 될 때까지 하루에 적어도 1시간씩은 캥거루 케어를 하도록 권하기도 합니다.

💜 미숙아 집중치료실에 있는 아기들의 경우 이런 아기들은 대개 심폐 기능이 안정된 32주 이상부터 캥거루 케어를 시작할 수 있습니다. 체중이 700~1000g인 초극소 저출생 체중아도 성공적으로 캥거루 케어를 시행한 예가 있지만 입원하고 있는 미숙아의 캥거루 케어는 반드시 아기를 봐주는 소아청소년과 의사의 권고를 따라야 합니다. 입원한 미숙아들은 심폐 기능이 불안정하고 정맥 주사나 수유를 위한 튜브 등을 달고 있는 상태라서 아주 조심스럽게 다루어야 하기 때문입니다. 미숙아의 경우에는 아직 입으로 젖을 직접 먹지 못하는 상태라도 이렇게 캥거루 케어를 하면서 튜브로 엄마 젖을 먹일 수도 있습니다. 이렇게 품에 안은 상태에서 아기에게 말을 걸거나 눈을 맞추어 주고 만약 아기가 젖을 먹을 수 있다면 젖먹이는 자세를 잡아 곧장 젖을 먹일 수도 있습니다. 집에서라면 캥거루 케어를 하면서 엄마가 일상적인 집안 일을 할 수도 있고 의자에 기대서 쉬거나 30도 정도 상체를 올린 상태에서 잠을 잘 수도 있습니다.

💜 캥거루 케어 시 주의할 점 집에서라면 거의 모든 일상 생활을 동시에 할 수 있지만 캥거루 케어를 하면서 요리를 하거나 뜨거운 식음료를 먹는 것은 피해야 합니다. 또한 운전 중인 차 안에서도 캥거루 케어를 하는 것은 위험합니다. 캥거루 케어 도중 아기가 보채거나 몸을 뒤로 젖히거나 뻗치는 등 스트레스를 받는 것 같은

거대세포 바이러스 감염과 모유수유

거대세포 바이러스(CMV: cytomegalo virus)는 감염이 되어도 대부분 증상이 없으며 국내에서는 돌 이전에 85% 정도가 감염되고 성인이 되면 거의 모든 사람이 거대세포 바이러스 항체를 갖게 됩니다. 임신 중 산모에게 처음으로 감염이 되는 경우 선천 거대세포 바이러스 감염 빈도가 높아지지만 우리나라 산모들은 임신 전에 이미 감염이 되어 있기 때문에 서구에 비해 선천 거대세포 바이러스 감염빈도는 낮은 편입니다. 출생 전후 감염은 분만 시 산도 분비물과 모유를 통해서 주로 첫 6개월 동안 각각 10%, 50% 정도에서 발생합니다. 항체가 있는 산모 중 90% 이상에서 모유 내 바이러스가 확인되며, 이 중 약 20%의 아기가 감염되고, 대부분의 아기들은 증상이나 후유증이 없지만, 특히 감염된 미숙아는 신경학적 문제가 생길 수도 있습니다.

때문에 모유를 통한 미숙아 감염 예방을 위해서 각 신생아집중치료실마다 프로토콜이 마련되어 있습니다. 일반적으로 재태연령 32주 이상으로 출생한 미숙아는 아무런 처치 없이 엄마 젖을 그대로 먹이지만 그 이전에 태어난 미숙아라면 저온살균한 엄마 젖이나 그렇게 할 수 없다면 모유은행 젖을 먹이다가 교정연령 32주가 되면 그때부터 엄마 젖을 그대로 먹이게 됩니다. 그 사이에는 부지런히 젖을 짜서 냉동해 두었다가 32주부터 꺼내어 먹이는 것을 권합니다.

지 유의해서 살펴보아야 합니다. 엄마가 서서 돌아다닐 때 아기가 스트레스를 받는 것 같으면 캥거루 케어를 한 채 조용히 앉아서 달래는 것이 좋습니다.

세쌍둥이 미숙아
완모수 이야기

♥ 캥거루 케어를 끝내는 시기 언제까지 캥거루 케어를 할 것인가 이것은 엄마와 아기가 스스로 결정할 수 있는데 여러 가지 다양한 다른 자세로도 충분히 캥거루 케어의 이점을 누릴 수 있다면 바로 그때가 끝낼 시기가 될 것입니다.

제5부

엄마가
모유수유 중
부딪히는
문제들

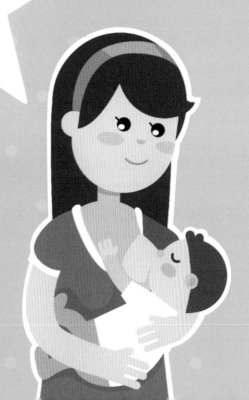

1. 모유수유와 엄마의 일상생활

하루에 커피를 몇 잔씩 먹던 엄마가 아기에게 모유를 먹이는 기간 동안 커피를 딱 끊기란 어려운 일입니다. 아기가 반응하는 상태에 따라 다르기는 하지만 분만 2개월 이후 하루에 한두 잔 정도의 커피는 별 문제가 없습니다. 그러나 하루에 커피를 한 잔만 먹더라도 카페인이 들어 있는 다른 음료수를 많이 마시면 문제가 될 수 있습니다. 카페인 역시 모유로 나오기 때문에 아기가 눈을 크게 뜨고 잠을 잘 못 자고 흥분된 상태가 지속되는 경우 카페인이 든 음료를 엄마가 많이 먹고 있진 않은지 한번 돌아볼 필요가 있습니다. 그리고 담배는 끊는 것이 제일 좋고, 술도 가능하면 먹지 않는 것이 좋습니다. 모유수유를 하는 엄마도 운동, 파마, 염색 등을 하는 데는 아무 문제 없습니다.

식사와 모유수유

모유의 성분은 엄마가 잘 먹든 잘 못 먹든 큰 차이가 없습니다. 하지만 엄마가 채식주의자인 경우는 예외입니다. 가장 심각한 것은 비타민B12 결핍이지만, 고기, 유제품, 계란을 먹지 않는 완전채식주의 모유수유모의 경우에는 그 외에도 단백질, 철분, 칼슘, 비타민D, B2 등의 섭취에도 주의를 기울여야 하기 때문입니다. 특히 만일 엄마가 철저한 채식주의자라면 비타민B12가 부족할 수 있기 때문에 보충을 해주어야 합니다. 비타민B12가 부족한 경우 엄마보다 젖을 먹는 아기가 먼저 결핍증상이 올 수 있습니다.

하루에 필요한 젖양을 만들기 위해서는 대략 650~700kcal의 열량이 필요합니다. 이 중 임신 기간 동안 엄마 몸에 미리 비축해 둔 지방에서 150~200kcal를 충당하고, 분만 후 첫 6개월 동안은 나머지 500kcal, 7~9개월에는 400kcal 정도만 엄마가 평소보다 음식을 더 많이 먹어서 보충하면 됩니다. 따라서 젖을 먹이는 엄마들은 밥, 고기, 채소, 과일, 유제품의 5가지 식품군을 골고루 충분히 먹어야 하겠습니다.

음주와 모유수유

▶ YouTube

술 자체가
모유수유 금기는
아닙니다
그러나...

임신 중에는 선천 이상이나 유산, 조산 같은 위험 때문에 술을 끊었다가도 아기 낳고 나서 가끔 술 생각이 나는 엄마들이 있습니다. 물론 모유수유 중에 가능하면 술은 안 먹는 것이 안전합니다. 그러나 가끔씩 적당히 마실 수는 있습니다.

그러면 적당량이라는 게 무슨 뜻일까요? 영어로는 one drink라고 하는데 술의 종류에 상관없이 순수 알코올 14g이 들어 있는 양을 말합니다.

즉 5% 맥주는 360ml짜리 1캔, 12% 포도주라면 150ml 1잔, 40%짜리 양주라면 45ml 1잔을 말합니다. 그 외 시판되는 막걸리(750ml)는 6%, 소주(360ml)는 19%, 과실주는 15% 정도이므로 술마다 정확한 알코올 농도를 미리 잘 살펴보아야 합니다. (한 번에 맥주, 포도주, 양주를 모두 한 잔씩 마셨을 때를 말하는 게 아니라 한 번에 한 가지 술로 한 잔을 마셨을 때를 말합니다.)

1병	ml	드링크
맥주	500	1.25
막걸리	750	2.5
소주	360	4
포도주	750	5
양주	750	17

1드링크 = 알코올 14g				
5% 맥주	6% 막걸리	12% 포도주	19% 소주	40% 양주
1캔(360ml)	300ml	1잔(150ml)	95ml	1잔(45ml)

일반적으로 하루에 술 1드링크를 마시고, 2시간 이상 지난 후에 젖을 먹이는 것은 아기에게 해가 되지 않는다고 알려져 있습니다. 하지만 그 이상의 음주는 아기의 발달, 성장, 수면에 해가 될 수 있습니다. 더구나 엄마도 판단력이 떨어져 아기를 안전하게 돌보기가 어려워질 위험이 있습니다. 음주 때문에 모유수유 자체도 어려워집니다. 즉, 알코올은 젖을 나오게 하는 사출반사를 방해하고, 그 결과, 계속해서 술을 많이 마시다 보면 유방이 충분히 비워지지 않아 결국 젖 생성이 줄어 젖을 일찍 끊게 될 수 있습니다. 술 자체가 모유수유의 금기는 아닙니다. 하지만 하루에 1드링크보다 더 많이 마시는 것은 권장되지 않습니다.

1드링크를 마셨다면 30~60분이 지난 후에 알코올이 모유에 제일 많이 나오고 2-3시간까지 나옵니다. 하지만 2드링크에 해당하는 맥주 2캔을 마셨다면 4-5시간, 포도주 2잔과 맥주 1캔으로 총 3드링크를 마신 경우라면 6-8시간까지도 나오게 됩니다. 그런데 모유에 언제까지 알코올이 나올지는 알코올 양뿐 아니라, 얼마나 빨리 마셨는지, 음식을 먹으면서 마셨는지에 따라서 달라집니다. 또 엄마의 체중과 체내에서 얼마나 빨리 알코올을 분해하는지도 영향을 미칠 수 있습니다.

간혹 술을 마신 다음에 젖을 짜서 버리면 모유로 나오는 알코올 농도를 빨리 낮출 수 있을지 물어보는 엄마들이 있는데, 그렇지 않습니다. 왜냐하면 모유 내 알코올 농도는 엄마의 혈중 농도와 같기 때문입니다. 젖을 짜서 버린다고 해서 엄마의 혈중 알코올 농도를 빨리 낮출 수는 없습니다. 엄마가 술 취한 상태에서 젖을 먹이면 아기도 함께 취한다고 보시면 됩니다. 물론 젖이 차서 불편하거나 젖양을 유지하기 위해서라면 음주 후에 젖을 짤 수 있습니다.

2년 이상 권장되는 모유수유 기간 중에 술을 한 모금도 안 마시기는 현실적으로 어렵기는 합니다. 특별한 날이나 기분 전환을 위해 간혹 술을 마시게 될 때는 이렇게 준비를 해 두면 됩니다.

1. 음주 후에 먹일 젖을 미리 짜 놓고,

2. 술 종류와 알코올 농도를 알아 놓고,

3. 아기가 밤잠 들기 전 마지막 수유 후에 마시고,

4. 혈중 알코올 농도가 낮아질 때까지 기다린 후에 젖을 먹입니다.

육아 스트레스에 시달리다가 얼떨결에 맥주 2병이나 소주 1병을 마시고 판단력이 흐려져 시간이 얼마나 지났는지 모르고, 아기가 울고 보채서 잠결에 젖을 먹이고 후회하는 일은 없었으면 합니다. 폭음이나 과도한 음주를 끊기 어려우면 가족이나 친구에게 알리고, 꼭 전문가의 도움을 받으시기 바랍니다.

만약을 위해 캐나다 Motherisk 자료를 소개해 드립니다. 이 도표는 모유 안에서 알코올이 완전히 없어질 때까지 걸리는 시간을 엄마 체중과 알코올 섭취량을 기준으로 만든 것입니다. 예를 들어 55kg인 엄마(키 162 cm 정도)가

Mother's Weight KG (lbs)	No. Of Drinks* (Hours : Minutes)											
	1	2	3	4	5	6	7	8	9	10	11	12
40.8 (90)	2:50	5:40	8:30	11:20	14:10	17:00	19:51	22:41				
43.1 (95)	2:46	5:32	8:19	11:05	13:52	16:38	19:25	22:11				
45.4 (100)	2:42	5:25	8:08	10:51	13:34	16:17	19:00	21:43				
47.6 (105)	2:39	5:19	7:58	10:38	13:18	15:57	18:37	21:16	23:56			
49.9 (110)	2:36	5:12	7:49	10:25	13:01	15:38	18:14	20:50	23:27			
52.2 (115)	2:33	5:06	7:39	10:12	12:46	15:19	17:52	20:25	22:59			
54.4 (120)	2:30	5:00	7:30	10:00	12:31	15:01	17:31	20:01	22:32			
56.7 (125)	2:27	4:54	7:22	9:49	12:16	14:44	17:11	19:38	22:06			
59.0 (130)	2:24	4:49	7:13	9:38	12:03	14:27	16:52	19:16	21:41			
61.2 (135)	2:21	4:43	7:05	9:27	11:49	14:11	16:33	18:55	21:17	23:39		
63.5 (140)	2:19	4:38	6:58	9:17	11:37	13:56	16:15	18:35	20:54	23:14		
65.8 (145)	2:16	4:33	6:50	9:07	11:24	13:41	15:58	18:15	20:32	22:49		
68.0 (150)	2:14	4:29	6:43	8:58	11:12	13:27	15:41	17:56	20:10	22:25		
70.3 (155)	2:12	4:24	6:36	8:48	11:01	13:13	15:25	17:37	19:49	22:02		
72.6 (160)	2:10	4:20	6:30	8:40	10:50	13:00	15:10	17:20	19:30	21:40	23:50	
74.8 (165)	2:07	4:15	6:23	8:31	10:39	12:47	14:54	17:02	19:10	21:18	23:50	
77.1 (170)	2:05	4:11	6:17	8:22	10:28	12:34	14:40	16:46	18:51	20:57	23:03	
79.3 (175)	2:03	4:07	6:11	8:14	10:18	12:22	14:26	16:29	18:33	20:37	22:40	
81.6 (180)	2:01	4:03	6:05	8:07	10:08	12:10	14:12	16:14	18:15	20:17	22:19	
83.9 (185)	1:59	3:59	5:59	7:59	9:59	11:59	13:59	15:59	17:58	19:58	21:58	23:58
86.2 (190)	1:58	3:56	5:54	7:52	9:50	11:48	13:46	15:44	17:42	19:40	21:38	23:36
88.5 (195)	1:56	3:52	5:48	7:44	9:41	11:37	13:33	15:29	17:25	19:21	21:18	23:14
90.7 (200)	1:54	3:49	5:43	7:38	9:32	11:27	13:21	15:16	17:10	19:05	20:59	22:54
93.0 (205)	1:52	3:45	5:38	7:31	9:24	11:17	13:09	15:02	16:55	18:48	20:41	22:34
95.3 (210)	1:51	3:42	5:33	7:24	9:16	11:07	12:58	14:49	16:41	18:32	20:23	22:14

밤 9시부터 맥주 2캔(2드링크)을 마셨다면, 5시간 정도 지나서 새벽 2시부터 젖을 먹이는 것이 안전합니다. 여러분 모두 슬기롭게 오래도록 젖을 먹이시기를 바랍니다.

모유수유와 흡연

▶ YouTube

흡연이
모유수유 금기는
아닙니다
그러나...

술과 마찬가지로 임신 중에는 거의 다 담배를 끊습니다. 하지만 아기를 낳은 후에는 다시 담배에 손이 가는 경우가 간혹 있습니다. 젖을 먹이는 엄마는 담배나 전자담배를 피우지 않는 것이 제일 좋습니다. 왜냐하면 담배를 피우면 중독성 물질인 니코틴이 모유를 통해 아기에게 전달되기 때문입니다. 담배 피우는 엄마 젖을 먹는 아기는 소변에서 니코틴과 대사물이 나오는 것을 보면 알 수 있습니다. 흡연하는 엄마는 젖 생성 호르몬인 프로락틴을 니코틴이 낮추기 때문에 젖양도 적어지고, 그 결과 분유 보충을 하게 되어 젖을 더 빨리 끊게 됩니다.

뿐만 아니라 간접흡연의 결과, 아기의 하기도 질환, 귀감염, 호흡기 알레르기와 영아돌연사증후군도 증가합니다. 때문에 엄마도 그렇지만, 아빠 역시 담배를 끊는 것이 좋습니다. 임신과 수유 기간은 엄마, 아빠가 자신과 가족의 건강을 위해 담배를 끊을 절호의 기회입니다. 담배처럼 눈에 잘 보이지는 않지만 전자담배에서 나오는 에어로졸에도 니코틴과 다른 독성 물질이 들어 있습니다.

만약 금연이 어렵다면 되도록 가능한 하루에 피우는 양을 최소량으로 줄여야 합니다. 그리고 젖을 먹인 직후에 피우시기 바랍니다. 담배를 피우는 엄마는, 아기의 호흡기 질환 예방 등 수많은 이득을 위해서 더욱 젖을 먹여야 합니다. 담배 때문에 젖마저 끊으면, 아기는 이중으로 손해를 보게 됩니다.

어떤 경우라도 아기 옆에서 담배를 피워서는 안 됩니다. 엄마뿐 아니라 누구도 아기 근처에서는 담배를 피우지 못하게 해야 합니다. 밖에서 피웠더라도 머리카락이나 옷에 담배 연기가 남아서, 아기가 계속 그 냄새를 맡고 연기를 마실 수 있으니까 아기를 만지기 전에 먼저 옷을 갈아입고 손을 깨끗이 닦으시기 바랍니다. 아예 담배 피울 때 입을 헌 옷을 따로 정해 두는 것도 좋겠죠.

담배를 끊지 못한 상태에서 니코틴 패치나 껌을 사용하면 엄마 몸에 니코틴이 오히려 더 많이 흡수되니까 그런 일은 절대로 피해야 합니다. 담배를 넣고 니코틴 패치는 붙이고 있는 동안 계속 피부로 니코틴이 흡수되기 때문에 잘 때는 떼는 것이 좋습니다. 또한 니코틴 껌은 엄마 혈액 농도 변화가 심해지는 문제가 있습니다. 담배를 혼자 끊기 어려우면 꼭 전문가의 도움을 받으시기 바랍니다.

결론적으로, 흡연이 모유수유의 절대적인 금기는 아닙니다. 하지만

1. 젖먹이는 엄마는 담배를 끊는 것이 제일 좋습니다.

2. 안 되면 흡연을 최소량으로 줄이고,

3. 수유 직후에 피우고 수유 직전에는 피우지 말고,

4. 절대로, 집이나 차, 아기 가까이서 담배를 피우지 말아야 합니다.

5. 제일 중요한 것은 담배를 피우더라도 아기의 건강을 위해서 더욱더 젖을 먹여야 한다는 점입니다.

모유수유 중 카페인과 음료

엄마 몸에 들어간 카페인은, 양은 적지만 젖을 통해 아기에게 빨리 전달됩니다. 엄마가 매일 커피를 10잔 이상 너무 많이 마신 경우 아기가 보채거나 떨고, 잠을 잘 자지 못한 사례들이 알려져 있습니다.

반면, 생후 3주 이상 된 아기 엄마들이 하루에 카페인 100mg이 들어 있는 커피를 5잔씩 마셨을 때 아기에게 별 문제가 없었다는 연구 결과도 있습니다. 하지만, 더 어린 아기나 미숙아는 카페인 반감기가 아주 길기 때문에 카페인이나 그 대사물이 엄마와 비슷한 농도가 될 수도 있으니까 주의해야 합니다. 참고로 임신 후기에는 카페인 반감기가 훨씬 길어졌다가 산후 첫 주

• 아메리카노 카페인 함량

구분	카페인 (mg/cup)	1컵 (ml)
파스쿠찌	202	274
커피빈	202	311
빽다방	177	361
드롭탑	160	305
엔젤리너스	158	300
할리스커피	148	297
투썸플레이스	137	278
이마트24	135	302
스타벅스	121	337
탐앤탐스커피	110	308
커피에반하다	109	281
카페띠아모	108	308
토프레소	105	268
커피마마	105	332
커피베이	103	311
GS25	97	177
이디야커피	89	281

• 콜드브루 카페인 함량

구분	카페인 (mg/cup)	1컵 (ml)
커피빈	404	352
엔젤리너스	288	204
파스쿠찌	259	217
토프레소	256	293
탐앤탐스커피	234	296
투썸플레이스	213	214
이디야커피	198	225
할리스커피	197	226
스타벅스	168	203
카페띠아모	163	411
드롭탑	148	157
커피베이	119	167
커피에반하다	116	277

한국소비자원(2018)

YouTube

수유 중에
커피 마셔도
됩니다. 단...

안에 정상으로 돌아옵니다. 결론적으로 젖 먹이는 엄마는 하루에 카페인 300mg 까지는 안전하다고 볼 수 있습니다. 다시 말해 커피 1~2잔 정도는 별 문제가 없습니다.

그런데, 커피도 종류에 따라서 카페인 양이 천차만별입니다. 참고로 2018년 한국소비자원 발표에 따르면 카페인이 100~200mg인 아메리카노에 비해 시판되는 콜드브루(Cold brew) 커피에는 2배 정도 많이 들어 있습니다. 같은 콜드브루라도 카페인이 100에서 400mg까지 4배 정도 차이가 납니다. 반면 커피믹스에는 카페인이 50mg 정도만 들어 있습니다.

커피 외에도 콜라, 에너지 음료, 홍차, 녹차, 초콜릿에도 카페인이 들어 있고 심지어 종합감기약이나 드링크에도 들어 있는 경우가 있으니까 이 점도 감안해야 합니다.

카페인은 섭취하고 나서 1시간 후에 모유 농도가 제일 높습니다. 또, 같은 1~2잔이라도 아기마다 반응이 다르기 때문에 아기 상태를 잘 살펴보는 것이 좋겠습니다.

참고로, 상품화되어 있는 차들은 대개 모유수유에 별 문제가 되지 않습니다. 하지만 너무 많이 먹는 것은 좋지 않습니다. 최근 차를 물 대신으로 먹는 분들도 있는데 수유 중에 차는 기호품 정도로 적당히 마시는 것이 좋습니다. 특정 효과를 기대하고 약 삼아서 마시는 차라면 모유수유 중에는 피하시기 바랍니다. 또 상품화된 것이 아니라, 개인이 만든 차들은 성분과 함량을 알 수 없어 모유수유 중에 안전하다고 보기 어렵습니다.

초콜릿, 천식약 등

초콜릿이나 코코아에도 시오브로마인(theobromine)이라는 카페인 유사 성분이 들어 있지만 코코아 한 잔이나 통상 먹는 초콜릿 정도에 들어 있는 양은 적기 때문에 모유에는 아주 소량밖에 나오지 않아 너무 많이 먹지 않는다면 모유수유에 영향을 미치지 않습니다. 천식약으로 사용되는 약 중에서 시오필린 계통의 약도 카페인과 유사한 효과를 내기 때문에 천식약을 처방 받을 때는 모유수유 중임을 반드시 알려야 합니다.

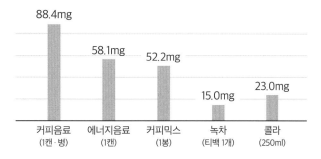

· 기호품별 카페인 함량

커피음료 (1캔·병)	에너지음료 (1캔)	커피믹스 (1봉)	녹차 (티백 1개)	콜라 (250ml)
88.4mg	58.1mg	52.2mg	15.0mg	23.0mg

모유수유 엄마의 운동과 다이어트

수유 중 엄마가 운동을 하여도 아기에게 젖을 먹이는 데는 문제가 없습니다. 오히려 운동은 엄마의 산후 회복에도 좋으며 출산 후 정신건강에도 도움이 됩니다. 운동을 한다고 젖이 줄어드는 것도 아니고 젖 성분이 달라지는 것도 아닙니다. 예전에는 엄마가 심한 운동을 하면 엄마 젖에 젖산이 많이 분비되어서 아기가 젖을 잘 먹지 않으려 한다고 생각한 적이 있습니다. 그러나 최근에 자세히 연구된 결과를 보면 심한 운동을 한 후에도 엄마의 젖 성분은 별 차이가 없으며 아기가 먹는 데 아무 문제가 없다고 합니다. 하지만 심한 운동을 한 후에 젖을 먹일 때 아기가 거부한다면 운동의 강도를 조금 낮추는 것은 고려해 볼 만합니다. 일반적으로 분만 후 5개월 정도가 되면 임신 전 체중으로 회복되는데 체중 조절을 위해서 운동을 하는 경우 첫 한 달간은 몸무게를 뺄 생각을 하지 마십시오. 그리고 두 달이 지난 후에 체중 조절을 시작할 수 있는데, 너무 급격히 몸무게를 빼는 것은 바람직하지 않습니다. 한 달에 2kg 이상 몸무게를 줄이는 것은 좋지 않습니다. 몸무게를 조절할 때는 음식을 골고루 충분히 먹고 운동을 하면서 서서히 줄이는 것이 좋습니다. 만일 특별히 따로 운동을 하기가 힘들다면 아기를 안아주거나 가벼운 산책을 하는 것 역시 운동이 됩니다. 이렇게 운동을 할 때는 브래지어를 잘 착용하는 것이 중요합니다. 출산 후 좀 회복되면 산후조리한다고 너무 누워 있지만 말고 하루에 30분 정도는 운동을 하는 것이 엄마의 건강에 중요합니다.

임신과 모유수유

10개월 된 아기가 있는데 현재 임신 5개월입니다. 임신 사실을 모르고 있다가 어제 알게 되었는데 지금까지 젖만 먹였습니다. 아이가 알레르기가 있어 분유를 먹지 못하는데 돌까지만이라도 수유해도 괜찮은지 궁금합니다.

♥ 임신 자체만으로 꼭 젖을 끊어야 할 필요는 없습니다 임신한 엄마가 영양 섭취를 잘 한다면 젖을 먹여도 태아에게 필요한 영양분을 충분히 줄 수 있습니다. 또 모

파마, 염색

수유 중에 파마를 하거나 머리 염색을 해도 좋습니다. 대신 파마나 곱슬머리를 펴는 시술은 모유수유 중에는 피하는 것이 좋습니다.

유수유로 인한 자궁수축은 대개 태아에게 위험하지 않고 조산의 위험을 증가시키지도 않는 것으로 알려져 있습니다. 그리고 나중에 둘째 아기에게 수유를 할 때 젖의 질이 떨어지는 것도 아닙니다.

하지만 이전 임신 중에 조산이나 유산을 한 경험이 있거나, 현재 조산의 위험이 있거나, 자궁의 통증이나 출혈이 있거나, 임신 기간 중 엄마가 체중이 적절하게 늘지 않는다면 젖 떼는 것을 고려해야 하기 때문에 반드시 모유수유에 대해 잘 아는 산부인과 의사와 상의해야 합니다. 그 외 여러 가지 감정의 변화도 올 수 있고 특히 임신 중 유두 동통이 심해지거나 임신 후기에 배가 심하게 불러서 젖먹이는 자세를 잡기가 힘들어질 수도 있습니다. 임신 중에 언제까지 모유수유를 계속할지는 엄마 개개인마다 사정이 달라 일반화하기는 어렵겠지만, 대개는 임신 중에도 계속해서 젖을 먹일 수 있습니다. 굳이 모유를 끊어야 할 때는 서서히 수유 횟수와 시간을 줄여서 끊는 것이 좋으며, 젖 끊는 약을 먹는 것은 피해야 합니다.

모유수유 중
임신하면

💜 **엄마가 처한 상황에 따라 모유수유 여부가 달라집니다** 임신을 했는데도 완전모유수유를 두 돌까지 하겠다고 무리하면서까지 모유를 먹이려는 엄마도 있는데 그럴 필요는 없습니다. 돌까지 먹이고 현재 임신을 한 상태라면 엄마로서는 최선을 다한 셈이니 아기가 더 먹기 싫다고 하면 이제는 둘째를 위해서 모유수유를 중지할 수 있습니다. 반면 임신한 지 얼마 되지도 않고 아기가 잘 먹으려는데 임신을 하면 젖을 먹일 수 없는 줄만 알고 모유를 끊는 분도 있고, 옆집 엄마가 나서서 임신 중에 젖먹이면 큰일 난다고 호들갑을 떠는 통에 불안해서 젖을 끊는 엄마도 있습니다. 이것은 곤란합니다. 임신 중에도 특별한 문제가 없다면 계속 젖을 먹일 수 있습니다. 하지만 전에 자연 유산을 한 경험이 있거나 조산을 한 적이 있는 엄마는 임신 중에 젖을 먹이면 자궁이 수축될 수도 있기 때문에 반드시 산부인과 의사와 상의하면서 수유를 하여야 합니다. 이런 경우가 아니라면 수유에 의해서 조산을 유발할 정도의 자궁 수축이 생기는 경우는 별로 없습니다. 그리고 임신 중 출혈이 있거나 임신한 엄마의 몸무게가 적절하게 늘지 않는 경우도 모유를 먹이지 않는 것이 권장됩니다.

나란히 젖먹이기 (tandem nursing)

💙 **둘째를 출산하고도 두 아이 다 먹일 수 있습니다**(나란히 수유) 엄마가 둘째를 낳으면 큰 아이에게 아직 젖을 먹이고 있어도 초유가 나옵니다. 둘째를 출산하고 둘째에게 모유를 먹이면서 첫째에게 다시 젖을 먹이는 것도 가능합니다. 엄마가 적당한 영양을 섭취한다면 두 아이에게 필요한 영양을 모유로 공급할 수 있습니다. 두 아이에게 모두 젖을 먹일 때는 동생에게 우선권이 있어야 합니다. 특히 분만 후 초기에 나오는 초유는 신생아에게 필수적이기 때문에 작은 아기에게 먹이세요. 큰 아이들은 모유가 모자라는 경우 우유나 여러 가지 음식을 먹일 수 있기 때문입니다.

권위 있는 국제 단체들마다 두 돌 이후까지 젖먹이는 것을 권하지만 수유 중 너무 일찍 임신이 되어 큰 아이와 작은 아이를 동시에 수유하게 되는 사태가 벌어지면 어떻게 해야 할까요?

큰 아이 모유수유하던 김에 동생을 보고도 둘을 나란히 젖먹이는 경우가 많지는 않겠지만 나란히 젖먹이기는 처음부터 마음 먹은 결과일 수도, 아니면 어쩌다 보니 그렇게 되었을 수도 있으며, 즐거울 수도 괴로울 수도 있습니다. 그러나 가능하면 임신 중에 미리 준비를 해서 어느 날 갑자기 하루 아침에 나란히 젖먹이기를 하겠다고 결정하는 일은 피하는 것이 좋겠습니다.

큰 아이가 두세 돌이 지나 말귀를 알아 듣는 나이라면 형아는 이제 컸으니까 이제 태어날 동생을 잘 보살펴 주고 예뻐해 주고, 아기는 젖 말고 다른 맘마는 아직 못 먹으니까 아기에게 먼저 젖먹는 것을 양보하자는 등 동생에 대해 미리 이야기를 나눠 준비를 시킵니다. 또 분만 전부터 몇 주 동안 먹을 음식을 미리 만들어 냉동해 놓고 큰 아이의 스트레스를 덜기 위해 동생이 태어날 때 가능한 큰 아이를 멀리 떼놓지 않는 것도 분만 후 큰 아이와 더 많은 시간을 같이 보내는 데 도움이 됩니다.

💙 **동생 낳고 나서 실제적인 사항들**

분만 후 첫 수일 동안은 신생아에게 젖먹는 우선권을 줍니다.
처음 나오는 초유는 신생아 시기에 꼭 필요한 특별한 면역 성분이 들어 있는 농축된 영양 물질이기 때문에 분만 후 첫 수일 동안은 신생아에게 우선권을 줍니다.

큰 아이가 가끔씩만 젖을 먹는 경우는 신생아가 먹고 있는 수유량을 확인하기 위해 신경 쓸 필요가 없지만, 큰 아이가 자주 먹는다면 신생아에게 먼저 젖을 먹여야 합니다. 처음 며칠 동안은 동생이 젖을 먹을 때쯤 아빠나 다른 식구들이 미리 큰 아이의 관심을 다른 곳으로 돌리거나, 잠깐 산책을 나가는 방법을 쓸 수도 있습니다. 그러나 보통은 2~3일만 지나면 젖양이 늘어나기 때문에 이런 기간이 길 필요는 없습니다.

갓 태어난 동생이 젖먹는 것을 보게 되면 일시적으로 큰 아이도 더 자주 젖을 찾을 수도 있고, 그러면 대변 양상이 변하기도 합니다.

큰 아이에게 엄마 젖은 음식 이상의 것으로 위안과 친밀감의 원천입니다. 동생이 생겨 엄마의 애정을 빼앗긴 것으로 느끼게 되면 어린 아기로 돌아가 엄마의 사랑을 다시 되찾고 싶어하게 됩니다. 특히 엄마의 관심을 얻기 위해 전에 없이 요구사항이 많아지고 젖도 더 자주 찾을 수 있습니다. 초유와 이행유는 변을 묽게 하는 경향이 있기 때문에 이때 자주 젖을 먹게 되면 큰 아이의 변이 묽어지고 배변 횟수도 좀더 많아지게 됩니다. 그러나 대개 2주 정도가 지나 성숙유 시기가 되면 이런 현상은 사라집니다.

나란히 젖먹이기는 울혈을 예방하고 젖양을 늘리는 데 도움이 됩니다.

출산 후 3~4일째 젖양이 갑자기 늘 시기에 큰 아이가 젖을 같이 먹어 주면 '울혈'을 예방하거나 완화하는 데 도움이 됩니다. 그러나 어떤 아이들은 동생이 태어나기 전에 먹던 것처럼 엄마 유방이 부드러워지고 친숙해질 때까지 젖빨기를 거부하기도 합니다. 또한 젖양은 유방을 효과적으로 비우는 정도에 따라 결정이 되기 때문에 큰 아이가 힘차게 젖을 빨면 젖양이 효과적으로 늘어나게 됩니다.

나란히 젖먹이는 동안 대부분의 경우 일반적인 위생만으로도 충분합니다.

규칙적으로 목욕이나 샤워를 하고, 깨끗한 옷을 입고, 일반적인 위생 수칙을 지키는 것만으로도 나란히 젖먹일 때 유방 관리로 충분합니다. 유두 주변의 몽고메리선에서 항세균 물질이 분비되며 모유에는 가정이나 형제 자매들이 노출되는 대부분의 세균에 대한 항체들이 포함되어 있습니다. 또한 한 아이에게 증상이 나타나기 전에 감기나 장염 등 감염의 원인이 되는 세균이나 바이러스가 이미 다른 아이에게 노출되었기 때문에 한 아이가 감기나 일상적인 질병에 걸렸을 때, 각각 한쪽 유방만 빨도록 제한할 필요는 없습니다. 즉 증상이 확실해질 때는 이미 수일 동안 엄마 유방을 서로 나누어 바꿔 먹은 후가 될 것이기 때문입니다.

그러나 아구창은 예외인데 이러한 감염이 감염된 엄마 유방과 아기의 입 사이에 서로 전염을 시킬 수 있으며 한 번 감염되면 치료가 쉽지 않기 때문입니다. 또한 중증 질환이나 전염력이 강한 질병의 경우 병에 따라서는 의사의 조언에 따라 아이들 각자에게 한쪽씩 유방을 정해서 먹일 수도 있습니다.

나란히 젖먹이는 엄마는 영양과 수분 섭취에 신경 쓰고 충분히 휴식을 취해야 합니다.

쌍둥이에게 젖을 먹일 때와 마찬가지로 나란히 젖을 먹이는 엄마는 한 명만 수유할 때보다 배가 더 고프고 더 자주 갈증을 느낄 수 있습니다. 정식으로 식사를 차리지 않더라도 간편하게 먹고 마실 수 있는 음식을 가까이 준비해 놓는 것이 좋습니다. 소변 농도로 수분 섭취 정도를 가늠할 수 있는데, 소변 색이 진해지거나 변비가 생기면 수분 섭취를 좀더 늘려야 합니다. 엄마가 충분히 휴식을 취하기 위해 가족이나 친구들의 도움을 흔쾌히 받아들이고, 필요하면 집안 일을 도와줄 분을 구하는 것이 좋습니다.

신생아와 큰 아이에게 어떤 식으로 젖을 나누어 먹일지 결정하는 것은 엄마의 몫입니다.

실제로 나란히 젖먹이기를 어떻게 할지에 대해서는 엄마가 가족 내 상황에 가장 적절한 방식을 택하면 됩니다. 모유에 대한 신생아의 신체적 요구가 더 크지만, 둘 중 누구를 먼저 먹이고, 어느 쪽 젖을, 얼마나 오래 먹일지 융통성 있게 대처하면 나란히 젖먹이기가 훨씬 수월해질 것입니다. 때문에 나란히 젖먹이는 엄마들에게 자신의 욕구와 두 아이의 욕구를 균형 있게 충족할 수 있는 본인 나름의 방법을 찾도록 격려하는 것이 좋습니다.

신생아의 요구 :

나란히 젖먹이기를 할 때는 어린 아기가 젖을 충분히 먹고 있는지 흔히 걱정이 됩니다. 때문에 큰 아이에게 젖을 먹이는 시간을 제한하거나 동생이 먹고 난 후에만 먹여야 한다고 생각할 수도 있습니다. 큰 아이가 잘 따라주면 별 문제가 없겠지만, 그렇지 않다면 젖양은 수요·공급의 원칙으로 결정되기 때문에, 어떤 방법으로 먹이든지 대부분 두 아이를 먹일 만큼 젖이 충분히 만들어집니다. 일반적으로는 신생아에게 먼저 젖을 먹이는 것이 가장 좋지만, 한쪽 유방을 정해서 계속해서 한 아이에게 먹이는 것보다는 양쪽 젖을 번갈아 가며 먹이는 것이 시력 발달을 위해서도 바람직합니다. 아기가 젖을 충분히 먹고 있는지 걱정이 되면 아기의 체중 증가를 주기적으로 확인하도록 하는 것도 도움이 됩니다.

큰 아이의 요구 :

동생과 함께 젖을 나누어 먹거나 조금이라도 모유수유에 제한을 받게 될 때 어떻게 반응할지는 큰 아이의 나이와 기질에 달려 있습니다. 어떤 아이들은 특정 시간이나 장소에서만 젖을 먹는 것에 잘 적응하기도 하지만 2~3분이라도 있다가 젖을 먹으라는 것을 견디기 힘들어하는 아이들도 있습니다. 동생이 태어난 후 퇴행을 보여 갓난아기처럼 하루 종일 젖을 먹으려 하기도 하고 같은 아이라도 때에 따라 다르게 반응하기도 합니다. 때문에 큰 아이와 동생을 함께 먹여도 보고, 누구를 언제 먹일지 달리 해 보거나, 일정한 시간에 큰 아이에게 젖을 먹여 보는 등 아이들과 엄마가 자신에게 가장 잘 맞는 방법을 찾을 때까지 여러 가지 다양한 방법을 시도해 보는 것이 좋습니다. 이러한 결정을 할 때 아이들의 감정뿐만 아니라 엄마 자신의 감정도 함께 고려하는 것이 중요합니다.

하루는 큰 아이가 전혀 젖을 먹지 않다가 다음 날은 하루 종일 젖을 먹으면 유방이 불편하기 때문에 엄마는 큰 아이의 모유수유를 어느 정도 일관성 있게 유지할 필요가 있습니다. 유방을 불규칙하게 비우게 되면 유선염이 생길 위험이 커지므로 주의해야 합니다.

엄마의 요구 :

나란히 젖먹이기에 대한 느낌과 아이들의 욕구를 엄마 자신의 감정과 조화를 이루도록 하는 방법을 강구해야 합니다. 어떤 엄마들은 두 아이에게 동시에 젖을 먹여 수유 시간을 짧게 할 수 있으면 훨씬 더 쉽게 적응하기도 합니다. 반면 두 아이를 동시에 수유하면 불편하고 성가셔서 각자 따로 먹이는 것을 더 선호하는 엄마들도 있습니다. 어떤 엄마들은 큰 아이와 동생 모두 스스로 배고파 먹고 싶어할 때 먹이는 것을 더 편하게 느끼기도 하고 반면 큰 아이에게는 수유시간과 장소를 정해서 먹이는 엄마들도 있습니다. 여러 가지 다양한 방법들을 시도해 보고 엄마가 주관적으로 가장 좋다고 느끼는 나란히 젖먹이기 방법을 선택하면 됩니다.

아빠의 도움을 받거나 슬링이나 캐리어를 사용하면 더 쉽게 두 아이의 욕구를 충족시킬 수 있습니다. 아기용 슬링이나 캐리어를 사용하면 아기를 안은 상태로 양손을 자유롭게 쓸 수 있어 큰 아이를 돌보기가 좀더 수월합니다. 특히 슬링을 한 채로 수유를 하면 아기에게 젖을 먹이면서 동시에 큰 아이가 원하는 바를 들어 줄 수도 있습다. 물론 아빠가 좀더 적극적으로 도와줄수록 좋습니다. 큰 아이와 좀더 많은 시간을 보내면서 데리고 놀고 용변도 신세 알봄을 새 주면 언마 혼자 두 아이의 요구를 들어 주어야 하는 압력을 덜어줄 수 있습니다.

외출할 때는 나란히 젖먹이기가 쉽지 않을 수 있습니다.

아이들을 데리고 외출해야 할 때 집 밖에서 젖먹일 기회를 줄이려면 나가기 전에 먼저 두 아이에게 충분히 젖을 먹이고 또 나가서 큰 아이에게 먹일 간식과 음료를 갖고 가는 것도 한 가지 방법입니다. 외출 중 어쩔 수 없이 두 아이에게 젖을 먹이게 될 것 같다면, 남의 눈에 띄지 않게 수유를 할 수 있는 편한 수유복을 입고 덮어 씌워 가릴 수 있는 숄이나 담요를 미리 준비해 가는 것이 좋습니다.

♥ 감정 적응

나란히 젖먹이기에 대한 엄마의 감정은 사람마다 다릅니다.

엄마들마다 나란히 젖먹이기에 대해 긍정적으로, 또는 부정적으로 느낄 수 있습니다. 사람마다 감정이 다 다르고, 같은 사람이라도 매일매일 달라질 수 있으므로 한 엄마의 경험이 다른 엄마의 것과 동일하다고 판단하거나, 시간이 지나도 같을 것으로 생각하지 말아야 합니다.

처음에 엄마들이 나란히 젖먹이기를 하겠다고 마음 먹는 것은 큰 아이의 욕구에 더 마음이 쏠리기 때문입니다. 아직 태어나지도 않은 낯선 태아보다는 이미 속속들이 잘 알고 있는 아이에게 관심을 갖는 것은 너무나 자연스러운 일입니다. 그러나 아기가 태어나면 많은 엄마들이 순식간에 마음이 바뀌고 맙니다. 출산이나 모유수유 관련 호르몬의 작용으로, 특히 엄마의 분만 경험이 긍정적이었다면, 방해 받지 않고 갓난아기를 품 안에 꼭 껴안고 있고 싶은 마음이 들게 마련입니다. 때문에 큰 아이가 갑자기 다 자란 아이로 느껴지면서 큰 아이에게 젖을 먹이느라 아기와 함께 할 시간을 빼앗긴다는 것에 화가 나기도 합니다.

모든 엄마가 다 이런 극적인 감정 변화를 겪는 것은 아니지만 큰 아이를 위해 나란히 젖먹이기로 결정했던 엄마가 그런 느낌을 갖게 되면 자신의 이런 반응에 깜짝 놀라고 죄의식을 갖기도 합니다. 그러나 이러한 상반되는 감정(처음에는 큰 아이를 위하고자 하였던 마음이 갑자기 아기의 요구에 대해 분노하게 되는)은 갓난아기가 새로 태어날 때 식구들 간에 흔히 일어나는 정상적인 현상일 수 있습니다.

큰 아이에게 젖을 먹이지 않더라도 이와 비슷한 부정적인 마음이 들 수 있지만 젖먹이는 것이 이러한 역학 관계 중 일부일 때는 부정적인 감정을 모유수유 탓으로 돌리기가 쉽습니다. 그러나 이런 과정을 겪는다고 해서 다시는 큰 아이에게 젖먹이는 즐거움을 누릴 수 없는 것은 아닙니다. 분만 후 이러한 감정의 급변은 아주 흔하며 시간이 얼마 지나지 않아 곧, 엄마의 강렬한 감정은 사라지고 좀더 현실적인 관점을 갖게 될 것입니다.

나란히 젖먹이기 하면서 엄마가 "소외되고 고립된 것 같은" 느낌을 갖는다면 매일매일 잠시라도 자신만을 위한 시간을 갖도록 합니다.

"소외되고 고립된 것 같은 느낌"은 엄마가 하루 종일 아기를 달래고, 안아주고, 수유하다 보면 자기 자신만의 물리적인 공간을 필요로 할 때 이따금 갖게 되는 감정입니다. 아이들도 엄마를 필요로 하고 남편도 아내와 신체적인 친밀감을 나누고 싶어하나 엄마 역시 자신의 몸을 자신이 온전히 갖고 싶을 때가 있는 법입니다.

이런 감정 역시 흔히 있을 수 있습니다. 나란히 젖먹이기가 이러한 감정의 원인이라고 생각할 수 있으나, 큰 아이에게 젖을 먹지 않더라도 역시 아이가 엄마와 가까이 있고 싶어 하고 엄마에게서 위안을 찾으리라는 점을 상기해야 합니다. 매일 잠시라도 자신만을 위한 시간을 내서 샤워를 하거나 짧게 산보라도 하는 것이 좋습니다. 짧게라도 혼자 있는 시간을 갖는다면 기분을 전환시키는 데 아주 큰 효과를 볼 수 있습니다.

엄마가 긍정적인 성격이고 유머 감각이 있다면 나란히 젖먹이는 것이 훨씬 수월할 것입니다. 본인에게 이런 점들이 부족하다면 공감하며 이야기를 들어 줄 수 있는 사람—남편, 친구, 나란히 젖먹이기 중인 다른 엄마, 모유수유를 지지하는 사람들—과 이야기를 나눌 기회를 자주 갖는 것이 좋습니다.

엄마가 큰 아이에게 젖을 떼고자 한다면 점진적이고 자연스러운 젖 떼기 방법을 선택합니다.

나란히 젖먹이기가 너무 부담스럽고 별로 내키지 않는다면 점진적으로 자연스러운 방법으로 큰 아이의 젖을 뗄 수 있습니다. 처음에는 긍정적인 마음으로 나란히 젖먹이기를 시작했지만 실제 경험은 상상했던 것과 전혀 다르다고 느낄 수도 있습니다. 여러 가지 다른 방법으로 두 아이에게 모유수유를 하고자 노력해 보았지만 여전히 불편하다고 느껴지면 큰 아이에게 젖을 뗄 결정을 할 수 있습니다. 이 때는 점진적이고 무리하지 않게 젖 떼는 방법을 강구해야 하겠습니다.

2. 직장 나가는 엄마가 모유수유에 성공하려면

모유수유는 첫 1개월이 제일 중요하고 그 다음으로 2~3개월까지가 중요합니다. 이 시기는 모유수유가 자리를 잡는 기간으로, 이때 제대로 모유수유를 하면서 보낸 아기들은 앞으로도 편하게 젖을 먹일 수 있습니다. 직장에 나가면서 모유를 먹이는 것은 가능하지만 우리나라의 현실상 힘든 면도 많습니다. 직장 다니면서 모유수유하는 것은 엄마의 책임감만으로 가능한 일이 아닙니다. 아기가 우유병도 안 빨고 모유만 찾아서 결국은 직장을 포기하는 경우도 있으니까요. 소아청소년과 의사와 국가가 엄마들이 직장에 다니면서 모유수유를 할 수 있는 여건 마련을 위해서 노력해야 할 것입니다.

엄마가 직장에 나가면 모유를 끊게 되는 이유

- 직장에 나가면 당연히 젖을 끊어야 한다고 생각해서.
- 직장 다니면서 모유수유를 할 수 있는 가능성도 몰라서.
- 모유를 짜서 먹일 수 있다는 것을 모르고, 알아도 그 방법을 구체적으로 몰라서.
- 젖을 먹이고는 싶어도 모유를 짜고 보관할 여건이 되지 않아서.
- 직장 다니면서 젖먹이는 엄마를 격려하기는커녕 유별난 엄마 취급하는 사회 분위기 때문에.
- 아기 봐주는 어린이집에서 모유 보관과 취급을 귀찮아하거나 힘들어해서.
- 직장에서 모유수유 엄마를 위한 배려가 전혀 없기 때문에.
- 직장 다니는 모유수유 엄마를 위한 국가적 차원의 제도가 부족해서.

아기가 태어나기 전에 준비할 일들

♥ 임신 기간 동안 되도록 빨리 직장 상사와 모유수유에 대해 의논합니다 복직 후에도

수유하겠다는 의지를 이야기하고 수유하는 여성에 대한 직장 내 정책과 이제까지의 관례에 대하여 알아보고 출산 휴가를 얼마나 받을 수 있는지, 복직 후 젖을 짤수 있는 시간과 장소를 제공받을 수 있는 지에 대해 구체적으로 이야기를 나눕니다. 직장 내에 다른 임산부가 있어 같이 계획을 짤 수 있다면 준비가 훨씬 쉬워질 것입니다.

♥ 직장 내 여건이 좋지 않다면 미리 대안을 준비합니다 세면대나 싱크대, 유축기, 장고, 전기 콘센트, 편안한 의자와 유축기를 올려놓고 쓸 수 있는 책상, 유축기나 개인용품을 보관할 수 있는 장, 문을 잠글 수 있는 장치 등이 있다면 좋을 것입니다. 하지만 사정이 허락하지 않는다면 평소에 쓰지 않던 창고나 사무실 한 구석에 접이식 가리개를 이용하여 작은 공간을 마련하고 '착유 중'이라는 문패를 밖에 걸어놓을 수도 있습니다. 또 화장실의 세면대를 이용하고 블루 아이스와 소형 아이스박스를 개인적으로 구입하겠다는 등 구체적인 대안을 미리 마련하여 직장 상사와의논하면 효과적으로 지원을 받는 데 도움이 될 것입니다.

♥ 근무 중 젖을 짤 시간 계획도 미리 짜둡니다 3~4시간마다 한 번에 적어도 10~15분(일측 유축기로는 총 20~30분) 가량 젖을 짜야 하는데 복직 초기에는 조금 더 여유를 갖고 시간 계획을 세워두는 것이 좋습니다. 사내 규정상 이렇게 시간을 내기어려울 경우에는 점심시간, 휴식시간을 이용하거나 근무 중 잠깐 짬을 내서 젖을짜되 대신 아침, 저녁으로 시간 외 근무를 할 것인지를 동료들과 미리 상의해 양해를 구합니다.

아기가 태어난 후 준비할 일들

♥ 적어도 분만 후 4주 동안에는 모유수유를 성공적으로 확립해야 합니다 24시간 엄마와아기가 같이 지내고, 엄마 젖 이외에는 다른 것은 먹지 말고, 우유병이나 노리개젖꼭지도 물리지 말아야 합니다. 아기가 먹고 싶어할 때마다 하루에 적어도 8~12회 정도, 한번에 한쪽 젖을 15분간, 한 번 수유 시 되도록 양쪽 젖을 먹이고 아

기가 밤에도 4시간 이상 자면 깨워서 젖을 먹입니다.

💜 아기를 보아줄 믿을 만한 보모를 미리 구합니다 되도록 빨리 아기를 보아주실 보모를 구하는데, 모유수유를 적극적으로 지지하고 짜놓은 젖을 위생적으로 다루고 아기가 우유병을 거부하거나 심하게 보챌 때 잘 달랠 수 있는 분이면 좋을 것입니다. 출근하기 10여 일 전부터는 아기를 돌봐줄 분과 짧은 시간 동안이라도 함께 아기를 보도록 합니다. 짜 둔 젖을 먹이고 기저귀를 갈아주고, 옷을 입히고, 아기를 달래는 것을 미리 확인하고 복직 전에 적어도 한 번은 아기를 봐줄 분이 엄마 없이 혼자서 몇 시간 동안 아기를 볼 수 있는 기회를 마련하는 것이 좋습니다.

💜 유축기를 마련하고 실제로 젖을 짜 봅니다 일주일에 20시간 이상 직장에서 일해야 하는 엄마들은 시간을 절약하고 젖양을 효과적으로 유지하기 위해 성능이 좋은 전동식 양측 유축기를 빌리거나 사는 것이 좋습니다. 유축기의 효율, 얼마나 오래 유축기를 사용할지, 그리고 한 번 착유 시 시간이 얼마나 오래 걸리는지, 비용, 무게, 소음, 수유 깔때기의 크기 등을 고려해서 미리 시험 가동을 해보고 사는 것이 좋습니다. 적어도 출근 2주 전부터는 아침 첫 수유 후 한 번으로 시작하여 서서히 횟수를 늘려가면서 유축기로 젖짜는 연습을 하여 출근 후 첫 수주간 먹일 정도의 모유를 비축해 놓아야 합니다. 그리고 출근 며칠 전부터는 직장에서 젖을 짤 시간에 맞추어 젖을 짜고 출근할 시간 직전과 퇴근 직후 시간에 맞추어 젖을 먹이는 예행 연습을 해보아야 합니다.

💜 짜놓은 젖을 아기에게 먹이는 연습을 합니다 적어도 생후 3~4주가 지난 후부터 충분한 시간적 여유를 갖고 젖을 컵이나 우유병에 담아서 먹이는 연습을 해야 합니다. 아기의 월령이 어린 경우는 우유병으로 먹이는 것이 편한데 젖만 먹던 아기는 우유병을 거부할 수 있기 때문에 엄마 대신 아빠나 아기를 돌봐줄 사람이, 젖먹던 곳 말고 다른 장소에서 시도하는 것이 좋습니다. 처음에는 젖먹고 나서 한두 시간 후 배가 아주 많이 고프지 않고 기분이 좋을 때 30cc 정도만 우유병에 담아 먹여 보고 10분 이상 무리해서 시도하지 말고 서서히 횟수를 늘려서 엄마가 직장에 나가있을 시간에 맞추어 우유병으로 젖먹이는 연습을 해야 합니다.

직장에 복귀하는 엄마가 확인할 일들

💜 **첫 출근 전날까지 준비할 것** 유축기와 수유 깔때기, 모유 저장팩이나 용기, 블루아이스와 작은 아이스박스, 수유패드, 아기 사진이나 옷, 아기 목소리를 녹음해 놓고, 간식과 음료수, 손수건이나 휴지, 갈아입을 상의와 속옷을 여벌로 준비하면 좋습니다. 출근 전에 미리 시간을 내서 직장 상사를 다시 한번 만나 전에 의논했던 것들을 확인할 수 있다면 더 좋을 것입니다.

💜 **출근 첫날의 스케줄** 출근 전보다 약 20분 정도 일찍 일어나 아기가 아직 잠에서 완전히 깨어나지 않았어도 젖을 먹인 후에 출근할 채비를 합니다. 모든 준비가 끝나면 집을 나가기 바로 직전에 다시 한번 젖을 먹입니다. 또 직장에서 돌아오면 곧장 아기에게 젖을 물릴 수 있도록 아기를 돌봐주시는 분께 퇴근 직전에는 되도록 아기를 너무 배부르게 먹이지 말도록 부탁하는 것이 좋겠지요. 출근해서는 우선 젖을 짤 장소를 확인해 둡니다. 열심히 일을 하고 미리 계획했던 시간에 맞춰 젖을 짜고 젖을 짠 날짜와 시간을 기록하여 냉장 보관합니다. 퇴근 후에는 우선 손만 비누로 깨끗이 씻고 아기에게 젖을 직접 먹인 후 다른 일을 시작합니다. 아기가 잠들기 전까지 아기가 먹고 싶어할 때마다 젖을 직접 물리고 엄마가 잠자기 직전에 한 번 더 젖을 먹입니다.

3. 모유 짜기와 모유 보관법

젖은 직접 물려 먹이는 것이 제일 좋지만, 의학적인 이유나 엄마의 사정 등으로 인해 어쩔 수 없이 젖을 짜서 먹여야 하는 경우가 있습니다. 손으로도 짤 수 있고, 유축기를 이용할 수도 있는데, 어느 경우든 젖을 짤 때는 항상 아기에게 직접 젖을 물릴 때와 같은 마음가짐으로 짜는 것이 좋습니다. 초유를 짜야 할 경우는 유축기보다는 손으로 짜는 것이 좋고, 제왕절개 등의 이유로 처음에 젖을 물리지 못해 모유가 잘 나오지 않을 때는 양쪽을 동시에 짜는 유축기를 사용하는 것이 좋습니다. 또 짜낸 모유는 바로 아기에게 먹이는 것이 가장 좋지만 보관을 해야 할 때도 있습니다. 모유 보관의 기본은 섭씨 4도씨 정도에서의 냉장 보관인데, 오래 보관해야 할 경우에는 냉동 보관을 해야 합니다.

젖을 짜야 하는 경우

💙 **의학적인 이유 없이 젖을 짜서 먹이면 안 됩니다** 아기에게 젖을 물리는 것이 모유 수유에 제일 좋습니다. 그러나 항상 아기 옆에 붙어 있으면서 젖만 먹이며 살 수는 없습니다. 엄마의 사정에 의해서든 아기의 사정에 의해서든 모유를 당장 먹일 수 없는 경우도 있을 수가 있답니다. 젖을 직접 물릴 수 없거나 아기가 효과적으로 젖을 빨지 못하는 등의 이유가 있다면 젖을 짜야 할 경우가 있습니다. 이때는 모유를 짜서 아기에게 먹이는데 손이나 유축기를 사용해서 젖을 짜게 됩니다. 단 젖을 물릴 수 있는 아기에게 젖을 짜서 주지는 마십시오. 특히 신생아 시기에 의학적으로 꼭 필요한 경우가 아닌데도 산후조리를 한다고 젖을 짜서 먹이는 일은 절대 피해야 합니다.

💙 **분유보다는 젖을 짜서 먹이는 것이 더 좋습니다** 모유를 직접 먹일 수 없는 엄마들은 젖을 짜서 먹여야 합니다. 이런 경우 많은 엄마들이 분유를 먹입니다. 하지만 젖을 직접 먹일 수 없는 상황이 생겼을 때 가장 좋은 대안은 바로 모유를 짜서 먹이는 것입니다. 모유는 직접 먹이는 것이 제일 좋지만 짜서 먹여도 대부분 모유의

장점을 아기에게 그대로 전할 수가 있답니다. 모유를 직접 먹일 수 없는 경우 분유를 먹인다는 생각부터 고치는 것이 제일 먼저 할 일입니다. 모유를 짜주는 것은 직접 먹일 수 없을 때 보관할 모유를 확보한다는 의미 외에도 아기가 빠는 것을 대신해서 모유량을 늘려줄 수 있고, 유방에 젖이 차는 것을 막아 울혈을 예방해주고, 젖이 불어 엄마가 불편해하는 것을 막아주는 의미도 있습니다. 또 젖이 새는 것도 막아주고 사출을 자극해 젖을 잘 빨지 못하는 아기가 쉽게 젖을 먹을 수 있게 도와주기도 합니다.

♥ **젖을 짜서 먹이는 것에 대한 거부감을 가져야** 모유를 직접 먹일 수도 있는데도 불구하고 젖을 짜서 먹이는 엄마들이 최근에 엄청나게 늘었습니다. 직접 젖을 먹이면 아기에게 엄마의 사랑까지 담아 먹일 수 있는데 왜 젖을 짜서 먹일까요? 그리고 출산 후 지친 엄마들에게 더 힘들게 될 것이 뻔한데 젖을 짜서 먹이라고 권유하는 사람들은 도대체 누구일까요? 젖을 짜서 먹이면 우선은 편한 것 같지만 산후조리 끝나면 짠 젖을 누가 먹여주나요? 결국은 엄마가 젖을 짜서 그 젖을 또 우유병에 담아서 먹이는 어처구니없는 일이 벌어지게 되어 수유 시간이 두 배 이상 들게 됩니다. 이렇게 짜서 먹이면 아기는 유두혼동으로 젖을 물지 않으려 하고 직접 물리지 못하니 젖은 점점 잘 나오지 않고 엄마는 쉴 시간이 없어 힘드니 젖은 점점 줄게 되어서 모유 먹이기는 실패하게 됩니다. 누가 젖을 짜서 먹이라고 한다면 이것은 반드시 고려하십시오. 나중에는 젖을 물리기 힘들다는 것과 짜고 또 먹여야 하니 시간이 두 배가 걸린다는 것과 모유수유를 하기 엄청나게 힘들어진다는 것을 잊지 마십시오. 그리고 엄마의 따뜻한 사랑은 어떡합니까?

젖을 짜야 하는 경우

● 엄마가 직장에 나가거나 입원했을 때처럼 직접 수유할 수 없을 때.
● 젖이 모자랄 때.
● 울혈이나 유선염이 있는데 직접 빨리는 것으로 부족할 때.
● 아기가 유방을 효과적으로 비워 충분히 먹지 못할 때.

♥ **젖을 짜는 방법** 젖을 짜는 방법에는 손으로 짜는 법, 기계를 사용하는 법, 수동식과 전자동 유축기를 사용하는 법이 있습니다.

젖 짜기 준비는 이렇게 하세요

❤ **우선 손이나 기구를 잘 씻어야 합니다** 우선 젖을 짜거나 짠 젖을 다룰 때는 반드시 15초 이상 손을 잘 씻고 다루는 모든 기구를 잘 씻어야 합니다. 특히 손톱 밑과 그 주위를 깨끗이 닦아야 합니다. 하지만 유방은 젖을 짤 때마다 비누로 씻어서는 안 됩니다. 더구나 아기가 먹는 것이라고 비눗물로 씻거나 알코올 같은 소독약으로 소독을 해서는 안 됩니다.

❤ **짠 젖을 보관할 때는 항상 깨끗이 씻어서 잘 말린 보관용기를 사용해야 합니다** 돌려서 잠글 수 있는 병이나 뚜껑을 꼭 닫을 수 있는 플라스틱이나 유리로 만든 우유병, 혹은 모유 전용 보관용기를 사용합니다. 깨끗한 식품 보관용기도 꼭 맞는 단단한 뚜껑이 있는 것이라면 사용할 수 있습니다.

❤ **젖먹일 때와 같은 마음가짐으로 짜주어야 합니다** 젖을 짤 때는 젖을 먹일 때와 마찬가지의 마음가짐으로 해야 합니다. 편안한 곳에서 편안한 마음으로 젖을 짜는 것이 중요합니다. 긴장을 하면 나오던 젖도 다시 들어가 버립니다. 아기를 바라보면서 젖을 짜면 제일 좋겠지만 그렇지 못한 경우가 대부분인데 이럴 때는 아기에게 젖을 먹인다는 생각을 하면서 아기의 사진이나 아기의 옷을 만지거나 보면서 짜는 것이 좋습니다. 요즈음 직장 나가는 엄마들 중에는 남들 눈치보면서 화장실에서 젖을 짜는 분도 있으신데 이것은 우리 사회가 젖먹이는 엄마를 배려할 기본이 되어 있지 않아서 생긴 웃지 못할 비극입니다.

❤ **젖이 얼면 부피가 커지기 때문에 용기에 젖을 꽉 담지 말고 약 3/4 정도만 채웁니다** 보통 한 번에 60~120cc 정도씩 얼리면 좋은데 아기가 한 번에 먹는 양에 따라 얼리는 양도 달라질 수 있습니다. 뚜껑을 꼭 닫아서 냉장실에 보관한 젖은 가능하면 24시간 내에 먹입니다. 짠 지 24시간 내에 먹이지 않을 젖은 냉동하는 것이 좋습니다. 젖은 냉동실 안쪽 깊이 보관하고 절대로 문에 보관해서는 안 됩니다. 젖을 짠 날짜와 시간을 반드시 적고 초유가 아니라면 방금 짠 가장 신선한 젖부터, 냉장모유, 냉동모유 순으로 먹입니다.

💜 전자레인지 사용하지 마세요 전자레인지로는 젖이 균일하게 데워지지 않아 아기에게 화상을 입히기 쉽고 젖의 성분, 특히 면역 성분을 포함한 단백질과 비타민이 파괴될 수 있으므로 피해야 합니다. 또한 전자레인지에 너무 오래 데울 경우 병이 폭발할 위험도 있습니다.

💜 먹다가 남은 모유 먹다가 우유병에 남긴 젖은 두었다가 아기에게 다시 먹이지 말고, 아까워도 버려야 합니다.

손으로 젖 짜기

💜 아기가 젖을 빨 때와 비슷하게 짜야 합니다 아기를 낳은 모든 엄마는 분만 후 첫 24시간 내에 젖이 말랑말랑할 때 의료진으로부터 젖 짜는 법을 배워 두는 것이 좋습니다. 그래야 곧 젖이 많아져서 심하게 울혈이 될 때 당황하지 않고 계속 젖을 먹이면서 본인 스스로 적절하게 대처할 수 있기 때문입니다(이는 아기에게 친근한 병원의 성공적인 모유수유를 위한 10단계에서 요구되는 사항입니다). 손으로 젖을 짜는 것은 간편하고 쉽습니다. 하지만 이렇게 손으로 젖을 짜기 위해서는 젖짜는 법을 약간은 배워야 합니다. 젖이 가장 효과적으로 나오는 경우가 바로 아기가 젖을 빨 때입니다. 엄마가 젖을 짤 때도 바로 아기가 젖을 빨 때와 비슷하게 짜야 합니다. 우선 한 손을 이용해서 젖을 짜게 되는데 엄지와 검지를 유두의 약간 바깥쪽을 잡고 이 손가락에 가슴을 기댄다는 느낌이 들게 자세를 잡습니다. 그리고 손가락으로 유방에 수직방향으로 힘을 가합니다. 이런 것을 유방을 돌아가면서 반복하게 되면 젖을 충분히 비울 수 있습니다.

💜 양쪽 젖을 번갈아 가며 짭니다 손으로 젖을 짜라고 하면 많은 엄마들이 한쪽 젖을 다 짠 후에 다른 쪽 젖을 짤 생각을 합니다. 하지만 한번 젖을 짜는 동안 양쪽 젖을 번갈아 가면서 짤 수 있습니다. 우선 한쪽 젖에서 3분에서 5분 정도 젖을 짜십시오. 그리고 다른 쪽을 또 그만큼 짜고 이렇게 번갈아 가면서 짜는 것이 좋습니다. 이렇게 해서 한 번 젖을 짤 때는 보통 20~30분 정도가 걸립니다. 양쪽을 동

시에 젖을 짜는 유축기를 사용하면 이 시간을 반으로 줄일 수 있기 때문에 편합니다. 손으로 짐을 짤 때는 아프지 않습니다. 만일 손으로 젖을 짤 때 아프다면 젖을 짜는 방법이 잘못되어 있을 가능성이 높습니다. 초유는 손으로 짜는 것이 유축기로 짜는 것보다 훨씬 잘 짤 수 있습니다. 그러나 초유는 원래 양이 적기 때문에 한 방울씩 똑똑 떨어지는 것이므로 분수처럼 막 뿜어져 나올 것을 기대하지는 말아야 합니다.

유축기로 젖 짜기

젖은 직접 물리는 것이 최고입니다.
신생아 시기에는 소아청소년과 의사 처방 없이 유축기를 사용하는 것은 피해야 합니다.

♥ **유축기는 수동식보다는 전동식 유축기가 좋습니다** 유축기는 젖을 짜주는 기계입니다. 젖은 손으로만 짜는 것이 아니고 기계로도 짤 수 있습니다. 전동식으로 젖을 짜는 기계가 있는데 살수도 있고 대여할 수도 있습니다. 유축기를 사용하는 목적은 크게 두 가지로 나뉩니다. 모유를 짜는 것과 모유 생성을 자극하는 것입니다. 모유를 짜기 위해서는 아기가 빠는 것처럼 빨아들이는 것이 가장 효과적입니다. 모유의 양이 적을 때 모유 생성을 자극하기 위해서는 수동식보다는 병원급 전동식 유축기를 사용하는 것이 바람직합니다.

♥ **한쪽을 짜는 유축기와 양쪽을 짜는 유축기가 있어** 유축기는 한 번에 양쪽 젖을 동시에 짜는 것이 시간을 절약할 수 있고 젖을 효과적으로 짤 수 있고, 모유의 생성도 효과적으로 자극할 수 있습니다. 한 번에 보통 15분 정도의 시간 동안 유축기를 사용하는데 한쪽만 짜는 유축기로는 적어도 30분의 시간이 걸리는 것을 반 정도의 시간으로 짤 수가 있습니다. 그리고 우리나라처럼 처음부터 젖을 빨리지 않

유축기 사용에 실패하지 않으려면!

유축기를 사용해서 젖양을 늘리라고 권유하면 많은 엄마들이 짜도 아무것도 나오지 않는데 왜 짜야 하느냐고 묻습니다. 짜도 아무것도 나오지 않아도 짜야 엄마의 몸은 모유가 부족하다는 것은 인식하고 모유를 더 많이 만들게 됩니다. 처음에 젖이 안 나와도 15분 정도 짜야 합니다. 짠다고 하루 아침에 젖양이 늘어나는 것은 아닙니다. 오늘 10cc가 나왔으면 내일은 20cc, 모레는 30cc,… 이렇게 아주 조금씩이지만 매일매일 꾸준히 규칙적으로 젖을 짜면 거의 대부분 늘어 나게 됩니다. 며칠 만에 모유의 양이 늘기도 하지만 한 달이 걸려도 잘 늘지 않는 경우가 있습니다. 처음에 짜서 젖이 잘 나오지 않는다고 포기해서는 안 됩니다. 젖이 잘 나오게 되면 이제는 젖을 짜고 나서 더 이상 나오지 않게 되고 나서도 적어도 2분은 더 짜는 것이 좋습니다.

고 분유를 같이 먹이기 시작해서 모유가 잘 나오지 않은 경우에는 양쪽을 동시에 짜는 유축기를 사용하는 것이 좋습니다. 그리고 제왕절개를 한 후 한동안 모유를 먹이지 않고 분유를 먹여서 모유가 잘 나오지 않는 산모도 모유를 잘 나오게 하기 위해서는 양쪽을 동시에 짜는 유축기를 사용하는 것이 좋습니다. 게다가 직장에 나가서 짧은 시간에 모유를 짜야 하는 엄마가 시간을 절약하기 위해서도 양쪽을 동시에 짜는 유축기를 사용하는 것이 좋습니다.

💜 유축기로 젖이 잘 짜지지 않는 경우 모유를 잘 먹이고 젖이 잘 나오는데도 유축기로 짤 때 젖이 잘 안 나온다면 사출반사가 효과적으로 일어나지 않는 경우입니다. 이런 경우는 사출반사를 증가시키는 여러 방법을 총동원할 수 있습니다. 엄마가 마음을 편히 가지고 아기에게 젖을 먹인다는 느낌으로 아기를 보거나 아기의 옷 같은 것을 만지면서 아기에게 수유하는 기분으로 젖을 짜십시오. 몸은 멀어도 마음은 아기와 같이 해야 모유가 잘 나옵니다. 물론 조용한 환경에 긴장을 풀고 다른 사람들에게 방해받지 않는 것도 중요합니다. 그래도 잘 나오지 않으면 수유 전에 유방을 따뜻한 물수건으로 찜질하거나 마사지하거나 더운 물로 샤워를 하는 것이 도움이 됩니다. 잘 나오다가 젖이 잘 나오지 않으면 짜는 도중에 마사지를 한 후에 다시 짜십시오. 아니면 젖 나오는 것이 줄면 다른 쪽 젖을 짜면서 젖이 차기를 기다리다가 다시 이쪽을 짜주면 됩니다. 사출을 효과적으로 하기 위해서는 엄마 스스로 마사지를 해주는 것이 좋은데 유방의 바깥쪽에서 젖꼭지 쪽으로 부드럽게 마사지해 주십시오.

직장 다니는 엄마의 젖 짜기

유축기는 모유가 잘 나오게 된 다음에는 어느 것을 사용해도 좋습니다만 직장에 다니는 엄마라면 양쪽을 동시에 짜는 유축기를 사용하는 것이 젖 짜는 시간을 절약할 수 있습니다. 만일 직장에 나간다면 미리 어떤 방식으로 젖을 짤 것인가 잘 고민해 보고 실제로 젖을 짜보고 익숙해지게 해야 합니다. 젖이 잘 나오는 엄마라면 조금만 연습하면 아기에게 젖을 먹일 때와 비슷한 시간에 비슷한 양의 젖을 짤 수 있습니다.

💜 유축기 사용 전 알아둘 것들

• 의학적인 이유가 없다면 신생아 시기인 생후 1개월까지는 젖을 짜서 먹여서는 안 됩니다.
• 젖양을 알아보기 위해서 젖을 짜지 마십시오.
• 수유 후에 항상 남은 젖을 짜야 한다는 것은 잘못된 상식입니다.
• 젖을 짜다가 원하는 양이 나왔다고 젖 짜는 것을 중지하지

마십시오.

- 젖양을 늘리기 위해서 유축기를 사용할 때 젖이 나오지 않는다고 젖 짜기를 포기하지 마십시오.

모유 보관, 이렇게 하세요

모유를 담는 용기와 엄마 피부나 젖과 유축기가 닿는 부분은 우선 차가운 물로 헹구어 묻어 있는 젖을 닦아낸 후에, 따뜻한 비눗물로 깨끗하게 닦고 헹구고 깨끗한 종이 수건 위에 올려 놓고 말려야 합니다. 가능하면 식기 세척기를 사용하는 것이 좋은데, 그렇지 못할 경우에는 다른 그릇들과 함께 싱크대 안에 넣어서 닦지 말고, 별도의 그릇에 깨끗한 물을 담아 따로 닦아야 합니다.

🤍 **짠 젖은 보관할 수 있습니다** 모유는 엄마 유방에서 직접 먹이는 것이 가장 좋습니다. 그것이 안 되면 짜서 가능하면 바로 먹이고 그마저도 안 되면 냉장 보관을 할 수 있습니다. 만일 장기간 보관을 할 생각이라면 냉동을 하는 것이 좋습니다. 냉장 보관을 하면 냉동 보관할 때보다 모유의 면역 성분이 적게 파괴됩니다. 모유는 제대로 보관하면 상당 기간 모유 내의 여러 면역 성분이 효과를 잃지 않습니다. 아래는 일반적으로 건강한 만삭아들에게 먹일 수 있게 권장되는 보존기한입니다. 기한이 더 길 수도 있지만 일반적인 권유사항입니다.

🤍 **상온 보관 시 보존기한**
- 섭씨 25도일 때 4시간.
- 아이스팩이 들어 있는 아이스백: 섭씨 15도일 때 24시간.

🤍 **냉장 보관 시 보존기한**
- 모유 보관의 기본은 냉장 보관입니다. 냉장 보관을 하면 냉동 시에 비해 모유 내의 면역성분이 더 잘 보존됩니다.
- 섭씨 4도: 새로 짠 모유를 잘 밀봉한 것은 24시간 이내에 사용하는 것이 좋습니

다. 냉장으로 8일까지는 보관할 수 있다고 하지만 72시간 이상은 보관하지 않는 것이 안전합니다.

• 얼렸다가 녹인 모유: 섭씨 4도에서 24시간.

♥ 냉동 보관 시 보존기한

• 냉장칸과 냉동칸이 분리되지 않은 소형 일반 냉장고에서는 2주간 보관이 가능합니다.

• 냉장칸과 냉동칸이 분리된 냉장고에서는 12개월까지 보관이 가능하지만 6개월 이내에 먹이는 것이 좋습니다.

냉동젖 녹이는 방법

♥ 최대한 빠른 속도로 녹이기 냉동했던 젖을 녹일 때는 최대한 빠른 속도로 녹이는 것이 좋습니다. **섭씨 37도 이하의 따뜻한 물**이 담긴 그릇 안에서, 물이 뚜껑에 닿지 않도록 주의하면서 부드럽게 흔들어서 지방층이 잘 섞이도록 녹입니다.

♥ 전자레인지에 해동시키는 것은 피해야 모유는 절대로 전자레인지로 녹이거나 데우지 말아야 합니다. 전자렌지는 모유를 균일하게 데우지 못하기 때문에 아기가 화상을 입을 수 있고, 모유의 면역 성분과 단백질, 비타민 등이 파괴될 수 있습니다. 또한 비닐 용기나 혹은 비닐로 처리된 용기에 담긴 음식을 전자레인지로 가열하면 화학적 오염의 위험이 있습니다. 그리고 밀폐된 용기에 자칫 열이 오래 가해지면 폭발하는 수도 있습니다.

♥ 한 번 녹인 모유를 다시 얼려서는 안 됩니다 냉장고에서 녹인 모유는 데우지 않은 것이라면 (거의 다 해동되어 얼음 크리스탈이 남아 있을 때로부터) 냉장고에서 24시간 보관이 가능합니다. 즉 해동된 젖은 상온에 놔두어서는 안 되고 반드시 냉장 보관 해야 하며 24시간 이내에 먹이고 한 번 녹인 젖은 다시 얼려서는 안 됩니다. 반면 상온에 꺼내 해동한 것은 완전히 녹기 전에 얼음 크리스탈이 남아 있을 때

모유는 장기 보관이 가능한데, 그러기 위해서는 냉동 보관이 필수적입니다. 건강한 만삭아를 위한 모유 보관 용기는 반드시 완전 멸균할 필요는 없고 깨끗하게 닦아 잘 말린 것이면 되고 밀봉이 가능해야 합니다. 안전성 때문에 유리 용기와 폴리프로필렌으로 만든 용기를 사용할 수 있습니다. 폴리에틸렌으로 만든 용기도 사용이 됩니다. 그러나 냉동실의 얼음 얼리는 트레이에 모유를 얼려서는 안 됩니다. 꽉 채워서는 안 되고 얼 때 부피가 늘어날 것을 감안해서 용기의 3/4 정도만 젖을 담아야 합니다. 모유를 담은 용기는 공기가 통하지 않게 밀봉을 해야 합니다.

건강한 아기에게 먹일 용도라면 얼어 있는 모유에 새로 짠 젖을 섞을 수 있지만 이때는 방금 짠 젖을 먼저 식힌 후에 냉동 모유에 추가해야 합니다. 하지만 아기가 아프거나 입원한 경우라면, 매번 새로 짠 젖을 새 용기에 담는 것이 좋습니다. 또 얼리기 전이라면 냉장해서 식힌 젖을 24시간 동안 합해서 보관할 수 있고 냉장고에 모인 것을 일정한 용량으로 나누어 얼려도 됩니다.

모유를 담은 용기에는 각각 담은 날짜와 시간, 이름을 적어두고 초유가 아니라면 방금 짠 가장 신선한 젖부터, 냉장모유, 냉동모유 순으로 먹입니다. 이렇게 해야 혹시라도 다른 사람이 아기를 볼 때 착오를 일으키는 것을 막을 수 있답니다. 보통 한 번에 60~120cc 정도씩 얼리면 좋은데 아기가 한 번에 먹는 양에 따라 얼리는 양도 달리 할 수 있습니다. 30~60cc 정도 소량도 얼려 놓으면 급할 때 쓸 수 있고, 엄마가 늦게 퇴근할 때 배를 약간 채우는 데도 좋습니다.

다시 냉장하면 4시간 정도 보관할 수 있습니다. 젖이 녹아서 일단 액체가 된 후에는, 곧장 먹이지 않을 경우라면 아직 차가울 때에, 병 표면의 물기를 완전히 닦아낸 후 냉장 보관합니다. 하지만 완전히 해동한 젖은 상온을 거쳐 다시 냉장하지 말고 즉시 아기에게 먹이고 먹다가 남은 것을 보관해서 다시 먹여서는 안 됩니다.

해동된 모유의 상태

❤ 해동된 모유는 부드럽게 흔들어서 먹이세요 모유가 녹으면 지방성분이 위로 떠올라 층이 지게 되는데 부드럽게 흔들어서 아기에게 먹입니다. 이때 숟가락으로 젓거나 심하게 마구 흔들지는 말아야 합니다. 보관했던 젖을 흔들어 먹이는 것은 분리되어 있던 지방층을 잘 섞어 균질화해서, 지방과 지용성비타민, 그리고 여러 가지 미량원소 등 영양 손실을 최소화하는 데 목적이 있습니다. 그러므로 해동된 젖을 숟가락으로 심하게 젓거나 세게 흔드는 것은 불필요하며 모유의 여러 가지 성분에 물리적인 충격을 줄 가능성이 있으므로 피하는 것이 좋을 것입니다.

🖤 **엄마가 먹는 음식에 따라 모유에서 약간의 냄새가 날 수도 있습니다** 모유는 엄마가 먹는 음식에 따라서 매일매일 젖 색깔이나 냄새가 약간씩 달라질 수 있습니다. 그러나 제대로 보관되었고 아기가 좋아한다면 문제될 것이 없습니다.

🖤 **보관했던 젖에서 쩔은 맛이 날 때는** 보관했던 젖에서 쩔은 맛이 나는 것은 냉동과 해동의 영향으로 지방 구조에 변화가 생긴 것과 연관이 있습니다. 대부분의 아기들은 별로 거부하지 않고 이런 젖도 잘 먹습니다. 하지만 어떤 엄마들은 젖 속의 지방분해효소가 상당히 많아 젖에서 아주 강한 냄새나 맛이 날 수도 있습니다. 이러한 지방 분해는 오히려 장 기능이 덜 발달된 미숙아들에게는 소화가 쉽게 되는 이점이 있습니다.

고인 젖, 아기에게 나쁠까?

Q 직장도 나가고 2개월 이상 되면 밤에 일부러 깨워 먹이지 않아도 된다고 하시던데, 문제는 이렇게 하니까 젖이 많이 불어 버리는 사태가 발생됩니다. 불어 있는 젖을 먹여도 되나요? 불어 있는 젖, 3시간 지난 후 먹이는 젖은 썩어 고인 젖이라는군요. 어떻게 해야 하는 건지 참 헷갈립니다. 우유, 계란, 고기, 지방류 등은 맛없는 젖을 만든다고 하더군요.

Q 복직을 했는데 직장은 부산, 아기는 서울에 있기 때문에 유축만 하고 있습니다. 야근도 해야 하고 여건이 안 좋아 하루에 유축을 3~4번 정도 해서 8시간에 한 번 꼴로 젖이 많이 불어서야 유축을 합니다. 어디서 들으니 고인 젖은 먹이지 말라고 합니다. 얼마 동안 안 짜야 고인 젖인 건가요? 다 짜지지 않으면 다음 날 유축될 수도 있을 것 같은데 고인 젖을 먹이면 아이에게 안 좋은가요?

🖤 **고인 젖 걱정 말고 마음껏 먹여도 됩니다** 엄마 젖은 몸에서 배설되어야 하는 소변

이나 대변이 아닙니다. 매 순간 새롭게 만들어지고 있는 아기의 밥줄이고, 사랑입니다. 아무리 어려운 곳에서 사는 엄마라도, 세상에 맛있고 맛난 거 별로 맛난 엄마라도 아무 때나 아기가 배고파하면 먹이던 젖입니다. 유방 안에 오래 고여 있던 젖이라고 차고 맛이 없어 아기가 싫어할까 봐 걱정하실 필요가 전혀 없습니다.

♥ 엄마 젖은 언제나 최상입니다　달달한 젖이 나오거나 끈적이고 기름진 젖이라고 아기가 싫어하거나 아기에게 해가 되는 것이 아닙니다. 어찌 엄마가 가슴으로 먹이는 젖을 나쁜 젖/좋은 젖이라고 감히 평가하려 합니까? 전쟁터에서도, 홍수나 기근 속에서도 엄마 젖은 최상입니다. 우유, 고기, 계란도 적당히 골고루 드십시오. 엄마가 기분 좋게 드시는 음식이 젖을 만드는 데도 좋습니다.

♥ 혼합수유라도 분유로 갈아타는 것보다는 훨씬 좋습니다　여건이 좋으면 물론 직장에 나가서도 3시간마다 젖을 짜서 깨끗하게 보관했다가 가져와 먹이면 좋겠지요. 하지만 사정이 허락하지 않으면 틈 날 때마다 화장실에서 젖을 짜서라도 비우면 젖 양을 유지할 수 있습니다. 고인 젖이라 짜서 버리라는 뜻이 아닙니다. 눈코 뜰 사이 없어 하루 종일 한 번도 못 비워도, 저녁에 아기를 만나자마자 고인 젖 걱정 말고 손만 깨끗이 씻고 젖을 먹이시기 바랍니다.

　출생률이 세계 꼴찌라는 한국에서 아기도 낳고, 직장에서 일도 열심히 하시는 씩씩한 우리 엄마들, 모두모두 힘내시고, 음식도 골고루 마음껏 드시고 한 모금이라도 더 자신 있게 젖을 먹이시기 바랍니다.

4. 엄마 젖을 우유병에 담아 먹이기

엄마가 직장에 나가게 되면 어쩔 수 없이 아기에게 모유를 우유병에 담아 먹이게 됩니다. 앞에서도 말씀드렸듯이 우유병을 빠는 방법과 엄마 젖을 빠는 방법은 다르고, 또 엄마가 없는 동안 다른 사람이 먹여야 하기 때문에 아기에게도 연습과 적응기간이 필요하다는 것을 염두에 두셔야 합니다. 그리고 짜둔 젖을 꼭 우유병으로만 먹일 수 있는 것은 아니며, 컵으로 먹일 수도 있습니다. 짜둔 젖을 컵으로 먹일 것인지 우유병으로 먹일 것인지는 아기의 월령과 선호도, 엄마 대신 아기를 돌봐줄 분의 숙련도 등에 따라 달라질 수 있습니다. 특히 아기가 9개월이 넘은 경우는 컵에 모유를 담아 먹이는 것이 좋습니다. 이 정도쯤 된 아기들은 충분히 컵으로 먹을 수가 있고 이렇게 연습을 하면 굳이 돌이 되어서 우유병을 끊을 필요도 없고, 나중에 모유를 끊게 되면 생우유를 컵으로 무리 없이 먹일 수 있기 때문입니다.

우유병으로 모유를 주는 방법

💜 **생후 4주 정도부터 우유병을 시작할 수 있습니다** 모유는 적어도 두 돌까지, 그리고 가능하면 그 이후에도 먹이는 것이 제일 좋습니다. 하지만 직장에 나가는 엄마들은 모유를 우유병에 담아 먹이거나 분유를 먹일 수밖에 없는 상황이 생깁니다. 엄마의 생각과는 달리 엄마 젖만을 빨려 하고 우유병에 든 모유를 먹으려 하지 않는 아기들이 있습니다. 이런 아기들은 미리 우유병 빠는 것을 좀 연습시켜야 합니다. 모유를 계속 먹일 생각이라면 신생아 초기부터 모유를 열심히 먹여서 모유가 잘 나오게 하는 것이 무엇보다도 중요합니다. 생후 4주 정도 되어서 모유가 잘 나오게 되면 이때부터 우유병으로 먹이는 것을 시작할 수 있습니다. 우유병으로 먹이는 것은 하루 아침에 되지 않는 경우가 많기 때문에 직장 복귀 전에 10일 이상의 시간을 두고 시작하는 것이 좋습니다.

💜 **서서히 짜서 먹이는 양을 늘려갑니다** 우선 모유를 짜서 30cc 정도만 줘보십시오. 잘 먹으면 일단은 안심입니다. 서서히 짜서 먹이는 양을 늘리십시오. 시간적 여유

가 있고 아기를 봐줄 사람을 미리 구할 수 있다면 아기를 봐줄 사람에게 우유병에 담긴 모유를 먹여 보게 하는 것이 좋습니다. 먹이는 사람이 갑자기 달라져도 아기가 우유병을 거부하는 경우가 있습니다.

💙 우유병으로 바꿔 먹일 때는 여유를 가지십시오 엄마가 우유병으로 먹이고 싶다는 바람과는 달리 우유병 자체를 빨지 않으려 하는 아기도 제법 있습니다. 우유병으로 잘 먹지 않는 아기에게는 여유를 가지는 것이 중요합니다. 엄마 젖을 먹이려면 젖을 짜서 담아주십시오. 우유병으로 먹일 때는 엄마 젖을 직접 먹일 때와는 다른 장소에서 다른 자세로 먹이는 것이 도움이 될 수 있고 심지어는 서서, 아기를 엄마에게 등을 돌린 채

우유병 대신 컵으로 먹이면 이런 이점이 있습니다!

● 우유병으로 먹였다가 번거롭게 다시 컵 수유로 바꾸어야 할 필요가 없습니다.
● 오랫동안 우유병을 빨거나 자면서 먹으면 충치가 생기기 쉽습니다.
● 누워서 우유병을 빨게 되면 중이염에 걸리기 쉽습니다.
● 돌 지나서까지 우유병을 빨게 되면 아기가 집착하게 되어 점점 더 우유병을 끊기 어려워집니다.

함께 앞을 보고 안아 우유병을 물리면 잘 먹는 아기도 있습니다. 아무 생각 없이 출근 며칠 전에 우유병으로 먹이려는데 갑자기 안 먹으면 엄마들은 당황하게 됩니다. 급한 마음에 우유병을 강요하다가는 아기에게 먹는 것은 즐거운 일이 아니고 괴로운 것이라는 생각이 들게 할 수 있습니다. 잘못하면 먹는 것 자체를 거부할 수 있기 때문에 주의해야 합니다. 지금 우유병을 빨지 않는다고 해도 시간이 지나면 우유병으로 잘 먹게 되는 아기도 있으니 너무 조급하게 생각하지 말고 다시 시도해 보시기 바랍니다.

우유병을 거부하는 모유수유아 대처법

엄마가 직장에 나가야 하는데 아기가 우유병을 빨지 않으면 아기도 엄마도 무척 괴롭습니다. 엄마 젖을 먹는 아기들에게 우유병이 익숙해지도록 하기 위해서 다음과 같은 방법들이 도움이 될 수도 있습니다.

💙 처음에는 수유하고 한두 시간 후, 배가 아주 많이 고프지 않고 기분이 좋을 때 줘봅니다 이때 우유병의 꼭지는 엄마의 체온과 비슷한 정도로 따뜻하게 해주고 엄마가 젖

먹일 때처럼 아기를 포근하게 안은 상태에서 아기가 편안하게 느낄 수 있도록 부드러운 목소리로 아기를 달래면서 먹이는 것이 좋습니다. 우선 모유 한두 방울을 아기의 입술이나 혀에 떨어뜨려 주면 우유병에서 맛있는 엄마 젖이 나온다는 것을 아기가 배우게 됩니다. 우유병을 물릴 때도 억지로 밀어 넣지 말고, 엄마 젖을 물릴 때처럼 꼭지로 아기의 입술을 살짝 건드려 아기가 스스로 입을 벌려 빨아보다가 물도록 해줍니다. 아기가 짜증을 내거나 싫어하는 기색을 보이면 곧 우유병을 아기 입에서 빼야 합니다. 또 아기가 잘 먹지 않는데도 10분 이상 무리하게 시도하는 것은 피해야 합니다. 우유병 수유에 대해서 아기가 싫은 감정이나 좌절감을 연관짓는 것보다는 좋은 감정으로 짧게 첫날의 연습을 끝내고 다음날 다시 시도해보는 것이 좋습니다.

❤️ 며칠 동안 이렇게 해 보아도 아기가 우유병을 거부하면 다른 종류의 우유병 꼭지로 바꾸든지 우유병 대신에 컵수유를 시도해 봅니다. 만약 아기가 노리개젖꼭지를 쓰고 있다면 그것과 비슷하게 생긴 우유병 꼭지를 좋아할 수도 있습니다. 아기마다 좋아하는 젖꼭지의 모양이나 재질, 구멍의 크기가 다 다르고 어떤 아기들은 우유병보다 조그만 약 컵이나 꼭지 달린 컵에 더 잘 적응하기 때문에 이렇게 다양한 방법을 시도해보는 것도 도움이 됩니다. 하지만 어떤 젖꼭지나 컵을 써볼 때는 조급하게 이것저것 바꾸기보다는 며칠 간 충분히 여유를 두고 시도해본 후에 안 되면 다른 것으로 바꾸어야 합니다. 좀 긴 것을 좋아하는 아기들이 많습니다. 또 수유 자세를 바꾸면 우유병을 더 잘 빠는 아기들도 있습니다. 살살 흔들어주거나 아기의 얼굴이 바깥쪽을 향하도록 안는 자세도 써볼 수 있습니다. 간혹 아기가 졸려할 때 우유병을 빨리면 쉽게 받아들이기도 합니다.

❤️ 아기가 계속 우유병을 거부하면 하지만 아무리 이런 방법을 시도해 보아도 아기가 계속 우유병을 거부한다면 컵이나 숟가락 같은 것을 이용해서 짜놓은 모유를 먹일 수 있습니다. 컵 수유를 할 때는 아기가 완전히 깨서 정신이 말똥말똥한 상태에서만 먹여야 하고 아기가 컵을 잡아채지 못하도록 잘 감싸서 세워 안는 자세를 취합니다. 컵을 아기의 입술에 젖이 닿을 정도로 약간만 기울여 아랫입술에 기댑니다. 아기가 홀짝거리면서 빨아먹을 수 있을 정도로만 컵을 기울이고 절대로

들이부어서는 안 됩니다. 아기가 원하면 잠시 쉬게 해주고 아기가 너무 힘들 수 있으므로 컵 수유 시키는 총 30분은 넘지 않도록 주의해야 합니다. 처음에 컵 수유를 시작할 때는 양쪽에 손잡이가 하나씩 붙어 있고, 주둥이가 나온 훈련용 컵이나 아니면 그냥 작은 플라스틱 컵을 써도 좋습니다. 아기들이 컵을 한동안 식기가 아니라 장난감처럼 사용하는 것도 당연한 일입니다. 아기가 컵이나 우유병으로 젖을 잘 받아먹으면 배고파할 때도 이러한 방법으로 젖을 먹여 봅니다. 그러다가 점차 횟수를 늘려서 엄마가 직장에 나가 있을 시간에 맞추어 컵이나 우유병으로 젖을 먹이는 연습이 되면 엄마가 마음놓고 일하러 갈 수 있을 것입니다.

Q 3주 후 직장에 복귀하는 직장맘인데요. 현재까진 완모 중이라 괜찮았지만 다음 달부턴 직장맘이라 낮에는 유축을 해서 먹일 예정입니다. 지금까진 직수 중이라 아기가 먹는 양을 알 수가 없네요. 만 3개월부터 개월별로 아기의 먹는 양은 어느 정도입니까? 한 번에 유축해서 먹이는 양과 횟수 가르쳐 주시길 부탁드립니다. 3개월 아기라면 한 번에 몇 cc, 총 몇 회, 이렇게 자세하게 부탁드립니다. 꼭 완모하고 싶습니다.

A 처음에는 그저 완전모유수유만 하면 더 바랄 일이 없을 것 같았는데, 어느덧 다시 일하러 나가야 할 시간이 닥쳐오면 무엇부터 어떻게 준비해야 할지 막막하기만 합니다. 직장에서 유축할 마땅한 장소가 있을지, 시간을 따로 낼 수 있을지, 동료들에게 민폐 끼치는 건 아닌지. 그뿐만 아니라 유축해서 먹이면 젖양이 준다는데, 어렵게 성공한 완모를 직장 때문에 포기해야 하는 건지, 이제 간신히 아기가 먹을 만큼 나오는 젖을 언제 짜서 모아 두어야 할지, 마음먹고 짜 보아도 생각만큼 안 나오는데 그렇다면 지금까지 젖을 제대로 먹이기나 한 건지……. 분유통에 써 있는 것처럼, 몇 시간마다 몇 cc 먹이라고 누가 일러 주면 참 좋겠다는 생각이 절로 듭니다.

그러나 이제까지 아기마다, 그리고 엄마마다 젖을 먹인 간격과 시간, 양상이 모두 다른데, 수유 간격, 수유량을 똑같이 정할 수 없는 것은 너무나 당연합니다. 그래서 미리미리 준비해서 아기에게 맞는 방법을 찾아내야 합니다. 우선 출근하기 2주 전부터 젖이 가장 많이 불어 있을 아침 첫 수유 후에 한 번 유축하는 것으로 시작하여, 서서히 횟수를 늘려 가면서 수유 후 30분 이내에 유축기로 익숙하게 젖 짜는 연습을 해야 합니다. 이때는 시간을 절약하고 젖양을 효과적으로 유지하기 위해 성능이 좋은 양쪽 전동식 유축기를, 유두가 닿는 깔때기 부위 직경이 잘 맞는 크기로 마련하는 것이 좋습니다. 처음에는 유축량이 적겠지만 연습하면 점점 더 짧은 시간에 많은 양을 짤 수 있습니다.

이렇게 짠 젖은 컵이나 우유병에 담아서 먹이는 연습도 해야 합니다. 어린 아기는 우유병으로 먹이는 것이 편한데, 젖만 먹던 아기는 우유병을 거부할 수 있기 때문에 엄마 대신 아기를 돌봐줄 사람이, 젖먹던 곳 말고 다른 장소에서 시도하는 것이 좋습니다. 처음에는 젖먹고 나서 한두 시간 후 배가 아주 많이 고프지 않고 기분이 좋을 때 30cc 정도만 담아서 먹여 보고 10분 이상 무리해서 시도하지 말고 서서히 횟수를 늘려야 합니다. 그러려면 되도록 빨리 아기를 보아주실 보모를 구하고 출근하기 10여 일 전부터는 아기를 돌봐줄 분과 짧은 시간 동안이라도 함께 아기를 보도록 합니다. 그리고 출근 며칠 전부터는 직장에서 젖을 짤 시간에 맞추어 젖을 짜고 출근할 시간 직전과 퇴근 직후 시간에 맞추어 엄마 없이 혼자서 젖을 먹이는 예행 연습을 해보아야 합니다.

처음 출근해서는 집을 출발하기 전 젖을 먹인 시간으로부터 3시간 간격으로 한쪽 당 15분씩 짜는 것이 좋습니다. 유축량이 어느 정도 확립되면 유축 간격이나 시간을 조절할 수 있습니다. 우선 처음에 먹이는 양은 분유 깡통에 써 있는 월령별 수유량이 아니라 내 아기의 요구량에 맞추어야 합니다. 지금까지의 직접 수유 간격과 비슷하게, 그야말로 적당량을 20~30분 내에 아기가 기분 좋게 먹을 양으로 시작하면 됩니다. 다음 번 수유 시에는 아기의 요구에 따라 조금씩 가감을 하되 절대로 어른이 정한 양과 간격에 아기를 억지로 맞추려 하지 말아야 합니다. 한 번에 먹는 양이나 간격보다는 직접 수유와 유축 수유를 더한 하루 총 수유량이 더 중요합니다. 대략 1회 수유량이 가늠되면 유축할 때도 그 양에 맞춰 보관하면 되고 따로 보관했던 젖을 함께 중탕하여 먹여도 됩니다. 또한 복직하고 나서 1주 정도 후에는 주말을 이용해 엄마와 보모가 함께 아기를 데리고 소아청소년과를 방문하여 복직 이후 아기의 수유량과 성장을 확인하는 것이 바람직합니다. 이때 문제가 발견되면 해결될 때까지 재차 진료를 받아야 하겠지요.

1. 출근 2주 전 : 성능이 좋은 상속 진능식 유국기(잘 맞는 깔때기)를 미린디어 이집 첫 수유 후 유축 시작하고 점차 횟수 늘려 보관. 짠 젖을 아기가 기분 좋을 때 30cc 정도, 10분 이내로 우유병 수유 시도, 연습.

2. 출근 10일 전 : 아기 돌볼 분과 엄마가 짧은 시간이라도 함께 아기를 돌보는 연습 시작.

3. 출근 임박 : 실제 상황 연습—엄마는 출근 시간부터 3시간 간격으로 젖을 짜고, 보모가 낮 동안 짠 젖을 아기의 요구량에 맞춰 적당한 시간 간격으로 적당량 먹이는 연습.

4. 복직 후 1주 이내 : 소아청소년과 진료로 복직 후 수유량과 성장 정도, 문제점 확인 및 개선.

유축기 깔때기 고르는 방법

먼저, 유축기는 특수한 경우에만, 즉 아기가 신생아중환자실에 입원해 있거나, 엄마가 직장에 나가서 아기와 떨어져 지내는 경우에만 쓴다는 점 잊지 말고 꼭 기억하세요. 유축기는 출산준비물이 아닙니다.

직접 젖을 먹일 때는 아기가 유방을 깊숙이 물어야 엄마도 안 아프고, 아기도 젖을 쉽게 먹을 수 있습니다. 마찬가지로 유축기 깔때기도 잘 맞는 것을 골라야 아프지 않고, 효과적으로 젖을 많이 짤 수 있습니다.

엄마들마다 유방과 유두 모양이나 크기가 다 다르죠. 게다가 유축을 하면 유두가 커지기 때문에 깔때기 크기는 그냥 있을 때가 아니라, 실제로 젖을 짜 보아야 제대로 고를 수 있습니다. 잘 맞는 깔때기를 고르려면 유두가 깔때기 정중앙에 오게 해야 하는데,

1. 이때 유두가 쓸리지 않고 깔때기 안팎으로 부드럽게 움직이고,
2. 유륜은 깔때기 안으로 거의 끌려 들어오지 않고,
3. 깔때기와 유방 사이에 틈이 생기거나 공기가 차지 않고,
4. 유축을 시작한 후 곧 아픈 느낌이 없어야 합니다.

즉, 유두가 깔때기 정중앙에 놓인 상태로 마찰되지 않고 안팎으로 잘 움직여지는 것을 골라야 하는 겁니다. 직접수유를 할 때는 유두가 아기 코를 향하게 해서 젖을 물렸던 것과는 다르죠. 아기 입은 유두 크기와 모양에 맞게 감싸지지만, 유축기 깔때기는 그렇지 않기 때문에, 유두를 정중앙에 잘 놓아야 합니다. 그렇지 않으면 쓸려서 아프고 젖이 잘 안 짜집니다. 젖 먹일 때처럼 이것도 자꾸 연습하면 쉬워집니다.

깔때기가 클수록 다 좋은 건 아닙니다. 너무 크면, 유륜이 깔때기 안으로 많이 끌려들어가 아파서 사출이 잘 되지 않습니다. 또 흡인에 영향을 줄 수 있기 때문에, 유방과 깔때기 사이에 틈이나 기포가 생기지 않아야 합니다. 꼭 맞는 것을 못 구하더라도 가능한 제일 잘 맞는 것을 구하면 됩니다.

흔히 유방이 크면 큰 깔때기를 써야 한다고 생각하는데, 항상 그런 건 아닙니다. 유방보다는 유두 크기가 중요하죠. 특히 편평유두나 함몰유두일 때 그런데, 유축을 하면 유두가 커지고 함몰됐던 유두가 대부분 나오기 때문입니다.

<u>깔때기가 너무 작으면</u>,

1. 유두가 쓸려서 아프고 상처가 나거나
2. 깔때기 안팎을 자유롭게 움직이지 않거나
3. 유두가 자주색으로 변하거나
4. 유두 아랫부분이 창백해지거나
5. 젖이 잘 안 짜지고
6. 유축하는 동안 계속 아픕니다.

<u>반면 깔때기가 너무 크면</u>,

1. 유륜이 너무 많이 안으로 끌려들어가서
2. 당겨지는 것처럼 아프거나
3. 유축이 너무 느리거나
4. 압력을 높여도 유방이 잘 비워지지 않고
5. 유축 후에 유륜에 눌린 자국이 생깁니다.

같은 엄마라도 중간에 깔때기 크기를 바꾸는 경우도 있고 또 어떤 엄마들은 양쪽에 각각 다른 깔때기를 써야 할 수도 있습니다.

5. 젖을 끊을 때는 이렇게

아기에게 스트레스를 주지 않고, 엄마도 아프지 않게, 건강하게 젖을 끊으려면 어떻게 하면 될까요? 분만 후 처음 젖을 먹일 때도 그렇듯이 젖을 끊을 때도 미리미리 계획을 세워서 아기의 요구와 필요에 잘 맞추어 끊는 것이 정말 중요합니다. 어떤 이유로든 갑자기 젖을 끊기는 아기도 엄마도 쉽지 않은 일입니다. 엄마는 젖이 심하게 불어서 울혈이나 유선염, 유방 농양이 생길 수도 있고 호르몬 변화 때문에 우울증이 생기거나 악화될 수도 있습니다. 아기에게도 마찬가지로 정서적인 충격을 줄 수 있습니다.

젖 끊기(weaning)

젖 끊기는 영어로 "weaning"이라고 하는데 이 말은 크게 두 가지 뜻이 있으므로 주의해야 합니다. 즉, "젖을 끊는다"는 뜻과 "이유식이라 부르는 고형식을 시작한다"는 뜻입니다. 그래서 잘못하면 이유식을 시작하면서 젖을 끊는다고 오해할 수 있습니다. 하지만 젖을 먹건 분유를 먹건, 이유식 시작 시기는 생후 6개월부터이고 젖은 최소한 24개월, 즉 두 돌은 지나서 끊는 것을 권합니다. 그러니까, "weaning"이라는 말을 쓸 때는 이 두 가지 뜻을 분명히 구별해야 합니다.

1. 젖은 언제 끊는 것이 좋을까요? 우선 6개월까지는 젖만 먹이고 적어도, 두 돌까지는 간식으로 젖을 먹이는 것이 좋다는 점 잊지 마세요. 영양적인 면도 물론이지만 면역학적인 면만을 따지더라도 모유의 장점은 두 돌이 지나서도 지속됩니다. 예를 들어 분비형 면역 글로불린 A는 아기의 월령에 상관없이 젖을 먹는 동안 내내 하루에 0.5~1g을 엄마 젖을 통해 공급받게 됩니다. 혼자 걷고 신체적 활동이 활발해지면서 젖 먹는 것보다 다른 것에 더 흥미를 갖게 되면 저절로 젖 먹는 것을 서서히 잊게 됩니다. 전 세계적으로 보면 생후 2~4년에 젖을 끊는 것이 가장 보편적이라고 합니다.

2. 미리 계획을 세워 차근차근 해 나가야 아기도 불안하지 않고, 엄마도 울혈

이나 유선염을 겪지 않고 스트레스 없이, 건강하게 젖을 끊을 수 있습니다. 가장 기본적인 방법은 적극적으로 젖을 주지는 말고, 대신, 아기가 달라고 할 때는 거부하지 않는 것입니다. 즉 엄마가 먼저 아기에게 젖을 주지 않고 아기가 달라고 할 때까지 기다리지만 아기가 달라고 할 때는 거절하지 않아야 젖에 집착하는 것을 예방할 수 있습니다. 젖을 끊을 때는 아기의 나이에 따라 분유나 생우유 양을 늘리면서 서서히 젖에 대한 관심을 줄여 가며 끊는 것이 좋습니다.

3. 가능하면 컵으로 먹는 양을 늘리는 것이 좋습니다. 정말 어쩔 수 없어서 일찍 젖을 끊는 경우, 생후 6개월부터는 우유병을 사용하지 않고 컵만으로도 수유가 가능합니다. 젖 끊는 것에만 신경 쓰다가, 컵으로 분유나 생우유 먹이는 연습을 하지 않았다가 젖은 이제 나오지 않는데 아기가 다른 것은 모두 거부해서 곤욕을 치를 수도 있습니다. 젖을 먹든 분유를 먹든 6개월부터는 컵으로 먹이는 연습을 하는 것이 좋습니다. 아무리 컵으로 물은 잘 먹어도 나중에 젖을 끊고 분유나 생우유를 컵으로 주면 거부하는 아기들도 많습니다. 처음에는 하루에 한두 번 젖을 조금씩 컵으로 먹이다가 젖을 끊을 때가 되면 점점 컵으로 먹는 양과 횟수를 늘려가야 합니다.

4. 아기가 원치 않는데 돌 전에 피치 못할 사정으로 끊어야 한다면 좀 어렵겠지요. 하지만 이때도 가능하면, 아기의 마음과 엄마의 몸이 눈치채지 못하게 계획을 잘 세워서 끊습니다. 예를 들어 5일 만에 끊어야 하는데 10번씩 젖을 먹고 있다면, 매일 2번씩 분유로 대체해서 5일 후에는 완전히 모유를 끊을 계획을 세울 수도 있습니다. 그 사이에 젖이 불었을 경우는 불편감이 덜할 정도만 젖을 짭니다.

5. 돌 지난 아기라면, 일상생활을 약간 바꾼다든가 잠시 관심을 다른 데로 돌리면 무리 없이 젖을 끊을 수도 있습니다. 젖 빠는 것보다 더 재미있는 것도 없고, 젖 먹을 때만 엄마가 관심을 준다고 느끼지 않도록 아기가 좋아하는 간식을 조금 먹이거나, 최대한 시간을 내서 장난감이나 책을 갖고 놀아줄 수 있습니다. 두 돌이 지난 아기라면, 수유 횟수를 줄이기에 앞서, 1번 먹는 수유 시간을 줄이는 것이 더 효과적입니다.

6. 마음 먹었다고 다 젖을 끊을 수 있는 건 아닙니다. 엄마는 수유 방법을 바꾸는 정도로 가볍게 생각해도 아기는 심리적으로 받아들이는 데 시간이 걸릴 수 있습니다. 자꾸 보채거나 안아달라고 하고 전에는 별로 관심이 없던 인형을 들고

다니거나 푹신한 담요를 끼고 살기도 합니다. 적응하지 못하고 퇴행하는 경우는, 심지어 깨물거나 묻디 불안이 심해지거나 밀을 디듬는데거나, 없던 야경증이나 복통, 변비가 생기기도 합니다. 이런 경우 일단 젖 끊기를 중단하고 좀더 먹이다가 상황을 봐서 여유를 가지고 다시 시작하는 것이 좋습니다.

7. 젖 끊는 약은 권장되지 않습니다. 특히 팔로델이라고 불리는 브로모크립틴(bromocriptine)은 1994년 미국식품의약청(FDA)에서 수유모의 경련 및 뇌졸중 등 심각한 부작용 때문에, 젖양 감소를 위한 용도 허가를 철회하였습니다. 다만, 간혹 고프로락틴혈증 환자인 수유모에서는 치료 목적으로 브로모크립틴이 사용됩니다. 결론적으로 팔로델은 더 이상 젖양을 줄이거나 끊을 목적으로 사용하지 않습니다.

8. 젖 끊기 위해 단유 마사지는 필요하지 않습니다. 유방 마사지로 고여 있는 젖을 확실히 짜내지 않으면 다음 아기 수유에 나쁜 영향을 미치거나 갱년기에 유방 통증이나 석회화가 생긴다고 잘못 알고 있는 분들이 있습니다. 하지만 전 세계적으로 인류 역사상 젖을 끊기 위해 유방 마사지를 해야만 했던 예는 찾아보기 어렵습니다. 모든 포유류가 자연스럽게 젖을 먹이듯이 자연스럽게 젖을 끊는 것은 너무나 당연합니다. 엄마와 아기가 적응해 가는 속도에 맞춰 점진적으로 수유량을 줄여 가면 울혈과 유선염 없이 건강하게 젖을 끊을 수 있으니까 미리 걱정하지 않으셔도 됩니다.

부디, 밤에 수시로 깨서, 이유식을 안 먹고 젖에만 집착해서, 너무 일찍 젖을 끊는 사태가 생기지 않도록 미리미리 아기의 발달과정에 맞게, 현명하게 모유수유를 진행해 가시기를 바랍니다. 분유를 먹이면 이유식을 잘 먹고 밤에 잠을 잘 자게 되는 것이 아닙니다. 근본 문제를 해결하지 않고, 애꿎은 젖만 끊는 일은 없어야 하겠습니다.

모유 먹던 아이, 우유는 언제 어떻게 먹일까?

세계보건기구 등 권위 있는 국제 기구에서는 적어도 두 돌까지는 젖을 먹이도록 권하고 있습니다.

때문에 분유수유아와 달리 모유수유아는 돌이 되어도 흔히 생우유라 부르는 일반 우유를 먹일 필요가 없습니다. 돌이 지나면 물젖이 된다고 걱정하는 분도 있는데 돌 이후의 젖은 간식이라는 점을 염두에 두어야 합니다. 돌부터는 모유수유아도 주식은 젖이 아니라 밥과 반찬이고, 하루 세 번 아침, 점심, 저녁 식사를 골고루 잘 먹어야 합니다. 엄마 젖은 하루에 400~500cc 정도만 먹이면 됩니다. 간식으로 먹일 때 엄마 젖과, 소젖을 가공한 우유 중 어느 것이 더 좋을까는 상식적으로도 너무 확실합니다. 영양뿐 아니라 면역과 애착이라는 이점들을 생각한다면 엄마젖과 우유는 전혀 비교 대상이 될 수 없습니다. 아무 걱정하지 말고 낮에 2~3번 간식으로 젖을 먹이시면 됩니다.

두 돌이나 세 돌이 되어 사정 상 젖을 끊어야 할 때는 그 전에 한 달 가량 서서히 우유를 컵으로 먹는 연습을 해야 합니다.

참고로, 분유를 먹는 아기들은 돌부터 분유 대신 우유를 하루에 두 컵 정도 먹이는 것을 권합니다. 돌 이후 성장기 조제분유가 판매되고 있지만 세계보건기구는 1986년부터 수차례 성장기 분유("follow-up" formula)와 성장기 우유("growing-up" milk)는 불필요한 것이라고 밝혀 왔습니다. 분유수유아도 돌부터는 일반 우유를 하루에 400~500cc 정도 컵에 담아 먹이시면 됩니다.

현재까지 밝혀진 바로, 우유는 성장기 아이들의 두뇌 발달과 성장에 필요한 좋은 지방과 동물성 단백질, 칼슘, 그리고 여러 비타민이 많이 들어 있는 음식입니다.

그런데 우유에서 조심해야 할 성분이 하나 있습니다. 바로 포화지방인데 이것은 고기에 붙어 있는 비곗덩어리와 같다고 보시면 됩니다. 포화지방을 많이 먹으면 나중에 비만, 고혈압, 심장병 같은 만성병이 생길 위험이 높아집니다.

일반적으로 지방량에 따라 우유의 종류를 나누는데 일반 우유에는 지방이 3.4% 들어 있습니다. 유지방을 1% 이하로 낮추어 가공한 것을 저지방 우유라 하고 유지방을 모두 제거한 것은 무지방 우유라고 합니다. 지방 함량이 2%인 reduced-fat milk는 엄밀히 말하면 저지방 우유라고 할 수 없습니다. 일반 우유 1컵에는 도넛 2개, 2% 우유에는 초코칩 과자 2개와 비슷한 포화지방이 들어 있는 셈입니다. 마시는 액체라서 감이 잘 오지 않지만, 사실은 포화지방을 듬뿍 먹고 있는 것입니다.

	Whole milk (일반 우유)	Reduced-fat milk	Low-fat milk (저지방 우유)	Fat-free milk (무지방 우유)
지방 함량	3.4%	2%	1%	0%
열량 (200ml당)	150kcal	120kcal	100kcal	80kcal
지방 (200ml당)	8g	5g	2.5g	0g
포화지방 (200ml당)	5g	3g	1.5g	0g
같은 양의 포화지방	도넛 2개	초코칩 과자 2개	초코칩 과자 1개	—

일반적으로 두 돌 미만 소아에서 지방 3.4%인 일반 우유를 권하는 이유는 이 시기에는 두뇌와 신체 발달에 지방이 꼭 필요하기 때문입니다. 따라서 돌 전이라면 엄마 젖이나 분유, 두 돌까지는 엄마 젖이나 지방이 풍부한 일반 우유가 아이에게 꼭 필요한 음식입니다. 굳이 어린이 우유를 먹일 필요가 없습니다.

그러나 우유의 장점을 취하되, 포화지방 섭취를 줄이기 위해 미국 소아과학회에서는 두 돌부터 점차 1% 저지방이나 무지방 우유로 바꾸도록 권하고 있습니다. 즉 과체중이나 비만이 아닌 아이에게도 저지방 우유가 권장되며 늦어도 만 다섯 살이 되기 전에는 완전히 1% 저지방 우유나 무지방 우유로 바꾸는 것입니다.

우리나라도 2021년 학생건강검사에 따르면 초등학교 1학년부터 24.7%가 과체중이나 비만에 해당되므로 만 2세부터는 1% 저지방우유나 무지방우유를 먹이는 것이 바람직할 것입니다.

YouTube
과체중
판단 기준

💜 정리하면 모유수유아는

1. 첫 6개월 동안은 젖만 먹입니다.

2. 6개월이 되면 젖과 함께 이유식을 만들어 숟가락으로 먹이고 점차 양을 늘려갑니다.

3. 12개월이 되면 주식으로 하루 세 번 밥과 반찬을 먹이고 엄마 젖은 간식으로 낮에 2~3번, 400~500cc 정도 먹입니다.

4. 적어도 두 돌까지는 젖을 간식으로 먹이고 두 돌이 지나 젖을 끊게 되면 그 전에 미리 컵으로 우유 먹는 연습을 해서 간식으로 하루에 400~500cc 정도 우유를 먹입니다. 두 돌부터는 일반 우유가 아니라, 1% 저지방 우유나 무지방 우유를 먹입니다.

제6부

모유수유에 대해
엄마들이
흔히 하는
질문들

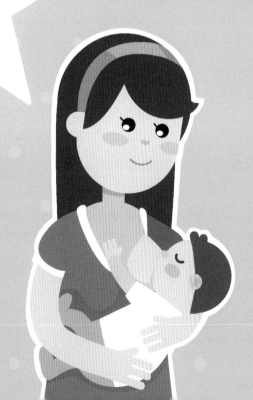

FAQ 흔히 하는 질문들

모유의 질을 더 좋게 할 방법은 없는지, 유방 수술을 해도 모유를 먹일 수 있는지, 아기가 젖을 덜 먹고 잘 땐 그냥 자게 두어야 하는 건지, 쌍둥이를 낳아도 모유로 키울 수 있는지, 자꾸 젖이 새는데 어떻게 해야 하는지, 엄마가 갑상선질환이 있어도 모유를 먹일 수 있는 건지, 아기에게 먹이고도 남은 젖은 짜야 하는 건지, 임신을 하면 모유수유를 그만해야 하는 건지, 젖을 먹이면 생리가 미뤄지는지, 모유를 먹일 때 물을 보충해 주어야 하는 건지 등등 모유수유를 하는 엄마들이 궁금한 것은 한두 가지가 아닙니다. 이런 궁금증을 푸는 데 도움을 드리기 위해 아래에 엄마들이 흔히 하는 질문들을 뽑아서 따로 정리했습니다. 아래 질문과 답변을 통해 그간 잘못 알고 계셨던 상식이나 금기를 바로잡아 아기와 엄마가 모두 행복한 모유수유에 성공하시기 바랍니다.

모유와 분유에 대해

Q 모유 먹이기가 분유 먹이기보다 더 힘들고 불편하지 않나요?

A 아닙니다. 실제로 많은 부모님들이 아무 불편 없이 모유를 먹이고 있습니다. 그리고 일단 모유를 먹이게 되면 분유 타는 것이 더 힘들다고들 말합니다. 분유를 타려면 귀찮은 일이 한두 가지가 아니지요. 단 처음에는 출산 후 지친 엄마가 직접 모유를 먹이기 때문에 힘들기도 합니다. 하지만 이때만 잘 넘기면 모유 먹이기가 분유 먹이기보다 쉽습니다.

Q 혼합수유를 할 바에는 차라리 모유를 끊고 분유를 먹이라는데···.

A 모유가 아기에게 제일 좋습니다. 젖만 먹일 수 없는 불가피한 사정이 있을 때에 혼합수유를 하십시오. 젖이 적은데도 모유만을 먹이다가는 간혹 아기가 영양부족으로 문제가 될 수도 있습니다. 혼합수유는 모유만 먹이는 것보다는 좋지 않고 분유만 먹이는 것보다는 낫습니다. 혼합수유 시 모유를 더 먹이기 위해서 수유 후에는 잘 나오지 않아도 젖을 손이나 유축기로 규칙적으로 짜주는 것이 좋습니다.

Q 돌이 지나면 모유를 끊어야 하나요?

A 아닙니다. 적어도 두 돌까지는 젖을 먹이는 것이 좋습니다. 세계보건기구와 국제연합아동기금(유니세프), 미국소아과학회, 대한모유수유의사회 모두 적어도 두 돌 이상 먹이는 것을 권장합니다.

Q 젖이 부족할지도 모르는데 미리미리 분유를 준비해 두어야 하지 않을까요?

A 그럴 필요는 없습니다. 대부분의 엄마는 분만 후 30분~1시간 이내부터 하루에 8~12회 정도 모유만을 빨리면 젖이 잘 나오게 됩니다. 문제가 생겼을 때 소아청소년과 의사나 전문가와 상의만 할 수 있으면 됩니다. 예전에 분유가 없을 때 모유가 적어서 위험했던 아기들은 거의 없었답니다. 주위에서 모유를 먹이려다가 실패한 엄마를 흔히 보는데, 대부분 출생 직후부터 젖만 먹이지 않았던 것이 원인인 경우입니다. 하지만 간혹 문제가 되는 경우도 있으니 만일 젖양이 부족하다고 생각되면 소아청소년과 의사와 상의를 하십시오.

Q 모유를 먹이면 엄마가 꼼짝없이 아기에게 매이게 된다면서요?

A 아닙니다. 분유를 먹인다고 아기를 두고 마음대로 어디를 갈 수 있다고 생각하십니까? 그리고 어디를 가야 하는 경우라면 미리 짜둔 젖을 먹일 수도 있습니다.

Q 모유수유아는 몸무게가 적어도 괜찮은가요?

A 엄마 젖을 먹는 아기와 분유를 먹는 아기는 생후 3~4개월 이전에는 비슷하게 몸무게가 늘어나다가 4개월이 지나면 모유를 먹는 아기가 분유를 먹는 아기에 비해서 몸무게가 적게 늘어나는 것이 보통입니다. 하지만 모유를 먹는 아기도 몸무게가 적은 경우는 성장 발달에 심각한 문제가 생길 수 있습니다. 젖먹는 아기도 몸무게가 잘 늘지 않는 경우에는 반드시 소아청소년과 의사와 상의해야 합니다.

Q 모유수유아는 비만이 없다면서요?

A 간혹 미쉐린 타이어 선전에 나오는 모델같이 생긴 아기를 데려온 엄마가 젖먹는 아기는 뚱뚱해도 상관이 없다면서 당당하게 말할 때는 참 당황스럽습니다. 하지만 모유수유아라도 비만이 있을 수 있답니다. 젖먹는 아기들이 분유 먹는 아기

들에 비해서 몸무게가 적게 나간다는 말이 모유 먹는 아기는 비만이 없다는 말은 이닙니다. 특히 모유를 먹는 습관이 잘못된 경우, 모유수가 중에도 몸무게가 어마어마하게 늘어나는 아기도 있습니다. 물론 어린 아기들은 살이 쪘다고 체중 조절을 함부로 해서는 안 됩니다. 다만 먹는 습관이 문제가 되는 경우는 습관을 고치는 것이 중요합니다. 예를 들면 시간을 맞추어 먹인다든지 생후 수개월이 된 아기가 운다고 무조건 젖을 물린다든지 밤에 칭얼거린다고 무조건 젖을 물려서 재워서 몸무게가 엄청나게 늘어날 때는 모유를 먹는 습관에 대해서 소아청소년과 의사와 상의해야 합니다.

Q 모유를 먹이면 알레르기를 걱정할 필요가 없나요?

A 아닙니다. 모유를 먹인다고 알레르기가 전혀 안 생기는 것은 아닙니다. 모유에는 적지만 엄마가 먹은 음식 성분이 나오게 됩니다. 소량이지만 이들 음식 성분이 함유된 모유를 먹은 아기는 이에 의해서 알레르기 반응을 일으킬 수 있습니다.

Q 혼합수유하는 아기에게 완전모유수유를 하기 위해서는 분유를 바로 끊고 엄마 젖만을 먹여야 하나요?

A 아닙니다. 혼합수유를 하는 아기가 분유를 많이 먹고 있다면 분유부터 함부로 끊어서는 안 됩니다. 혼합수유에서 완전모유수유로 가는 길은 엄마 젖양이 늘 때까지는 분유를 같이 먹이면서 젖이 늘어나는 정도와 아기 성장에 맞춰 서서히 분유를 줄여서 끊는 것입니다.

Q 모유는 6개월이 지나면 영양이 별로 없다던데요?

A 아닙니다. 모유는 아기에게 최고의 음식입니다. 돌까지, 아니 돌이 지나서도 분유보다는 모유가 아기에게 더 좋습니다. 적어도 두 돌까지는 젖을 먹이는 것이 중요합니다. 그 후에도 엄마와 아기가 원할 때까지 먹여도 좋습니다. 물론 모유만 먹이는 시기는 생후 첫 6개월 동안입니다.

Q 모유를 먹는 아기는 6개월이 되기 전에는 아무것도 보충할 필요가 없나요?

A 그렇습니다. 출생 후 첫 6개월 동안은 엄마 젖만 먹는 것으로 충분한 영양을 섭

취할 수 있습니다. 만 6개월부터는 분유도 마찬가지지만 엄마 젖만으로는 아기에게 필요한 모든 영양을 섭취할 수 없기 때문에 이유식을 시작해야 합니다.

Q 모유를 먹일 때 물을 보충해 주어야 하나요?

A 아닙니다. 모유를 먹는 아기에게 첫 6개월간은 물을 보충해 줄 필요가 없습니다. 날이 더우면 모유의 수분 함량이 늘어나기 때문에 날이 덥다고 해서 아기에게 물을 더 먹일 필요는 없습니다. 그리고 엄마도 모유를 먹인다고 특별히 물을 더 많이 마실 필요는 없습니다. 목마르지 않을 정도로 충분히 마시면 됩니다. 참고로 엄마가 변비가 생기거나 소변이 진하게 나오는 경우에는 수분이 부족할 가능성이 높습니다.

Q 모유를 먹는 아기는 만 8개월까지 이유식을 먹이지 않아도 빈혈이 안 생기나요?

A 아닙니다. 모유를 먹는 아기도 만 6개월에 철분이 많은 고기 같은 음식이 포함된 이유식을 시작해야 합니다. 6개월 이후에라도 엄마 젖이 물젖이거나 영양이 없는 것이 아니며 두 돌 이후에도 영양과 면역적인 면에서 최고의 음식이지만 생후 6개월부터는 젖이나 분유만으로는 아기가 필요로 하는 영양소를 충분히 공급할 수 없기 때문에 고형식을 추가해야 하는 것입니다. 6개월 이후에도 완모수만 고집하다가는 모유수유의 장점을 오히려 잃어버릴 위험이 있습니다.

Q 모유의 질을 좋게 할 방법은 없나요?

A 엄마가 잘 먹고 푹 쉬고 수분 섭취를 충분히 하면 그것으로 충분합니다. 그리고 좋게 만들기는 힘들어도 나쁘게 만드는 것은 쉽습니다. 함부로 이런저런 이상한 것을 먹거나 모유 질을 좋게 만든다는 마사지를 하지 마십시오.

젖양에 대해

Q 유방이 작으면 젖이 적게 나오나요?

A 아닙니다. 유방 크기는 모유량과 별 상관이 없고, 모유를 보관하는 양과 연관이

있습니다. 유방 크기가 작아도 모유수유하는 데는 문제 없습니다. 다만 유방 크기가 작으면 수유를 자주 해야 할 수 있습니다.

Q 젖양이 갑자기 줄 수도 있나요?

A 드물게 갑자기 줄 수 있습니다. 하지만 정상적으로 수유 중인 엄마의 젖이 갑자기 주는 경우는 별로 없습니다. 모유가 갑자기 주는 경우는 모유수유를 제대로 하지 않거나 모유수유를 일시적으로 중지한 경우가 대부분입니다. 하지만 모유는 충분히 나오는데 엄마가 느끼기에 젖이 갑자기 부족한 것 같아 보이는 경우가 있습니다. 이것은 아기의 식욕에 따라 평소에 먹던 양으로는 부족해서 배고파하는 수가 있기 때문입니다. 이런 경우는 젖을 더 자주 물리면 수일 내에 아기가 적응하게 되어 해결됩니다.

Q 유방이 붓지 않으면 젖양이 적은 건가요?

A 처음에는 유방이 붓고 단단하게 차오르는 것을 느끼는 엄마들이 많습니다. 하지만 분만 후 수주가 지나면 엄마의 유방도 적응이 됩니다. 따라서 시간이 지나 젖이 잘 나오지만 유방이 붓는 것 같은 느낌을 받지 않는 것은 자연스러운 일이므로 그 때문에 젖양을 걱정하실 필요는 없습니다. 젖양을 가늠하는 가장 정확한 방법은 아기의 성장입니다.

Q 아기 입에 손을 대보고 아기가 빨면 젖을 먹이라던데요?

A 초보 엄마들 중에는 아기가 언제 배고픈 줄 잘 모르는 분이 있습니다. 이런 경우 아기 입에 손을 대보아 아기가 빨면 젖을 먹이는 엄마들이 있습니다. 하지만 이것은 잘못된 방법입니다. 아기들은 젖을 배불리 다 먹어도 언제나 입 근처에 무엇이든지 닿으면 빨려는 반사 작용이 있기 때문에 이를 배고픈 신호로 보아서는 안 될 것입니다.

Q 먹이지 않고 젖을 짰을 때 적게 나오면 젖양이 적은 건가요?

A 젖이 얼마나 나오는지 궁금해서 짜보는 엄마들이 있습니다. 아무리 열심히 짜도 조금밖에 나오지 않으면 젖이 부족한 줄만 알고 분유를 먹이는 분도 있습니다.

그러나 언제, 얼마나 능숙하게 짜느냐에 따라 유축된 양이 달라지고 젖을 짜면 아기가 빠는 것보다 적게 나오는 경우가 대부분입니다. 짰는데 적게 나온다고 무조건 분유를 보충해서는 안 됩니다.

Q 기껏 젖을 먹였는데 분유를 주니 더 먹습니다. 혹시 젖양이 부족했던 걸까요?

A 간혹 엄마들 중에는 젖을 충분히 먹인 후에 긴가 민가 해서 분유를 먹여 보는 경우가 있는데 이것은 곤란합니다. 엄마도 뷔페식당에 가면 배불리 먹고도 달콤한 케이크, 아이스크림 같은 후식에 손이 또 가게 됩니다. 아기도 마찬가지로 젖을 충분히 먹었어도 쉽게 흘러나오는 우유병으로 분유를 주면 더 빨아먹겠지요.

Q 젖양이 적습니다. 오래 빨리면 빨릴수록 좋을까요?

A 엄마 젖은 빨면 빨수록 더 잘 나옵니다. 하지만 하염없이 오래 빤다고 젖이 잘 나오는 것은 아닙니다. 젖이 잘 나오게 하는 방법은 자주 물리는 것과 유방을 최대한 완전하게 비우는 것이므로 젖양이 부족한 정도에 따라 직접 수유 후 추가로 젖을 짜야 하는 경우도 있습니다.

Q 아기가 많이 보채면 젖이 부족한 건가요?

A 아기가 보채면 젖 주란 말도 있습니다. 하지만 아기가 보채는 데는 여러 가지 이유가 있습니다. 특히 신생아 시기를 지나면 아기는 배고프지 않아도 보챌 수 있답니다. 심심하거나 반대로 너무 자극이 많거나, 졸릴 때마다 배도 고프지 않은데 젖을 먹이는 것은 바람직하지 않습니다.

Q 아기가 잠을 잘 자지 않으면 젖이 부족한 건가요?

A 신생아 시기 아기들은 먹고 자는 것을 반복합니다. 하지만 월령이 증가하면서 먹고 잘 뿐만 아니라 놀기도 해야 합니다. 하루 중 잠을 자는 시간은 점차 짧아지고 깨어 있는 시간이 길어집니다. 배고파하지 않는데 무조건 젖을 먹여 재우려 하지 말고 아기의 정확한 욕구를 세심히 파악하는 것이 중요합니다.

Q 아기가 젖을 오래 물고 있으면 젖을 충분히 먹는 겁니까?

A 아닙니다. 젖을 물고 있다고 해서 꼐습에서 꼭 아기가 젖을 먹이기 때문에 젖을 너무 오래 물고 있을 때는 젖양이 모자라는 것은 아닌가 꼭 확인을 해야 합니다. 특히 젖을 물고 비몽사몽 간에 오물거리면서 젖을 삼키지 않는다면 젖양이 부족하진 않은지 의심해야 합니다.

Q 엄마 젖이 부족하면 옆집 엄마 젖을 먹여도 되나요?

A 아닙니다. 동냥젖은 먹을 것이 없던 시절에 사용하던 방법이며 젖이 모자라도 다른 엄마의 젖을 함부로 먹이는 것은 권하지 않습니다. 그리고 다른 엄마의 젖을 아기에게 먹이는 문제는 그렇게 간단한 것은 아닙니다. 브라질, 미국, 프랑스, 과거의 동독, 이탈리아 같은 나라에는 비교적 모유은행이 잘 발달되어 있습니다. 국제적으로 모유은행에서는 모유 공여자에 대한 엄격한 기준이 있고, 여러 가지 전염성 질환에 대한 사전 검사를 하기도 합니다. 또 수거된 젖을 살균 처리한 후 냉동 보관했다가 위생적으로 젖이 필요한 아기들에게 공급하고 있습니다.

미국을 예로 들면, 2023년 현재 큰 병원 31군데에서 모유은행을 운영하고 있는데 이를 위해서는 북미모유은행협회에서 정한 기준을 지켜야 합니다. 우선 엄마가 모유 공여자가 되기 위해서는 흡연을 해서도 안 되고, 비타민제를 포함하여 기준에 포함되지 않은 한약이나 다른 어떤 약도 복용하고 있지 않아야 하고, 정해진 기간 동안 술이나 마약을 하지 않았어야 합니다. 또한 결핵, 에이즈, B형간염, C형간염, 그리고 매독에 대한 혈청 검사를 시행해 안전하다고 확인된 경우에만 모유은행에 모유를 공급할 수 있습니다. 어떤 경우에는 사전에 모유 공여자인 엄마와 그 엄마의 아기를 직접 신체 검사하기도 합니다. 또 한 엄마가 적어도 3,000~4,500ml 정도의 모유를 공급해 줄 것을 요구하고 있습니다. 일단 이러한 심사에 합격한 엄마는 모유은행에 모유를 공급하게 되고, 모유를 짜서 보관하는 용기도 지급되는 것이 보통입니다. 이렇게 냉동 수집된 여러 엄마들의 모유는 우선 영하 20도 정도로 냉동하였다가 적정 온도로 적정 시간 동안 가열하여 모유 속의 유용한 성분을 최대한 보존하면서, 있을 수 있는 세균이나 바이러스를 없애는 과정을 거친 후에 다시 냉동 보관됩니다. 이 가운데 일부를 균 배양해서 병원균이 발견되면 그 모유는 폐기되고, 그렇지 않은 모유만 의사의 처방에 따라 필요한 아기에게 냉동 상태로 공급됩니다. 이 모든 과정에 필요한 많은 비용은 정부나 모유은행에서 부담하는데 대개의 경우 모유 공여는 무상이고, 아기가 모유은행으로부터 모유를 공급받는 데는 상당히 많은 비용이 든다고 합니다(10ml=약 1,500~2,000원).

수유 자세와 시간에 대해

Q 젖은 시간을 맞춰 먹여야 하나요?

A 시간 맞춰서 먹이지 마십시오. 특히 신생아는 몰아서 먹고 몰아서 잡니다. 먹는 것이 불규칙하다는 이야기입니다. 심지어는 한 시간마다 먹으려 하기도 합니다. 그럼 주십시오. 어린 아기들은 배고파할 때마다 먹여야 합니다. 신생아 시기의 배고픈 아기는 똘망똘망해지고 움직임이 증가하고 입맛을 다시고 젖을 찾으려 합니다. 이때가 바로 젖을 물릴 때입니다. 아기가 울 때까지 기다리지 마십시오. 배부르게 마음껏 먹게 해주면 서서히 먹는 간격이 길어지고 일정해져 갑니다.

Q 아기가 울 때 젖을 먹여야 하나요?

A 아닙니다. 아기는 특히 신생아는 울 때 먹이면 늦습니다. 울기 전에 아기가 먹고 싶어할 때마다 먹여야 합니다. 그러나 신생아 시기가 지나면 항상 울기 전에 먹여야 하는 것은 아니며 보채는 이유를 잘 확인하여 확실히 배고파할 때 먹여야 합니다. 신생아 시기가 지나 잘 자라고 있는 아기들은 울 때 먹여도 되고 너무 뚱뚱한 아기는 울더라도 확실히 배고픈 것이 아니면 먹이지 않아야 할 수도 있습니다.

Q 젖을 너무 자주 먹이면 유방에 젖이 고이지 않기 때문에 수유 간격을 벌려야 하나요?

A 아닙니다. 시간을 띄워서 수유량을 늘리면 배고픈 아기들에게 먹을 것을 주지 않아 아기가 음식에 대한 흥미를 잃게 하는 수도 종종 있기 때문에 권장하지 않습니다. 수유의 기본은 아기가 배고파하면 먹이고 한 번 수유 시에 충분한 양을 먹게 하고 배가 부르면 그만 먹이는 것이 중요합니다.

Q 밤에도 젖을 먹여야 하나요?

A 그렇습니다. 어린 아기는 당연히 밤중에도 수시로 먹어야 합니다. 하지만 두 돌, 세 돌 된 아기가 밤에도 젖을 먹어야만 해서 이것을 견디기 힘들어하는 엄마도 많습니다. 젖이 잘 나오고 엄마가 밤중에 젖먹이는 것이 너무 힘들다면, 그리고 아기 몸무게가 잘 늘고 있다면 토닥여서 스스로 잠들게 하는 것이 좋습니다.

Q 밤중수유를 끊으면 안 되나요?

A 어릴 때는 당연히 밤중수유를 해야 하며, 엄마와 아기가 편하다면 밤중수유를 지속하는 것이 문제가 되지 않습니다. 하지만 젖이 잘 나오고 아기가 다른 이상이 없다면 엄마가 밤중에 좀더 자는 것을 가르칠 수 있습니다. 밤중수유는 어느 시점에서 끊는 것이 아니고 아기의 월령이 증가하면서 서서히 밤에 안 먹고 자는 시간이 길어지는 것을 말합니다. 일반적으로 2개월 된 아기는 밤에 5시간쯤 먹지 않고 잘 수 있으며 1개월씩 월령이 증가할수록 1시간씩 더 자게 되어 6개월쯤 되면 9시간 정도 먹지 않고 내리 잘 수 있습니다. 따라서 4개월쯤 되면 이제는 아기가 밤에 깼을 때 밤에 스스로 잠들 수 있는 기회도 줄 필요가 있습니다.

Q 아기가 젖을 덜 먹고 자면 그냥 두어도 되나요?

A 어린 아기는 충분히 먹고 나면 곯아떨어집니다. 그게 정상입니다. 그런데 젖이 충분히 잘 나오게 되는 생후 2~3주까지는 아기가 먹다가 덜 먹고 잠이 들면 깨워서 먹여 젖을 다 비워주는 것이 좋습니다. 젖이 잘 나오게 하는 방법은 젖을 자주 물리는 것과 충분히 비우는 것입니다.

Q 젖은 수시로 먹여야 하나요?

A 젖은 수시로 먹이는 것이 아닙니다. 정확히 말하면 배고파서 먹고 싶어하면 먹여야 합니다. 모유수유 초기 수주 동안은 아기가 배고플 때 먹이라는 말과 수시로 먹이라는 말이 어느 정도 일치합니다. 하지만 아기가 자라면서 배고프지 않을 때도 먹으려 하는 경우가 있습니다. 특히 아기가 울거나 보챌 때 항상 젖으로 해결하면, 힘들 때마다 배고프지 않아도 젖을 찾는 경우도 있기 때문에 주의해야 합니다. 젖을 먹는 아기도 절제를 가르치는 것이 중요합니다. 때문에 신생아기를 지난

아기의 경우 수시로 먹일 때는 주의를 기울여야 합니다. 특히 수유에 문제가 있는 경우 수유 방법과 시간을 조절해야 할 때가 있는데, 이럴 때 수시로 보챌 때마다 먹이면 상황을 더 악화시킬 위험이 있으므로 주의해야 합니다.

Q 누워서 젖을 먹이면 안 되나요?

A 아닙니다. 모유는 누워서 먹여도 아무 문제가 없으며, 밤중수유를 할 때는 엄마와 아기가 같이 누워서 먹이는 것이 더 편한 경우가 많습니다. 누워서 우유병으로 분유를 먹이면 중이염에 걸릴 위험이 더 높아지지만 아직까지 누워서 젖먹인 아기에게 중이염이 더 잘 생긴다는 보고는 없습니다.

Q 자면서 젖을 먹어도 상관이 없다는데요?

A 아기는 충분히 배부르게 먹으면 먹다가 잠이 듭니다. 물론 먹다가 배불러서 잠이 드는 것은 아기를 평온하게 해주며 이것은 아주 좋은 일이고 당연한 일입니다. 하지만 만 2개월이 되면 저녁에 재울 때 젖을 충분히 먹인 후 잠들지 않은 상태에서 누워서 혼자 힘으로 잠 드는 것을 배우는 게 좋습니다. 특히 이가 난 아기에게 잠을 재우기 위해서 젖을 물려 재우지 말아야 합니다.

Q 신생아는 컵으로 젖을 먹일 수 없나요?

A 신생아도 컵으로 젖을 잘 먹을 수 있습니다. 한번 먹여 본 엄마들은 신기해 합니다. 단 어른처럼 많은 양을 한 번에 먹지는 못합니다. 조금씩 천천히 주어야 합니다. 신생아에게 젖을 직접 물릴 수 없는 의학적 이유가 있는 경우라면 젖을 짜서 컵으로 먹여야 합니다. 단 의학적 필요가 없는데 신생아에게 모유를 짜서 먹여서는 안 됩니다.

Q 모유수유를 하면 트림을 할 필요가 없나요?

A 젖을 먹이나 분유를 먹이나 신생아 수유 시에는 트림이 필요할 수 있습니다. 특히 아기가 젖을 잘 올리거나 수유 중 공기를 많이 삼키는 경우는 트림이 도움이 됩니다. 트림은 수유가 끝난 후 한 번만 해야 하는 것은 아닙니다. 중간에도 필요하면 시켜 주십시오.

아기의 질병과 모유수유에 대해

Q 황달이 있는데 모유를 끊어야 할까요?

A 아닙니다. 황달이 있어도 모유수유를 중단할 필요가 없습니다. 황달이 심할 경우 24~48시간 정도만 일시적으로 모유수유를 중지할 수 있는데 이때도 모유를 아주 끊는 것은 아닙니다. 중지하는 동안 손이나 유축기를 이용해서 모유를 열심히 짜고 분유는 컵이나 숟가락으로 먹여야 합니다. 또한 모유수유 지속 여부와는 별도로 아기의 상태에 따라 황달의 원인에 대한 검사와 치료는 늦지 않게 시행되어야 합니다.

Q 모유를 먹이면 빈혈이 잘 생긴다는데요?

A 아닙니다. 모유를 먹인다고 빈혈이 더 생기는 것은 아닙니다. 모유에는 철분이 적지만 흡수가 훨씬 더 잘 됩니다. 빈혈의 문제는 모유냐 분유냐의 문제가 아닙니다. 6개월부터 고기와 야채 등 철분이 풍부한 이유식으로 얼마나 철분을 잘 보충해 주느냐에 달린 것입니다. 이유식이라 부르는 고형식에 대해서 미리부터 알아두는 것이 무척이나 중요합니다.

Q 장염으로 설사를 하는데 모유를 끊어야 하나요?

A 아닙니다. 장염이 있을 때 모유를 끊는 경우는 거의 없다고 보시면 됩니다.

Q 젖을 먹으면 이를 닦지 않고 자도 충치가 생기지 않나요?

A 아닙니다. 이가 난 후에 젖을 물고 자면 충치가 생길 수도 있습니다. 특히 이유식을 시작한 후에는 엄마 젖 외에 음식 찌꺼기가 입 안에 남아 있을 수 있기 때문에 주의해야 합니다.

엄마의 유방과 모유수유에 대해

Q 젖을 물릴 때 아픈데 문제가 없을까요?

A 수유 첫 수일간 젖 물릴 때 아픈 것은 별 문제가 되지 않습니다. 하지만 그 이후

에 아픈 경우는 대부분 젖 물리는 방법이 잘못되었거나 다른 문제 때문일 수 있습니다. 이런 경우는 바른 수유 자세로 젖을 충분히 깊게 물려보고, 그래도 좋아지지 않으면 모유수유에 대해 잘 아는 의사에게 진료를 받아야 합니다.

Q 모유수유 시 1분 정도 바늘로 콕콕 찌르는 듯이 많이 아픈 경우가 있습니다. 좋아질까요?

A 대개의 경우에는 1주 정도 지나면 좋아집니다. 정상적으로 생길 수 있는 현상이니 너무 걱정하지 마십시오. 하지만 심하게 아픈 경우는 의사의 진료를 받는 것이 안전하며, 부루펜이나 타이레놀 같은 진통제가 필요하기도 합니다.

Q 모유수유 시 피가 나옵니다. 모유수유를 중단해야 할까요?

A 아닙니다. 아주 심하게 헐어서 피가 많이 나오는 경우가 아니라면 그대로 모유수유를 한다고 아기에게는 아무 문제가 되지 않습니다. 수유 자세와 젖물리기가 문제인 경우 교정을 하면 시간이 지나면서 좋아집니다.

Q 유두에 피가 나오면 젖을 먹일 수 없나요?

A 엄마 유방에서 피가 나온다고 젖을 끊을 이유는 없습니다. 단 유방에서 피가 나오는 원인은 반드시 밝히는 것이 중요합니다.

Q 젖이 자꾸 새는데 어떡해야 하나요?

A 간혹 젖이 불어서 외출 중에 젖이 새는 경우가 있습니다. 이런 경우는 외출 직전에 젖을 먹이면 새는 것을 줄일 수 있습니다. 그리고 외출 시에는 젖어도 표시가 나지 않는 옷을 입거나 덧옷을 걸치는 것도 한 가지 방법입니다. 그래도 샐 때는 팔로 표시 안 나게 유두를 눌러주어 새는 것을 멈추게 할 수도 있고, 새는 젖을 흡수할 수 있는 거즈를 대주거나 수유 패드를 사용하여 새는 것을 흡수할 수도 있습니다.

Q 유선염에 걸리면 젖을 먹일 수 없나요?

A 아닙니다. 유선염에 걸려도 젖먹이는 데는 문제가 없으며, 항생제는 모유수유 중 안전한 약을 사용하면 되므로 아무 상관이 없습니다. 오히려 더 열심히 젖을

먹여야 엄마가 빨리 낫습니다.

Q 모유를 먹일 때마다 엄마 젖을 잘 씻어주어야 아기가 병에 걸리지 않는다면서요?
A 아닙니다. 수유 시마다 유방을 비누나 알콜솜으로 닦아주어서는 안 됩니다. 이렇게 자주 닦으면 피부의 보호막과 항세균 물질이 없어지기 때문에 도리어 엄마 유방에 문제가 생기기 쉽습니다. 하루에 한 번 샤워하는 정도만으로 충분합니다.

Q 유방이 아프면 젖을 발라서 말려야 하나요?
A 일반적으로 유방이 아픈 경우는 젖을 발라서 말리는 것을 권합니다. 하지만 유방 통증의 원인이 칸디다감염일 경우는 젖을 발라서 말리면 더 심해질 수 있으므로 젖이 찌르듯이 아픈 경우는 일단 의사의 진료를 받아야 합니다.

Q 함몰 유두는 출산 전에 교정해야 하나요?
A 아닙니다. 함몰 유두는 출산 전에 교정하지 않습니다. 다만 아기를 낳고 나서 더 열심히 젖을 먹이고 아기가 충분히 먹고 있는지 소아청소년과 선생님께 꼭 점검을 받는 것이 좋습니다.

Q 함몰 유두로는 모유수유를 할 수 없나요?
A 아닙니다. 함몰 유두나 편평 유두라도 모유수유에 대개는 문제가 없습니다. 산전에 함몰 유두를 교정하기 위해서 유두를 잡아당기는 호프만 방법이나 기타 유두를 자극하는 방법은 잘못하면 자궁수축을 일으켜 조산이 될 위험이 있기 때문에 권장되지 않습니다. 또 아기를 낳기 전부터 엄마가 함몰 유두나 편평 유두라고 지레 너무 걱정하다가는 출산 후 심리적으로 위축되어서 젖먹이기에 소극적으로 될 위험도 있습니다. 함몰 유두 교정기라는 기구를 쓰더라도 출산 후에 사용하시기 바랍니다. 산전에는 진찰만 받고 어떤 상태인지 확인하고 출산 후 더 열심히 젖을 먹일 각오를 하는 것만으로 족합니다. 출산 후 거의 대부분은 문제없이 유두와 유륜을 같이 물릴 수 있습니다. 그렇지 않다면 젖을 먹이기 직전에 유두를 만져 주고 유륜을 깊이 눌러서 유두가 돌출되게 한 후에 먹이시면 됩니다. 함몰 유두에 대해서는 산전에는 진찰 외에 아무 것도 하지 않고 분만 후 모유수유를 잘

할 수 있도록 수유 자세와 젖물기를 정확히 배우고 분만 후에는 아기가 잘 먹고 잘 자라고 있는지 출생 후 3~5일째 소아청소년과 선생님께 진료를 받는 것이 가장 중요합니다.

Q 유방 수술을 받았는데 모유수유가 가능할까요?

A 유방 수술을 한 경우 수술의 방법에 따라서 모유수유를 할 수도 있고 모유수유가 힘들 수도 있습니다. 요즈음은 미용상 수술을 할 때 신경이나 유관을 건드리지 않고 수술을 하기 때문에 모유수유에 상관이 없는 경우가 대부분입니다. 물론 유방 수술 전에 모유수유 가능성에 대해 미리 충분히 상의하고 가능하게 해달라고 말해야 합니다. 그리고 수술을 한 경우에는 수술 경과를 잘 알아두었다가 모유수유를 할 때 의사와 상의해야 합니다.

엄마와 모유수유에 대해

Q 젖을 먹일 수 없는 엄마도 많다던데요?

A 아닙니다. 대부분은 모유수유하는 데 문제가 없습니다. 모유수유를 실패하게 만드는 가장 큰 이유 가운데 하나가 바로 원래부터 젖먹이기가 힘들거나 실패하는 사람이 많다는 잘못된 정보를 듣는 것입니다. 나도 모유를 먹일 수 있다는 자신감을 가지고 출산 첫날부터 24시간 내내 하루 종일 아기와 같은 방에서, 거의 엄마 품에 안고서 젖만 먹이고 제대로 된 수유 자세와 제대로 된 젖물리기로 충분히 자주 물리기만 하면 대부분의 엄마들이 모유를 먹일 수 있습니다. 그러나 아무리 노력을 해도 되지 않는 엄마도 드물게 있습니다. 이런 경우에는 젖양에 대한 소아청소년과 의사의 정확한 진단 하에 보충수유를 시작해야 합니다.

Q 모유수유를 하면 엄마가 살이 찐다던데요?

A 젖을 먹인다고 엄마가 평소보다 더 많이 먹어야 하기 때문에 모유수유를 하면 엄마가 살찐다고 오해를 하시는 분들이 있습니다. 하지만 사실은 모유를 먹이면 엄마 살이 잘 빠집니다. 모유를 먹이면 임신 기간 동안 엄마 배에 저장해둔 지방

을 이용해서 모유를 만들기 때문에 뱃살도 잘 빠져 날씬해집니다. 그러나 식사량을 너무 지나치게 늘리지 말고 분만 후 5개월까지는 임신 전 원래 체중으로 회복할 정도로 조절하는 것이 좋습니다.

Q 젖을 먹이면 유방이 처지고 몸매가 나빠지나요?

A 아닙니다. 모유를 먹이면 도리어 엄마의 몸매가 좋아집니다. 하루에 필요한 젖을 만드는 데는 600kcal가 소모되는데 엄마가 450kcal 정도를 식사로 섭취하여 보충하고, 임신 중 엄마 몸에 저장된 150kcal의 지방을 소모하게 되어 날씬해집니다.

Q 수유 중 임신이 되면 젖을 끊어야 하나요?

A 임신을 해도 대개는 젖을 먹일 수 있습니다. 단 유산한 적이 있거나 엄마의 몸무게가 늘지 않거나 출혈이나 자궁통증이 있는 경우 등 모유수유가 문제가 되는 경우도 있기 때문에 임신한 엄마의 모유수유 지속 여부에 대해서는 산부인과 선생님과 상의를 해야 합니다.

Q 모유수유를 하면 생리가 미뤄지나요?

A 어느 정도는 생리가 미루어집니다. 그러나 모유수유 중에도 생리를 할 수 있고, 생리를 하기 전에 배란이 되는 수도 있으므로 피임에 신경을 써야 합니다.

Q 모유를 수유하면 피임이 되나요?

A 어느 정도는 피임이 됩니다. 피임이 되는 경우가 많지만 100% 피임이 되는 것은 아니기 때문에 아기를 바로 가지면 곤란한 경우는 수유 중에도 모유수유 외에 다른 피임법을 병행해야 합니다. 수유 중 사용할 수 있는 피임약이 있으니 산부인과 의사와 상의하십시오.

Q 한 번 젖을 끊으면 젖을 다시 먹일 수 없나요?

A 아닙니다. 젖은 한 번 끊었어도 다시 수유를 하는 것이 가능합니다. 요즘은 국내에서도 입양하는 엄마가 젖을 먹이는 경우가 점차 늘고 있는데 한 번도 젖을 먹인 적이 없고 출산을 한 적이 없어도 미리 준비를 하면 엄마 품에서 모유를 먹일

수 있답니다.

Q 운동 후에는 모유를 먹이면 안 되나요?

A 아닙니다. 운동 후 바로 모유를 먹여도 아무 문제 없습니다. 다만 젖을 먹이기 전에 샤워를 하거나 최소한 유방의 땀은 닦는 것이 좋습니다.

Q 모유수유 중에 파마나 염색을 할 수 있나요?

A 파마를 하거나 머리 염색을 해도 모유수유를 할 수 있습니다. 그 대신 곱슬머리를 펴는 시술은 모유수유 중에는 피하는 것이 좋습니다.

Q 젖을 먹이면 유방이 처진다는데?

A 모유수유가 살 빼는 데는 유리하지만, 특히 임신 중 쪘던 뱃살은 빨리 빠지지만 안 그래도 빈약한 유방이 처질까 봐 아예 처음부터 모유수유를 포기하는 엄마들이 많습니다. 그러나 과학적 연구 결과에 따르면 엄마가 나이가 많을수록, 비만도가 높을수록, 임신 횟수가 많을수록, 임신 전 유방이 클수록, 그리고 담배를 피우는 경우 분만 후 유방이 처질 가능성이 높아집니다. 즉 임신과 관련해서 몇 가지 요인이 유방 모양에 영향을 미치기는 하지만 속설과 달리 정작 모유수유는 상관이 없습니다. 그러니까, 유방이 처질까 봐 젖 먹이기를 꺼려할 필요는 없겠지요. 대신, 너무 늦게까지 임신을 늦추지 말고, 체중은 적정하게 유지하고, 담배를 피우지 않으면, 분만 후에도 유방 모양을 예쁘게 유지할 수 있습니다.

모유수유와 약에 대해

Q 모유수유 중에는 약을 먹을 수 없나요?

A 모유수유 중에는 엄마가 먹은 것이 적지만 모유로 나오는 경우가 많기 때문에 주의를 해야 합니다. 수많은 연구 결과 현대 의학에서 사용하는 약들은 대부분 수유하는 아기들에게 안전한 것이 입증되었습니다. 하지만 일부 약들은 모유수유를 할 때 문제가 있을 수 있기 때문에 수유 중에 약을 사용할 때는 반드시 의사의 처

방을 받아서 사용해야 합니다.

Q 모유수유 중인데 엄마가 접종하지 못하는 접종이 있나요?

A 우리나라에서 시행하는 접종 중에는 없습니다. 엄마나 아기나 어떤 접종도 모유수유 중에 할 수 없는 것은 없습니다. 단 아기가 면역결핍이 있으면 생백신은 피하는 경우가 많으므로 이 경우는 의사와 상의를 해야 합니다.

Q 엑스레이를 찍었는데 모유수유를 해도 되나요?

A 물론 모유수유를 해도 좋습니다. 컴퓨터단층촬영(CT)이나 자기공명영상(MRI), 경정맥신우조영술(IVP)을 찍는 것도 모유수유에 아무런 문제가 없습니다. 방사성 동위원소 검사는 소량의 동위원소가 넘어가기 때문에 득과 실을 잘 따져서 검사 시 의사와 모유수유에 대해 상의해야 합니다. 갑상선 스캔을 할 때는 사용되는 동위원소의 종류나 반감기에 따라 일정 시간 동안 모유수유 시 피하거나 영구적으로 끊어야 하는 경우도 있습니다. 때문에 이런 경우는 반드시 담당 방사선과 선생님과 미리 모유수유에 대해 상의를 해야 합니다.

모유수유 중
방사선 등 검사

Q 항생제를 먹으면 젖양이 줄어드나요?

A 아닙니다. 항생제는 젖양과 상관이 없습니다. 아마도 유선염 때문에 항생제를 쓴 경우라면 아파서 젖을 덜 먹였거나 염증 자체로 인해 젖양이 약간 줄어들었을 수는 있습니다. 젖양과는 관련이 없으나 항생제를 사용할 때는 모유수유를 한다는 것을 의사에게 알리고 모유수유하는 데 문제가 없는 약으로 처방을 받으시면 됩니다.

Q 갑상선 질환이 있는데 젖을 먹여도 되나요?

A 갑상선 기능저하증으로 씬지로이드를 먹는 경우는 모유수유에 문제가 없습니다. 갑상선 기능항진증으로 메티마졸이나 프로필치오우라실(PTU)을 먹는 경우는 수유를 해도 좋습니다. 이때는 아기의 갑상선 기능 검사를 하는 것이 필요할 경우도 있으므로 소아청소년과 의사와 잘 상의하면서 사용하는 것이 안전합니다.

Q 감기에 걸린 엄마는 모유수유를 하면 안 되나요?

A 아닙니다. 엄마에게 감기 증상이 나타났을 때는 이미 아기에게 감기 바이러스가 전염된 상태이기 때문에 젖으로 엄마가 만든 항체를 젖을 통해서 아기에게 전해 주어야 합니다. 그러니까 엄마가 감기에 걸린 경우는 손을 열심히 씻으면서 젖을 더 열심히 먹여야 합니다.

Q 치과 치료를 받고 있으면 모유수유를 중지해야 하나요?

A 아닙니다. 치과 치료를 하는 경우 대부분 모유수유가 가능합니다. 치료하는 치과 선생님에게 모유수유 중임을 밝히고 수유에 안전한 방법으로 치료하는 것을 상의하십시오.

Q 모유를 먹이고 있는데 한약을 먹어도 되나요?

A 한약의 성분이 모유에 나오는 경우가 많기 때문에 모유수유 중 엄마가 한약 먹는 것은 권장하지 않습니다.

모유수유하는 엄마의 먹거리에 대해

Q 모유를 먹는 엄마는 음식을 조심해야 하나요?

A 아닙니다. 특별한 문제가 없다면 음식을 골고루 먹고 목이 마를 때 충분히 물을 마시는 것으로 충분합니다. 특정한 음식을 아주 많이 먹지만 않는다면 짜고 맵고 단 것을 먹는 것이 문제가 되지는 않습니다. 드물게 엄마가 먹는 음식이 아기에게 문제를 일으키기도 하는데 이런 경우는 흔하지 않고, 확실히 원인이라고 밝혀진 경우에만 문제가 되는 그 음식만을 제한하면 됩니다.

Q 젖을 잘 나오게 하고 질을 좋게 하는 음식에는 어떤 것이 있나요?

A 젖이 잘 나오게 하기 위해서는 음식을 골고루 먹는 것이 중요합니다. 밥, 야채, 고기, 과일, 유제품 등 필수적인 음식을 골고루 드시고 목마르지 않을 정도로 충분히 물을 마시면 됩니다. 참고로 모유수유를 할 때 엄마가 물을 특별히 몇 잔 이

상 마셔야 한다는 기준은 없습니다. 엄마가 목마름을 해결할 정도로만 먹으면 됩니다.

Q 모유수유하는 엄마는 잘 먹어야 하지요?
A 모유수유하는 엄마가 특별히 더 잘 먹어야 할 이유는 없습니다. 하루에 보통의 엄마보다 400~500kcal 정도만 더 먹으면 됩니다. 분만 후 5개월쯤 되면 임신 전 체중으로 회복될 수 있을 정도로 식사량을 조절하는 것이 좋습니다.

Q 모유를 먹이는 엄마가 채식주의자인 경우에는 무엇을 보충해야 합니까?
A 완전 채식주의자인 엄마가 모유수유를 할 경우에는 아기에게 비타민B12가 부족할 수 있으므로 엄마가 비타민B12가 함유된 종합비타민을 먹어야 합니다.

Q 모유수유 시에는 엄마가 술이나 커피는 전혀 먹지 말아야 합니까?
A 아닙니다. 수유 시에도 엄마는 적당한 기호품을 즐길 수 있습니다. 가능하면 안 마시는 것이 좋겠지만, 간혹 마시는 것이라면 술은 하루에 맥주 한 잔 정도는 드셔도 좋고, 커피도 분만 후 2개월이 지난 후부터는 하루에 한두 잔은 마음 편히 드셔도 좋습니다. 단 술은 수유 직후에 드시는 것이 좋습니다. 커피를 마신 날 아기가 평소보다 눈에 띄게 보채거나 잠을 자지 않으면 커피의 양을 줄여 보십시오.

Q 모유를 먹이는 엄마가 민물고기를 먹어도 되나요?
A 우리나라에서 예전부터 먹던 모유를 잘 나오게 하는 음식들 중에는 잉어, 가물치 같은 민물고기가 많습니다. 하지만 오염된 물에서 자란 민물고기를 임산부나 수유 중인 엄마가 먹는 것은 피해야 합니다. 우리나라의 강은 오염이 심한 경우가 많기 때문에 임산부, 어린 아기, 수유 중인 엄마는 민물고기를 먹을 때 주의해야 합니다.

Q 젖을 늘리려면 먹기 싫어도 미역국을 많이 먹어야 하나요?
A 아닙니다. 미역에는 요오드가 많이 들어 있어서 지나치게 많이 먹으면 모유 내 요오드 농도가 높아져 아기의 갑상선에 영향을 미칠 수도 있습니다.

💡 모유 늘리려면 미역국 많이 먹어야 할까요?

▶ YouTube
미역국과 모유량

① 미역국이 젖양 늘리는 데 도움이 될까요?

그렇지 않습니다. 미역국이 젖양을 늘린다는 연구 결과는 없습니다. 오히려, 미역에는 요오드가 많이 들어 있어서 너무 많이 먹으면 모유 요오드 농도가 높아져 아기의 갑상선에 영향을 미칠 수도 있습니다.

② **한국 수유모에게 권장되는 1일 요오드 권장섭취량은 0.34mg입니다.** 권장량 외에 사람 몸에 유해한 영향이 나타나지 않는 최대 수준, 즉 넘지 않도록 권고하는 기준을 상한섭취량이라고 하는데 한국 수유모의 요오드 상한섭취량은 권장량의 7배 정도인 2.4mg입니다. 미역국 한 그릇이 건미역 7g에 해당되고 여기 들어 있는 요오드는 1.1mg으로 수유모 1일 권장량의 3배가 넘습니다. 2019년 식약처 연구에서도, 분만 후 첫 2주 동안, 산모들이 매일 요오드를 권장량의 10배 이상, 상한섭취량의 1.5배가 넘는 3.6mg 섭취하고 있는 것으로 나타났습니다.

③ 2020. 3. 2. 식약처는 **산후조리할 때 미역국은 하루에 2번이면 충분하다고 제시하였습니다.** 왜냐하면 산후 4주간 요오드 상한섭취량 이상으로 미역국을 먹을 경우, 갑상선 질환이 있는 임신부나 수유모의 경우는 갑상선기능저하 가능성이 있지만, 건강한 성인은 걱정할 정도가 아니기 때문이라고 하였습니다.

④ 엄마 젖으로 요오드가 많이 전달될 경우 모유수유 중인 신생아는 어떨까요?

일반적으로 모유 성분 중에서 엄마가 먹는 음식양과 직접 연관이 되는 것은 그다지 많지 않지만 요오드의 경우는 엄마의 섭취량에 비례합니다. 더욱이 유방에서는 엄마의 혈중 농도보다 요오드가 더 농축된 젖을 만들 수 있는 것으로 알려져 있습니다. 요오드 농도는 초유에서 가장 높고 점차 낮아져 첫 6개월 동안 0.15mg/L만 되면 아기에게 충분한 양입니다.

⑤ **분만 전이나 모유수유 중에 미역국 등 요오드를 과량 섭취하면** 모유 내 요오드 농도가 높아져 모유수유아에서 일시적 갑상선기능저하증이 나타날 수 있다고 알려져 있습니다. 실제로 2009년에 발표된 한국 미숙아 연구에서는 산후 1주, 3주, 6주째 모유 내 요오드 농도가 각각 2.529mg/L, 1.153mg/L, 0.822mg/L로 아주 높게 나타났습니다. 그 결과 아기들의 소변 요오드 농도도 높았고 일부 미숙아에서는 무증상 갑상선기능저하증이 있었습니다.

⑥ 산후에 미역국을 많이 먹었던 한국인 수유모의 아기가 갑상선기능저하로 치료를 받은 사례가 2010년 호주, 2012년 영국, 2018년 미국에서 각각 발표되었습니다. 영국 보고에서는 결론적으로, 한국인 엄마의 아기에서 갑상선 기능 이상이 있을 때는 미역국 섭취 여부를 꼭 확인해야 한다고 하였습니다.미국 증례에서도 요오드를 장기간 상한섭취량 이상 섭취하면, 흔히는 않지만, 갑상선기능저하가 생길 수 있고, 태반이나 모유를 통해 아기에게 전달될 수 있기 때문에, 신생아에서 갑상선기능저하가 보일 때는 그 원인으로 과도한 요오드 섭취도 반드시 고려해야 한다고 결론지었습니다. 또 미국 갑상선학회는 아기에게 갑상선기능 저하증을 일으킬 위험이 있기 때문에 수유모는 하루에 0.5-1.1mg 이상 요오드를 섭취하지 말도록 강하게 권고하고 있습니다.

2011년 호주에서는 미역국이 젖양을 증가시킨다는 과학적 근거는 없고 오히려 요오드가 너무 많이 들어 있어 아기에게 해로울 수 있다고 경고하기도 했습니다. 즉 수유모의 요오드 섭취는 엄마보다, 젖을 통해 아기에게 미치는 영향이 중요하기 때문에 엄격하게 제한하고 있는 것입니다.

⑦ 미역국 한 그릇에 요오드가 권장량의 3배 이상 들어 있기 때문에 산후조리 중에도 미역국은 3-4일에 한 그릇, 아니면 1주에 두 그릇만 먹어도 충분하다고 봅니다. 특히 미역은 종류에 따라 g당 0.016-8mg까지 요오드 농도가 수백 배나 차이가 나기 때문에 주의해야 하구요. 미역국 먹는다고 젖양이 늘어나는 거 아닙니다. 미역국 안 먹어도 아무 문제 없습니다. 아니, 갑상선 문제가 생기기 쉬운 요오드 과다지역인 한국에서 확실히 안전하다고 과학적으로 입증되기 전까지는, 굳이 산후에 요오드를 너무 많이 섭취하지 않는 게 아기와 엄마의 건강에 더 좋을 것입니다. 미역국을 하루에 2그릇 상한섭취량보다는 안전하게 1주에 2그릇, 권장섭취량 정도로 먹는 게 어떨까요?

⑧ 마지막으로 요오드 부족지역인 나라에서 사용하는 요오드가 첨가된 소금을, 우리나라처럼 미역, 다시마, 김을 많이 먹는 상황에서는 더욱이 수입품이라고 일부러 사먹을 필요는 없을 것입니다.

Q 담배를 피우는 엄마는 젖을 먹이지 말아야 합니까?

A 아닙니다. 모유수유를 하는 엄마는 당연히 담배를 끊는 것이 좋지만 그게 어디 마음대로 됩니까? 일반적으로는 담배를 피우는 엄마의 젖이라도 먹이는 것이 분유를 먹이는 것보다는 낫습니다. 단 아기 옆에서는 담배를 절대 피워서는 안 되며, 수유 후에 피우고 가능한 양을 줄여야 합니다. 그래도 담배를 끊을 수 있다면 물론 제일 좋겠지요. 그러나 엄마가 골초라면 수유 중단에 대해서 전문가와 상의를 하시기 바랍니다.

그밖에 자주 하는 질문들

Q 첫 수일간은 아기가 먹지 않아도 된다는데…….

A 아닙니다. 동물의 왕국을 보면 동물이 태어나서 제일 먼저 하는 것이 엄마 젖을 빠는 것입니다. 이것은 본능이자 신의 섭리인 것입니다. 모유는 초기에는 적게 나옵니다. 첫 날은 한 번에 2~10cc, 둘째 날은 한 번에 5~15cc를 먹게 되지만 이 양은 아기에게 충분한 양이기 때문에 적게 먹는다고 먹지 않아도 된다고 말하거나 굶기려고 하는 것은 엄청난 잘못입니다. 제대로 빨리면 생후 3~4일이 지나면 모유는 많이 나오게 됩니다.

Q 제왕절개를 해도 모유를 먹일 수 있나요?

A 제왕절개를 하면 젖이 늦게 돌 수 있고 출산 직후 자연분만한 엄마보다 수유하기 힘들기 때문에 수유를 도와주는 사람이 있어야 초기에 모유수유를 잘할 수 있습니다. 제왕절개 후에도 엄마가 의식이 돌아오면 가능한 빨리 엄마 젖을 물려야 합니다.

Q 쌍둥이도 완전모유수유가 가능한가요?

A 물론 쌍둥이도 젖을 먹일 수 있습니다. 태어날 때부터 젖만을 먹이면 됩니다. 흔히 쌍둥이를 모유로 키우면 젖이 부족할 거라고 생각하는 분들이 많지만 오히려 그 반대입니다. 쌍둥이가 젖을 먹으면 젖의 자극이 많아서 젖이 2인분 이상 나오는 경우가 많습니다.

Q 미숙아는 엄마 젖 빠는 것보다 우유병을 빠는 것이 더 쉬운가요?

A 아닙니다. 미숙아는 우유병보다 컵으로 먹는 것이 더 편한 경우가 많습니다. 컵으로 먹는 것이 미숙아가 힘을 적게 사용하고 먹을 수 있는 방법입니다.

Q 미숙아도 모유수유가 가능합니까?

A 물론입니다. 미숙아도 대부분 모유수유가 가능하니, 소아청소년과 의사와 상의를 해서 반드시 모유수유를 하도록 하십시오. 입원하지 않고 엄마가 데리고 있을 정도의 미숙아라면 직접 모유를 빨릴 수 있습니다. 가능한 오래도록 엄마 품에 안고 캥거루 케어를 하면 좀더 빨리 모유수유에 성공할 수 있습니다.

Q 분유와 모유를 섞어 먹여도 될까요?

A 분유와 모유를 수유 전에 섞으면 모유 속에 들어 있는 라이소자임이라는 효소의 활성도가 상당히 감소하고 모유 내 항감염 물질도 감소하므로 되도록 젖과 분유는 따로 먹이는 것이 젖의 이점을 최대로 얻을 수 있는 방법입니다. 하지만 젖만 먹이던 아기 엄마가 복직 후 젖이 모자라 분유를 보충하려는데 우유병에 분유만 넣으면 아기가 거부할 경우나 수유보충기를 사용할 때는 분유를 정량으로 탄 후에 젖과 함께 먹이는 방법을 일시적으로 쓸 수 있을 것입니다.

Q 젖을 끊을 때는 젖을 동여매야 하나요?
A 아닙니다. 젖을 동여매서 끊는 것은 권장하지 않습니다. 젖을 동여매면 유관이 눌려서 잘못하면 유선염이 생겨 고생할 수 있습니다.

Q 젖을 끊을 때는 단유 마사지를 해야 하나요?
A 아닙니다. 모든 포유류가 자연스럽게 젖을 먹이듯이 자연스럽게 젖을 끊는 것은 너무나 당연합니다. 엄마와 아기가 적응해 가는 속도에 맞춰 점진적으로 수유량을 줄여 가면 울혈이나 유선염 없이 건강하게 젖을 끊을 수 있습니다.

Q 수유 후에 남은 젖을 짜야 하나요?

A 아닙니다. 수유 후 남은 젖은 짜지 않는 것이 원칙입니다. 젖이 모자라는 경우에만 모유량을 늘리기 위해 남은 젖을 짜거나 다 먹인 후에도 젖을 짭니다.

Q 젖을 끊을 때는 젖 끊는 약을 먹어야 하나요?

A 아닙니다. 약을 먹어서 젖을 끊는 것은 권장하지 않습니다. 젖을 끊겠다고 결정한 경우는 아기가 먹는 모유의 횟수와 양을 서서히 줄여가면서 끊어야 합니다.

아기에게 친근한 병원

YouTube
한국 아기에게
친근한 병원
사업 종료

아기에게 친근한 병원의 성공적인 모유수유를 위한 10단계
(2018년 최신개정판)

주요 관리 절차

1. a. 모유대체품 판촉에 관한 국제규약 및 관련 세계보건총회 결의문을 온전히 준수한다.

  b. 직원과 부모들에게 일상적으로 소통되는 문서화된 영아 수유 정책을 마련한다.

  c. 지속적 감시 및 자료 관리 체계를 구축한다.

2. 직원들이 모유수유를 지원할 충분한 지식, 능력 및 기술을 확실하게 갖추도록 한다.

주요 임상 관행

3. 임산부 및 그 가족들과 함께 모유수유의 중요성과 관리에 대해 논의한다.

4. 출산 후 되도록 빨리 즉각적이고 지속적인 모자간 피부 접촉을 용이하게 하고, 모유수유를 시작하도록 엄마를 지원한다.

5. 엄마가 모유수유를 시작하고 유지하며 흔한 문제들에 대처할 수 있도록 지원한다.

6. 의학적 적응증이 없다면, 모유수유 중인 신생아에게 모유 외에 어떤 음식이나 음료도 먹이지 않는다.

7. 엄마와 아기가 함께 지내면서 하루 24시간 내내 모자동실을 실천할 수 있게 한다.

8. 엄마가 아기의 수유 신호를 알아차려 반응할 수 있도록 돕는다.

9. 엄마에게 수유병, 인공젖꼭지, 노리개젖꼭지 사용과 위험에 대해 상담해 준다.

10. 부모와 아기가 시기에 맞게 지속적으로 지원과 보살핌을 받을 수 있도록 퇴원을 조율한다.

대한모유수유의사회 상담실 선생님 명단(2024년 9월 현재)

대한모유수유의사회에서는 홈페이지(www.bfmed.co.kr)에서 모유수유에 대한 상담을 하고 있습니다. 모유수유상담실에서 상담을 맡고 계신 분들은 대한모유수유의사회 선생님들의 명단은 다음과 같습니다. 전화상담은 받지 않습니다.

연규홍	033-746-9005	강원 원주시 남원로534번길 26(단구동) 연규홍소아청소년과
류형옥	031-555-6800	경기 구리시 이문안로 72(수택동) 청림빌딩 3층 푸른소아청소년과
박경란	031-523-2005	경기 구리시 체육관로80번길 9(수택동) 씨앤씨빌딩 2층 박경란소아청소년과
이홍훈	031-392-3710	경기 군포시 번영로 502(금정동) 산본역사상가 408호 한사랑소아청소년과
허경	031-731-0088	경기 성남시 중원구 은이로5번길 1(은행동) 건영빌딩 2층 연세아이맘소아청소년과
정경아	031-546-0019	경기 수원시 팔달구 권광로 138, 수원시청역 선경센트럴파크 아이편한병원
신종수	031-655-0852	경기 안성시 공도읍 공도로 132 도담소아청소년과
염희현	031-373-7585	경기 오산시 경기대로 534 웰봄병원 6층
나형준	031-275-7848	경기 용인시 기흥구 구성3로28번길 24(청덕동) 가나프라자1차 303호 연세물푸레소아청소년과
박지용	031-928-6030	경기 의정부시 천보로44 8층 서울드림소아청소년과의원
이은아	055-632-8225	경남 거제시 고현동 978-4 거제아동병원
정유주	055-265-8277	경남 창원시 의창구 원이대로53, 창원튼튼i병원
주미	054-476-9500	경북 구미시 산호대로31길 15(옥계동) 4공단메디파크 4층 봄연합소아청소년과
서혜경	054-277-2525	경북 포항시 북구 새천년대로 580 도담피 소아청소년과의원
이승호	053-313-0297	대구 북구 대천로 94(동천동) 2층 튼튼소아청소년과
문정희	042-821-0111	대전 유성구 계룡로 126 미즈제일여성병원 3층 소아청소년과
강지희	042-820-2890	대전 유성구 원신흥남로28번길 88(원신흥동) 도안누리소아청소년과
신윤혜	02-2693-6000	서울 강서구 화곡동 강서로242 강서힐스테이트상가 3층 신윤혜소아청소년과
김화중	02-973-3455	서울 노원구 섬밭로 134(공릉동) 풍림아파트상가 B동 5-8호 연세키즈소아청소년과
정유미	02-597-7275	서울 동작구 사당로 230-1(사당동) 미래빌딩 3층 하정훈소아청소년과
김태연	02-573-1119	서울 서초구 태봉로 62(우면동) 네이처 프라자 4층 소소아청소년과
방문혜	02-2696-5421	서울 양천구 오목로 226(신정동) 태봉빌딩 3층 방소아청소년과
문수경	02-2232-7757	서울 중구 다산로 168(신당동) 성원빌딩 나동 3층 킨더웰소아청소년과
이미경	02-2207-2005	서울 중랑구 용마산로 310(면목동) 이미경소아청소년과
김봉진	02-427-1649	서울시 강동구 강일동 75-12 경서프라자 4층 비타민소아청소년과
신명석	044-865-4003	세종특별자치시 한누리대로 2129, 4층 (보람동, 스타힐타워 2) 세종성모소아청소년과
이미라		소아청소년과전문의
최유미		소아청소년과전문의
박수연	052-260-7288	울산 남구 대암로 69(야음동) 신정현대프라자 301호 박수연소아청소년과
이경화	032-247-2000	인천 미추홀구 경원대로 766 (주안4동 1560-1) 서울빌딩 2층 서울여성병원 소아청소년과(3진료실)
최진	032-564-1675	인천 서구 원당동 468 로뎀타워 꿈꾸는소아청소년과
주일중	032-815-0209	인천 연수구 먼우금로 302(연수동) 유천아파트상가 201호 주일중소아청소년과
천선아	032-574-3535	인천 서구 건지로371 그린산부인과 소아청소년과
김은정	063-465-7579	전북 군산시 월명로 144(수송동) 쑥쑥소아청소년과
신수왜	043-292-7588	충북 청주시 서원구 산남로 85(산남동) 튼튼소아청소년과
안진영	043-238-5900	충북 청주시 서원구 신화로 50(성화동) 2층 하안유산부인과 산후조리원 (마취통증의학과전문의)

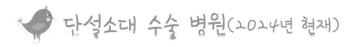

단설소대 수술 병원(2024년 현재)

단설소대로 인하여 모유수유에 장애를 겪거나 모유수유를 포기하는 것을 막고자
단설소대 수술이 가능한 전국의 병원을 소개해 드립니다.

지역	병원명	의사명	전화번호	수술 가능 최대 연령
경기 고양시	숲속소아청소년과	조민성	031-905-0905	만 2세 미만
경기 고양시	봉봉소아청소년과	이정봉	031-965-1275	4개월 미만
경기 고양시	강소아청소년과	강영록	031-919-2568	12개월 미만
경기 과천시	다솜소아청소년과	김영훈	02-6241-7588	만 3세 미만
경기 광명시	연세소아청소년과	이승열	02-2681-8768	만 2세 미만
경기 광명시	삼성드림소아청소년과	김상종	02-2060-9400	생후 12개월 미만
경기 광주시	연세아주소아청소년과/이비인후과	전숙영	031-797-9754	만 5세 미만
경기 구리시	마리본소아청소년과	김종산	031-551-2700	연령 제한 없음
경기 김포시	아름드리365소아청소년과	심윤희	031-996-8383	만 2세 미만
경기 김포시	호소아청소년과	박경호	031-983-9108	연령 제한 없음
경기 남양주시	아빠곰소아청소년과	조태식	031- 571-1275	만 3세 미만
경기 남양주시	서울엘소아청소년과	이성하	031-521-8305	
경기 남양주시	해밀소아청소년과	김미정	031-856-7582	연령 제한 없음
경기 부천시	연세해맑은소아청소년과	남기세	032-342-5199	연령 제한 없음
경기 부천시	유소아청소년과	유선영	032-675-8572	
경기 부천시	무지개소아청소년과	전명배	032-682-5520	생후 3개월 미만
경기 부천시	부천소아청소년과	이정석	032-326-3313	만 3세 미만
경기 성남시	봄소아청소년과	이주희	031-8017-7555	생후 12개월 미만
경기 성남시	아이튼튼소아청소년과	최준기	031-705-1500	생후 3개월 미만
경기 성남시	웰봄 소아청소년과	정희영	031-758-1275	돌까지
경기 성남시	연세아이맘소아청소년과	허경	031-731-0088	연령 제한 없음
경기 수원시	메디모아의원	고창범	031-294-1575	연령 제한 없음
경기 수원시	앨리소아청소년과 의원	정경아	031-215-0175	연령 제한 없음
경기 수원시	황인섭내과 L소아청소년과	임수영	031-258-3630	연령 제한 없음
경기 수원시	김민희소아청소년과	김민희	031-215-5052	연령 제한 없음
경기 수원시	김영국소아청소년과	김영국	031-204-7988	생후12개월 미만
경기 수원시	연세소아청소년과	정일상	031-212-3375	연령 제한 없음
경기 수원시	누가소아청소년과	강창랑	031-227-3083	연령 제한 없음
경기 수원시	수원제인산부인과	최서경	031-253-3011	6개월 미만
경기 수원시	서울내과소아청소년과	은세윤	031-293-9618	연령 제한 없음
경기 시흥시	자라는소아청소년과	윤강철	031-315-1272	만 3세 미만
경기 시흥시	문소아청소년과	문경덕	031-315-0029	생후 6개월 미만
경기 안양시	화니소아청소년과	김남기	031-383-2464	연령 제한 없음
경기 양주시	진소아청소년과	진은경	031-823-5228	생후 6개월 미만
경기 양주시	드림365소아청소년과	황기동	031-863-9090	12개월 미만
경기 오산시	서울어린이병원	이택영	031-375-4197	연령 제한 없음
경기 오산시	오산무지개연합의원	이철민	031-373-6727	만 2세 미만
경기 오산시	웰봄병원 6층	전세윤, 염희현, 한상호	031-373-7585	만 1세 미만
경기 용인시	연세물푸레소아청소년과	나형준	031-275-7848	12개월 미만

지역	병원명	의사명	전화번호	수술 가능 최대 연령
경기 용인시	아이웰봄소아청소년과	임호섭, 오세정	031-206-1119	만 3세 미만
경기 용인시	박진녕소아청소년과	박진녕	031-283-9195	만 1세 미만
경기 용인시	마트소아청소년과	김정기	031-211-7559	만 3세 미만
경기 용인시	연세푸른소아청소년과	이구현	031-679-0140	생후 12개월 미만
경기 용인시	해맑은소아청소년과	현택준	031-896-8297	생후 6개월 미만
경기 용인시	한솔소아청소년과	김수천	031-322-5015	만 3세 미만
경기 의정부시	박승남소아청소년과	박승하, 하경화	031-878-7288	만 2세 미만
경기 일산서구	우리소아청소년과	송선주	031-922-9077	생후 12개월 미만
경기 파주시	365삼성소아청소년과	문광빈	031-945-7545	12개월 미만
경기 파주시	운정연세소아청소년과	한병무	031-944-5275	연령 제한 없음
경기 파주시	파주미래아동병원	고정석	070-4702-2500	
경기 평택시	봉봉소아청소년	윤희철	031-683-0325	12개월 미만
경기 평택시	양의조소아청소년과	양의조	031-657-6296	만 2세 미만
경기 평택시	예일소아청소년과	조상희	031-659-7360	연령 제한 없음
경기 화성시	한마음소아청소년과	이부헌	031-8003-7585	생후 12개월 미만
경기 화성시	연세키즈소아청소년과	고일용	031-8015-1375	생후 12개월 미만
경기 화성시	삼성제일소아청소년과	마태호	031-8003-0001	생후 3개월 미만
경남 김해시	윤기현소아청소년과	윤기현	055-332-7575	연령 제한 없음
경남 김해시	서울소아청소년과	이창연, 황현철	055-314-7007	연령 제한 없음
경남 양산시	이성훈소아청소년과	이성훈	055-364-0019	생후 12개월 미만
경남 진주시	보람소아청소년과	박승규	055-747-4975	연령 제한 없음
경남 창원시	신마산서울아동병원	이정무, 정재열	055-223-7847	만 3세 미만
경남 창원시	고운아이소아청소년과	주혜영	055-3231-9119	생후 12개월 미만
경남 창원시	모자연여성병원	최지이	055-276-9200	연령 제한 없음
경남 창원시	예인여성병원	서학은	055-542-9000	생후 12개월 미만
경남 통영시	e-좋은병원 소아청소년과	김기대, 안정희	055-640-5314	생후 6개월 미만
경남 통영시	통영자모소아청소년과	김현정	055-648-8575	만 3개월 미만
경북 경산시	도은정소아청소년과	도은정	053-854-7575	연령 제한 없음
경북 경주시	자강병원 소아청소년과	박봉서	054-745-8875	연령 제한 없음
경북 구미시	쉬즈산부인과	임경빈	054-461-7979	생후 12개월 미만
경북 구미시	봄연합소아청소년과	주미	054-476-9500	생후 12개월 미만
경북 구미시	서울아동병원	조재호	054-476-3650	생후 12개월 미만
경북 영주시	최소아청소년과	이원기	054-631-0408	생후 12개월 미만
경북 포항시	수소아청소년과	서영옥	054-293-0005	
경북 포항시	최소아청소년과	최을임	054-281-8788	만 3세 미만
광주 광산구	이지안소아청소년과	김미진	062-943-3322	만 2세 미만
광주 광산구	오종곤소아청소년과	오종곤	062-955-8575	만 3세 미만
광주 광산구	현대소아청소년과	정은경	062-954-7500	연령 제한 없음
광주 광산구	키큰나무소아청소년과	최봉석	062-954-5004	만 1세 미만
광주 북구	중앙소아청소년과	범은경	062-265-7582	만 2세 미만
대구 달서구	푸른연합소아청소년과	조윤정, 이종욱	053-639-7582	연령 제한 없음
대구 달서구	한영한마음아동병원	김종환	053-655-1001(705)	연령 제한 없음
대구 달성군	김영철소아청소년과	김영철	053-616-8400	연령 제한 없음
대구 달성군	행복한 병원 소아청소년과	천선아	053-210-8000	
대구 동구	제일연합소아청소년과	권우현	053-986-8275	연령 제한 없음
대구 북구	권혜진소아청소년과	권혜진	053-327-0075	연령 제한 없음
대구 북구	튼튼소아청소년과	이승호	053-313-0297	만 1세 미만
대전 서구	관저참소아청소년과	이지정	042-542-7582	생후 6개월 미만
대전 서구	모태소아청소년과	전화영	042-483-7551	생후 3개월 미만
대전 서구	튼튼소아청소년과	김현곤	042-477-1275	연령 제한 없음

지역	병원명	의사명	전화번호	수술 가능 최대 연령
대전 서구	이문숙소아청소년과	이문숙	042-487-5777	
대전 서구	대전엠복아동병원	길성현	042-1899-3275	만 2세 미만
대전 서구	미즈여성병원 소아청소년과	정희정	042-489-7580	만 3세 미만
대전 유성구	도안누리소아청소년과	강경인, 강지희	042-820-2890	생후 6개월 미만
대전 유성구	심소아청소년과	심진섭	042-862-5663	연령 제한 없음
대전 유성구	노은예소아청소년과	박경수, 인수미	042-826-7576	생후 6개월 미만
대전 중구	성심소아청소년과	서의성	042-585-2420	연령 제한 없음
대전 중구	한스소아청소년과	한병길	042-545-0123	연령 제한 없음
부산 강서구	웰키즈소아청소년과	이현희	051-293-8001	12개월 미만
부산 기장군	김사영소아청소년과	김사영	051-721-8601	
부산 남구	미즈소아청소년과	김탁수	051-612-7582	생후 12개월 미만
부산 남구	신용화소아청소년과	신용화	051-621-8892	만 3세 미만
부산 동래구	오대성소아청소년과	오대성	051-502-6846	만 6세 미만
부산 동래구	아이나래소아청소년과	김수진	051-552-1030	생후 6개월 미만
부산 부산진구	소중한아이소아청소년과	하승희	051-818-7575	만 3세 미만
부산 부산진구	안경민소아청소년과	안경민	051-804-6274	연령 제한 없음
부산 사상구	김이태소아청소년과	김이태	051-316-7271	연령 제한 없음
부산 사상구	윤상경소아청소년과	윤상경	051-317-7575	연령 제한 없음
부산 사하구	중앙U병원	구의본	051-293-7766	
부산 사하구	박상조소아청소년과	박상조	051-202-5508	생후 6개월 미만
부산 수영구	정소아청소년과	정구용	051-625-8889	
부산 수영구	하서홍소아청소년과	하서홍	051-752-5185	연령 제한 없음
부산 연제구	위대한탄생 여성병원 소아청소년과	홍선영	051-862-0010	생후 6개월 미만
부산 영도구	가족사랑 성인소아청소년과	이명희	051-417-3748	만 2세 미만
부산 해운대구	함용대소아청소년과	함용대	051-526-7661	연령 제한 없음
부산 해운대구	조소아청소년과	조한상	051-781-7171	연령 제한 없음
부산 해운대구	센텀아동병원	장성필	051-743-1588	만 6세 미만
부산 해운대구	제일여성병원	유유현, 오의탁	051-743-7431	생후 6개월 미만
서울 강남구	삼성드림소아청소년과	김유진, 배호선	02-571-7112	12개월 미만
서울 강남구	우리소아청소년과	김은주	02-445-1275	생후 6개월 미만
서울 강동구	서울수소아청소년과의원	이성수	02-426-7582	만 2세 미만
서울 강동구	Dr. 고소아청소년과	고안성	02-442-8500	연령 제한 없음
서울 강서구	신윤혜소아청소년과	신윤혜	02-2693-6000	만 4세 미만
서울 강서구	이웃사랑소아청소년과	박기원	02-2653-2643	연령 제한 없음
서울 강서구	삼성영재소아청소년과	양기훈	02-3662-2203	만 6세 미만(초등 입학 전)
서울 강서구	드림소아청소년과	강민주	02-2690-2079	만 1세 미만
서울 관악구	한사랑메디칼소아청소년과	이철민	02-859-9976~7	만 11세 미만
서울 관악구	김앤고소아청소년과	김혜근, 고동훈	02-857-2777	만 3세 미만
서울 광진구	박현수소아청소년과	박현수	02-464-1960	연령 제한 없음
서울 구로구	우리아이들병원	정성관, 손수예	02-858-0100	만 1세 미만
서울 구로구	삼성미래여성병원 소아청소년과	조민성	02-2682-2100	연령 제한 없음
서울 노원구	연세키즈소아청소년과	김화중	02-973-3455	생후 6개월 미만
서울 노원구	세이유외과	조은정	02-951-6075	연령 제한 없음
서울 동작구	청화병원	장현주	02-6496-5190	연령 제한 없음
서울 동작구	하정훈소아청소년과	하정훈, 정유미	02-597-7275	만 2세 미만
서울 서대문구	아이맘소아청소년과	강지영	02-376-8475	생후 12개월 미만
서울 성북구	안산부인과 소아청소년과	김종산	02-913-6446	연령 제한 없음
서울 성북구	기린소아청소년과의원	김혜경	02-918-0700	만 3세 미만
서울 송파구	참소아청소년과의원	주은영	02-6952-0820	연령 제한 없음

지역	병원명	의사명	전화번호	수술 가능 최대 연령
서울 송파구	헬리오 아이언소아청소년과	윤주희	02-2038-0946	생후 1개월 미만
서울 송파구	삼성키즈소아청소년과	하상균	02-2202-5275	생후 3개월 미만
서울 송파구	튼튼소아청소년과	이준숙	02-471-0990	연령 제한 없음
서울 영등포구	아이엘소아청소년과	이지헌	02-2068-5115	생후 12개월 미만
서울 용산구	우리동네소아청소년과의원	이윤정	02-798-0100	연령 제한 없음
서울 중구	더드림소아청소년과	이상우	070-4817-3346	생후 6개월 미만
서울 중랑구	좋은서울의원	엄민용	02-491-8255	만 5세 미만
서울 중랑구	장스소아청소년과	박혜정, 이창진	02-490-4134	생후 3개월 미만
서울 중랑구	이미경소아청소년과	이미경	02-2207-2005	생후 12개월 미만
서울 중랑구	이희수소아청소년과	이희수	02-492-0577	생후 3개월 미만
서울 종로구	경희궁튼튼소아청소년과	우철제	02-737-7585	연령 제한 없음
세종시	세종성모소아청소년과	신명석	044-865-4003	연령 제한 없음
울산 남구	최정미소아청소년과	최정미	052-922-6848	만 2세 미만
울산 남구	앞선소아청소년과	임익재	052-244-7700	생후 12개월 미만
울산 남구	박수연소아청소년과	박수연	052-260-7288	만 5세 미만
울산 동구	아기공룡소아청소년과	이태호	052-252-0609	
울산 북구	앞선소아청소년과	김정수	052-297-7733	생후 12개월 미만
울산 북구	세나소아청소년과	박정현	052-290-2018	만 5세 미만
인천 남구	이하영소아청소년과	이하영	032-862-0582	
인천 남동구	정우식소아청소년과	정우식	032-467-9933	연령 제한 없음
인천 남동구	이앤박소아청소년과	박성우	032-441-2552	생후 12개월 미만
인천 남동구	연세수소아청소년과	김양원	032-469-0313	생후 3개월 미만
인천 남동구	연세수소아청소년과	김정원	032-469-0313	만 6세 미만
인천 서구	아이제일소아청소년과	류동균	032-564-9110	12개월 미만
인천 서구	우리미래소아청소년과	백성철	032-565-5677	연령 제한 없음
인천 연수구	우리들소아청소년과	박병숙	032-817-8666	생후 3개월 미만
전남 광양시	큰사랑소아청소년과	임용선	061-793-7007	생후 12개월 미만
전남 광양시	유앤아이소아청소년과	유병근	061-791-8575	연령 제한 없음
전남 목포시	목포아동병원	최동현	061-801-8000	연령 제한 없음
전남 여수시	민소아청소년과	민세아	061-692-5599	생후 12개월 미만
전북 군산시	쑥쑥소아청소년과	김은정	063-465-7579	생후 12개월 미만
전북 군산시	김주완소아청소년과	김주완	063-466-2203	생후 12개월 미만
전북 김제시	조용거소아청소년과	조용거	063-542-9932	연령 제한 없음
전북 완주군	이혁소아청소년과	이혁	063-261-0507	만 3세 미만
전북 익산시	송헌섭소아청소년과	송헌섭	063-858-0208	만 10세 미만
전북 익산시	최지웅소아청소년과	최지웅	063-836-4900	생후 12개월 미만
전북 익산시	예일소아청소년과	박경배	063-831-7831	생후 12개월 미만
전북 전주시	정소아청소년과	정우석	063-274-7582	만 4세 미만
전북 전주시	미르아동병원	송재호	063-229-0114	만 6세 미만
전북 정읍시	현대소아청소년과	김국환	063-531-5700	만 1세 미만
충남 서산시	미래소아청소년과	황규은	041-668-0332	연령 제한 없음
충남 천안시	자라는소아청소년과	윤강철	041-543-1272	만 2세 미만
충남 천안시	제이소아청소년과	이재혁	041-579-5665	만 2세 미만
충남 천안시	김종인소아청소년과	이순범	041-577-3373	생후 3개월 미만
충북 증평군	최종성소아청소년과	최종성	043-836-1126	연령 제한 없음
충북 청주시	서울아동병원	이은애	043-221-1122	생후 6개월 미만
충북 청주시	아이안소아청소년과	나보미	043-234-5275	만 1세 미만
충북 청주시	이동훈소아청소년과	이동훈	043-235-8575	만 6세 미만
충북 청주시	김숙자소아청소년과	이철민	043-263-8280	만 6세 미만

세계보건기구의 모유대체품 판촉에 관한 국제 규약

제1조 (규약의 목적) 본 규약의 목적은 모유수유의 보호와 증진을 통해, 그리고 필요한 경우 충분한 지식에 근거하여 적절한 판매 및 배분을 통해 모유대체품의 올바른 사용을 확보하여, 영아에게 안전하고 적절한 영양을 제공하는 데 기여하는 것이다.

제2조 (규약의 적용 범위) 본 규약은 다음 제품의 판매 및 그와 연관된 제반 행위에 적용한다: 영아용 조제분유를 포함한 모유대체품; 변형을 가하거나 혹은 완제품 형태 그대로, 모유의 일부 혹은 전체를 대체하여 사용하는 데 적합한 것으로 판매 혹은 표시되고 있는, 기타 유제품과, 우유병으로 먹는 보충식을 포함한 식품 및 음료; 수유용 병과 인공젖꼭지. 또한 본 규약은 이들의 품질 및 이용 가능성과 이들 제품의 사용과 관련된 정보에도 적용된다.

제3조 (정의) 본 규약의 목적상:

모유대체품(Breastmilk substitute)은 그 용도의 적합성 여부에 상관없이, 모유의 일부 또는 전체를 대체할 수 있다고 판매 혹은 표시되고 있는 모든 식품으로 정의한다.

보충식(Complementary food)이란 모유나 영아용 조제분유가 영아의 영양 요구량을 충분히 만족시키지 못할 경우, 제품화하거나 혹은 지역 내에서 조리한 것이건 간에, 이를 보충할 수 있는 식품을 의미한다. 일반적으로 이러한 식품은 "이유식" 혹은 "모유 보조식품"이라고 부른다.

용기(Container)란 포장지를 포함하여 일반적인 소매단위 판매를 위한 모든 형태의 상품 포장을 의미한다.

판매업자(Distributor)란 본 규약의 적용 범위에 해당하는 제품의 도소매 판매업에 (직접 또는 간접적으로) 관여하는 개인이나 법인, 혹은 공공 및 민간부문의 단체를 의미한다. "일차 판매업자"는 제조회사의 판매 대리자, 대표자, 전국 배포자, 중개인 등을 말한다.

보건의료체계(Health care system)란 어머니와 영아 혹은 임산부의 건강관리에 직접 또는 간접적으로 관여하는 정부, 민간 혹은 사적 기관 혹은 조직; 유아원 혹은 보육 시설 등을 의미한다. 또한 개업하고 있는 의료요원도 포함된다. 본 규약의 목적상 약국 혹은 기타 상설 판매망은 보건의료체계에서 제외한다.

의료요원(Health worker)이란 무보수 자원봉사자를 포함하여, 전문적이건 혹은 비전문적이건 간에,

위에 정의한 보건의료체계의 기관 내에서 일하는 사람을 말한다.

영아용 조제분유(Infant formula)란 4~6개월까지의 영아에게 필요한 정상 영양요구량을 충족시키기 위해 코덱스 알리멘타리우스(Codex Alimentarius) 기준에 따라 산업적으로 제조하고, 그들의 생리적 특성에 맞게 변화시킨 모유대체품을 말한다. 영아용 조제분유를 가정에서도 만들 수 있으며 이런 경우 "가내 제조"라 한다.

표시(Label)란 본 규약의 적용 범위에 해당되는 모든 제품의 용기에 기록, 인쇄, 등사, 표시, 각인, 압인, 혹은 부착된 정가표, 상표, 표지, 사진, 혹은 기타 묘사물을 모두 의미한다.

제조업자(Manufacturer)란 본 규약의 적용 범위에 해당되는 제품을 제조하는 사업 혹은 업무에 (직접적으로, 혹은 중개인이나 계약을 맺은 단체를 통해 간접적으로) 종사하는 법인, 혹은 공공 및 민간부문의 단체를 말한다.

판매(Marketing)란 제품의 판매촉진, 배포, 판매, 광고, 홍보활동 및 정보 제공을 의미한다.

판매종사자(Marketing personnel)란 본 규약의 적용 범위에 해당되는 제품의 판매가 본인의 직능에 포함되는 사람을 말한다.

견본품(Samples)이란 무료로 제공하는 단일 혹은 소량의 제품을 말한다.

보급품(Supplies)이란 장기간 사용을 위하여 무료 혹은 저렴한 가격에 사회적 목적으로 공급하는 제품을 말하며 빈곤한 가정에 공급하는 것도 포함된다.

제4조 (정보와 교육)

1항) 각국 정부는 가족 및 영유아 영양 분야 관계자들이 이용할 수 있도록 영유아 섭식에 관한 객관적이고 일관성 있는 정보를 반드시 제공할 책임이 있다. 이 책임에는 정보의 계획, 준비, 설계, 보급뿐만 아니라 그에 대한 감독도 포함된다.

2항) 임산부나 영유아 어머니를 대상으로 한 영아 섭식에 관한 정보 및 교육 자료는, 그것이 문서화된 것이든 시각 혹은 청각적인 것이든 간에, 반드시 아래와 같은 사항에 대한 명확한 정보를 담고 있어야 한다.

    가. 모유수유의 이득과 우월성,

    나. 어머니의 영양과 모유수유 준비 및 유지,

    다. 부분 인공수유의 도입이 모유수유에 미치는 부정적 영향,

    라. 모유수유 포기 결정을 되돌리는 과정의 어려움, 및

    마. 산업적으로 제품화된 것이든 가내 제조된 것이든 간에, 필요 시 영아용 조제분유에 대한 적

절한 사용법

이러한 지료기 영이용 조제분유 사용법에 관한 깅보를 딤고 있을 때는 그것을 시용함으로씨 초대될 사회적 및 재정적으로 함축된 의미를 반드시 포함해야 한다. 즉 부적절한 제품 및 섭식 방법으로 인한 건강상의 폐해; 특히 영아용 조제분유나 기타 모유대체품의 불필요한 혹은 잘못 사용 시의 건강상의 위험을 반드시 포함해야 한다. 이러한 자료에는 모유대체품의 사용을 이상화하는어떠한형상이나문구도절대사용해서는안된다.

3항) 제조업자 및 판매업자는, 해당 정부 당국자의 요청이 있을 시 서면 인가를 받거나, 이 목적을 위해 각국 정부에서 마련한 지침에 따르는 경우에 한해, 정보나 교육 기구 및 자료를 제공할 수 있다. 이러한 기구 및 자료에는 제공하는 회사의 명칭 혹은 로고를 표시할 수 있으나, 본 규약의 적용 범위에 포함된 특정 제품에 대하여 언급해서는 안 되며, 반드시 보건의료체계를 통해서만 배포해야 한다.

제5조 (일반대중 및 어머니)

1항) 본 규약의 적용 범위에 포함된 제품에 대해 일반대중에게 광고 및 기타 다른 형태로 판매촉진 행위를 해서는 안 된다.

2항) 제조업자 및 판매업자는 본 규약의 적용 범위에 포함된 제품의 견본품을 직접 또는 간접적으로 임산부나 어머니 또는 그 가족에게 공급해서는 안 된다.

3항) 1항 및 2항에 의거하여, 본 규약의 적용 범위에 포함된 제품에 대하여, 매장 내 광고 및 견본품 제공, 소매 수준에서 소비자에게 직접적으로 판매를 유도하기 위한 방안으로 특수진열, 할인쿠폰, 경품, 특별판매, 특매품, 또는 끼워팔기 등 기타 어떤 형태의 판매촉진 방책을 사용해서는 안 된다. 본 규정은 장기적으로 낮은 가격으로 제품을 제공하기 위한 가격 정책이나 관행의 확립을 제한하는 것은 아니다.

4항) 제조업자 및 판매업자는 임산부나 영유아 어머니에게 모유대체품이나 인공수유의 사용을 촉진시킬 수 있는 물품이나 도구 등은 어떠한 것도 선물로 주어서는 안 된다.

5항) 판매종사자는, 직접이든 간접적이든 간에 본인의 업무상 자격으로, 임산부나 영유아 어머니와 어떠한 접촉도 시도해서는 안 된다.

제6조 (보건의료체계)

1항) 회원국의 보건당국은 모유수유를 장려, 보호하고 본 규약의 원칙을 증진시키기 위해 적절한 조치를 취해야 하며, 의료요원에게 4조 2항에 명시된 정보를 포함하여 본인의 책임에 대한 적절한 정보 및 충고를 제공해야 한다.

2항) 보건의료체계 시설은 절대로 영아용 조제분유나 기타 본 규약의 적용 범위에 포함된 제품의 판매촉진을 목적으로 활용되어서는 안 된다. 그러나 7조 2항에서도 제시된 바와 같이 본 규약이 보건의료전문가에게 정보를 보급하는 것을 차단하는 것은 아니다.

3항) 보건의료체계 시설은 본 규약의 적용 범위에 포함된 제품의 전시나, 그러한 제품과 관련된 플래카드나 포스터 또는 4조 3항에서 명시한 바 이외의 목적으로 제조업자 및 판매업자가 제공한 자료를 배포하는 데 이용되어서는 안 된다.

4항) 보건의료체계는 제조업자 및 판매업자가 파견하거나 그들로부터 보수를 받는 "전문서비스 판매대리인"이나 "보육 간호사" 또는 이와 유사한 직종을 기용해서는 안 된다.

5항) 제품화된 것이든 가내 제조된 것이든 간에, 영아용 조제분유 수유는, 의료요원이나, 필요한 경우에 한해 기타 지역사회 요원에 의해서만; 그리고 그 제품을 사용해야만 하는 어머니나 그 가족 구성원에게만 시연되어야 하며; 또한 제공되는 정보는 제품의 부적절한 사용에 따른 위험에 대한 명료한 설명을 담고 있어야 한다.

6항) 영아용 조제분유 및 본 규약의 적용 범위에 포함된 제품을, 기관 내 사용 혹은 기관 외부에 배포할 용도로 기관이나 조직에 기증 혹은 저가 판매하는 것은 가능하다. 단 이러한 보급품은 모유대체품을 먹여야 하는 영아에게만 활용되거나 배포되어야 한다. 이러한 보급품의 해당 기관 외부로의 배포는, 반드시 관련 기관 및 조직에 의해서만 시행되어야 한다. 제조업자 및 판매업자가 이러한 기증이나 저가 판매를 판매촉진 목적으로 이용해서는 안 된다.

7항) 기증된 영아용 조제분유 및 기타 본 규약의 적용 범위에 포함된 제품의 보급품을 관계 기관의 외부로 배포할 경우, 관계 기관 및 조직은 해당 영아가 본 제품을 필요로 하는 기간 동안 이를 지속적으로 공급할 책임이 있다. 관련 기관 및 조직뿐만 아니라 기증자 역시 이러한 책임을 명심해야 한다.

8항) 4조 3항에 언급한 내용에 덧붙여, 보건의료체계에 기증된 기구 및 자료에는 제조회사의 명칭이나 로고를 표시할 수 있으나, 본 규약의 적용 범위에 포함된 특정 제품에 대하여는 일체 언급해서는 안 된다.

제7조 (의료요원)

1항) 의료요원은 모유수유를 증진, 보호해야 한다; 특히 모자영양에 관계된 사람은 4조 2항에 명시된 내용을 포함하여, 본 규약에 명시된 본인의 책임에 대해 잘 알고 있어야 한다.

2항) 제조업자 및 판매업자가 본 규약의 적용 범위에 포함된 제품에 관하여 보건관신기에게 제공하는 정보는 반드시 과학적, 사실적인 내용에 국한되어야 하며, 이러한 정보는 인공수유가 모유수유와 동급이거나 우월하다는 생각을 암시하거나 유발시키는 내용이어서는 안 된다. 또한 이에는 4조 2항에 명시된 정보가 반드시 포함되어야 한다.

3항) 제조업자 및 판매업자가 본 규약의 적용 범위에 포함된 제품의 판매촉진을 목적으로 경제적, 혹은 물질적으로, 의료요원 및 그 가족을 유인하는 행위는 허용되지 않으며, 또한 이러한 것을 의료요원 및 그 가족이 수락해서도 안 된다.

4항) 영아용 조제분유 및 본 규약의 적용 범위에 포함된 제품이나, 제품의 조제 및 사용을 위한 기구 혹은 도구 견본품은, 관계기관 수준에서 전문적인 평가 및 연구 목적으로 필요한 경우를 제외하고는 의료요원에게 제공되어서는 안 된다. 또한 의료요원은 임산부나 영유아의 어머니, 혹은 그 가족에게 영아 조제분유의 견본품을 제공해서는 안 된다.

5항) 본 규약의 적용 범위에 포함된 제품의 제조업자 및 판매업자가 의료요원에게 찬조금을 지급하거나, 장학금, 학회여행, 연구기금, 전문학회 참석 비용 등을 부담한 경우, 반드시 그 내역을 해당 의료요원이 소속된 기관에 보고해야 한다. 그 수혜자들 역시 이에 상응하는 보고를 해야 한다.

제8조 (제조업자 및 판매업자에게 고용된 사람)

1항) 판매종사자를 위한 판매 장려 제도 상 본 규약의 적용 범위에 포함된 제품의 판매량은 보너스 계산에 포함시켜서도, 이들 제품의 판매에 대해 별도의 할당량을 책정해서도 안 된다. 이것이 회사에서 판매되는 타 제품의 전반적 매출에 기초를 둔 보너스 지급을 막는 것을 의미하는 것은 아니다.

2항) 본 규약의 적용 범위에 포함된 제품의 판매원은 직업적 책무의 일환으로 임산부나 영유아 어머니와 관련된 교육적 직무를 수행해서는 안 된다. 이것이 해당 정부 당국자의 요청이 있을 시 서면 인가를 받아 보건의료체계가 이들을 다른 직무를 위해 활용하는 것을 막는다는 뜻은 아니다.

제9조 (표시 사항)

1항) 표시는 제품의 적절한 사용에 필요한 지식을 제공하면서, 모유수유를 저해하지 않는 방식으로 도안되어야 한다.

2항) 영아용 조제분유의 제조업자 및 판매업자는, 명확하고 눈에 잘 띄며, 쉽게 읽고 이해할 수 있는 내용을 각각의 용기마다 혹은, 용기에서 쉽게 분리되지 않는 표에, 적절한 용어로 다음과 같은 사항을 포함하여 명기하여야 한다.

　가. "중대 경고"나 그에 상응하는 용어;

　나. 모유수유의 우월성에 관한 내용;

　다. 본 제품은 사용 적응증 및 적절한 사용 방법에 관하여 반드시 의료요원의 조언을 받아서 사용해야 한다는 내용;

　라. 적절한 사용법 및 잘못 사용 시의 건강상의 위험에 대한 경고.

용기나 표시에는 영아의 사진을 넣어서는 안 되며, 영아용 조제분유의 사용을 이상화할수있는모양이나문구를넣어서도안된다. 단 해당 제품이 모유대체품임을 쉽게 알아볼 수 있게 하거나, 제품을 조제하는 방법을 설명하기 위한 도안은 허용된다. 그러나 "모유화된", "엄마 같은" 또는 이와 유사한 용어를 사용해서는 안 된다. 위의 조건을 만족시킨다면, 제품 및 제품의 적절한 사용법에 관한 추가적인 정보를 담은 전단지를 포장이나 소매단위에 포함시킬 수 있다. 특정 제품을 영아용 조제분유로 변형시키는 사용법에 관한 표시사항도 상기 내용을 따라야 한다.

3항) 본 규약의 적용 범위에 포함된 식품 가운데, 영아용 식품으로 판매되지만, 영아용 조제분유로서의 모든 조건을 충족하지 않으며, 그렇게 하기 위해서 변형시킬 수 있는 제품은, 변형되지 않은 제품 형태로는 영아의 단독 영양으로 부적합하다는 경고를 표시에 명시해야 한다. 가당농축 우유는 영아용 식품으로도, 영아용 조제분유의 주요 성분으로도 부적합하기 때문에, 그러한 용도로 변형시키는 사용법이라는 취지의 내용을 표시에 명시할 수 없다.

4항) 본 규약의 적용 범위에 포함된 식품의 표시에는 다음과 같은 사항을 모두 기재해야 한다.

　가. 사용된 원재료;

　나. 제품의 성분 분석;

　다. 요구되는 보관 조건;

　라. 제품 번호와 해당 국가의 기후 및 보관 조건 하에서 본 제품을 사용해야 하는 사용기간.

제10조 (품질)

1항) 제품의 품질은 영아의 건강보호에 필수 요소이므로 인정되는 높은 기준에 맞추어야 한다.

2항) 본 규약의 적용 범위에 포함된 식품의 판매 및 배포 시는 반드시 코덱스 알리멘타리우스 위원회 및 영유아 식품 위생관행에 관한 코덱스 규약이 권장하는 해당 기준을 지켜야 한다.

제11조 (시행 및 감시)

1항) 정부는 각자의 법률, 기획 및 기타 적절한 조치의 재성을 포함하여 른자의 사회 및 법률적 체제에 적합한 방법으로, 본 규약의 원칙과 목적을 실행하기 위한 조치를 취해야 한다. 이러한 목적 달성을 위해 정부는 필요 시 세계보건기구와 유니세프 및 유엔 조직 내 기타 관계기관의 협조를 구해야 한다. 법률이나 규칙을 포함하여 본 규약의 원칙과 목적을 실행하기 위하여 제정된 국가시책이나 조치는 공식 발표해야 하며, 본 규약의 적용 범위에 포함된 제품의 생산 및 판매에 관여하는 모든 사람에게 동일한 기준으로 적용해야 한다.

2항) 본 규약의 적용에 대한 감시는 독자적으로, 그리고 11조 6항 및 7항에 명시된 바와 같이 세계보건기구를 통해 공동으로 활동하는 각국 정부의 책임이다. 본 규약의 적용 범위에 포함된 제품의 제조 및 판매업자, 관계된 민간조직, 전문가 집단, 및 소비자 단체는 모두 이 목적을 위하여 정부에 협력해야 한다.

3항) 본 규약의 시행을 위한 여러 조치와는 별도로, 본 규약의 적용 범위에 포함된 제품의 제조 및 판매업자는, 자신의 판매행위를 본 규약의 원칙 및 목적에 따라 감시하고, 본인의 행위가 모든 단계에서 필히 그에 따르도록 조치를 취할 책임이 있다.

4항) 민간조직이나 전문가 집단 혹은 단체 및 관련된 개인은 본 규약의 원칙 및 목적에 위배되는 행위에 제조 및 판매업자의 주의를 끌어, 적절한 조치를 취하도록 할 책임이 있다. 또한 해당 정부 당국자에게도 통보해야 한다.

5항) 본 규약의 적용 범위에 포함된 제품의 제조업자 및 일차판매업자는 판매종사자 개개인에게 본 규약과, 그에 입각한 자신의 책임을 알려주어야 한다.

6항) 세계보건기구법 62조에 따라 회원국은 본 규약의 원칙 및 목적을 실행하기 위한 활동현황을 매년 사무총장에게 보고하여야 한다.

7항) 사무총장은 본 규약의 시행 상황에 관하여 세계보건총회에 짝수 해마다 한번씩 보고해야한다. 그리고 요청이 있을 시 회원국이 본 규약의 원칙과 목적의 시행 및 증진을 위해 국내법이나 규칙을 준비하거나, 기타 적절한 조치를 취하는데 기술적 지원을 해야 한다.

🐦 모유수유 아카데미 임상 프로토콜

대한모유수유의사회 홈페이지에서는 모유수유 성공에 영향을 미치는 흔한 의학적 문제에 대처하기 위해 개발된 '모유수유 아카데미(Academy of Breastfeeding Medicine, ABM) 프로토콜'을 한글로 번역하여 제공하고 있습니다(http://www.bfmed.co.kr/abmPDS/list.html). 이들 프로토콜은 모유수유모와 아기들의 관리를 위한 권고안의 역할을 할 뿐이며 배타적인 치료 방법이나 표준 의학 관리 방법을 의미하는 것은 아닙니다. 치료는 개별적인 환자 개인의 필요에 따라 적절하게 적용되어야 합니다.

대한모유수유의사회에서 제공하고 있는 '모유수유 아카데미(ABM) 프로토콜' 목차

1. 저혈당
2. 퇴원 프로토콜
3. 건강한 만삭 모유수유 신생아의 보충수유
4. 유선염
5. 만삭아 주산기 모유수유 관리
6. 동숙(Cosleeping)과 모유수유
7. 모유수유 지원 모성 정책 모델
8. 만삭아 모유 저장
9. 젖 생산 시작과 유지를 위한 최유제 사용(2018)
10. 후기 조산아와 조기 만삭아의 모유수유
11. 신생아 단설소대
12. NICU 모유수유 미숙아의 퇴원 이행
13. 모유수유 중 피임
14. 모유수유에 친근한 외래 진료실
15. 모유수유모의 진통제와 마취제
16. 근긴장도가 낮은 영아의 모유수유
17. 구순열, 구개열 모유수유아 지침
18. 모유수유모의 항우울제 사용
19. 산전 단계에서 모유수유 증진
20. 울혈
21. 약물 중독
22. 재태기간 35주 이상 모유수유아의 황달 관리 지침
23. 모유수유아 통증 유발 처치의 비약물적 관리
24. 완전모유수유아의 알레르기성 직결장염
25. 시술 전 금식 지침
26. 모유수유 중 지속적 통증
27. 인슐린 의존성 당뇨병 영유아의 모유수유
28. 모유수유모 분만 전후 진통제와 마취제
29. 모유수유 중 철분, 아연, 비타민D 보충
30. 모유수유 중 유방 종물 등 문제와 진단적 유방 촬영
31. 모유수유 중 방사선 및 핵의학영상 검사
32. 젖양 과다 관리
건강한 만삭아 비공식 모유 공유(동냥젖)에 대한 ABM 성명
ABM 성명 – 기본 인권으로서의 모유수유

2006년 세계보건기구 영유아 성장 기준

💜 여기에 쓰인 도표는 2006년 4월 27일 세계보건기구(WHO)가 발표한「2006년 세계보건기구 영유아 성장 기준」에서 인용했음을 밝힙니다. 세계보건기구의 이번 발표는 과거 여러 성장 기준들이 일정 지역, 일정 시점에서 대부분 분유수유아를 대상으로 한 서술적 지표에 불과하여 모유수유아에게 적용하는 데 어려움을 겪고 있던 전 세계 모유수유의학계가 오랫동안 기다려왔던 것입니다. 대한모유수유의사회는 이번 세계보건기구의 새로운 영유아 성장 기준을 국내 영유아들의 성장에 대한 참고 지침으로 채택할 것을 주장합니다. 그렇게 함으로써 한국의 영유아들이 영양 결핍이나 비만의 위험 없이 건강하게 성장할 수 있는 가장 중요한 근본 바탕을 마련할 수 있다고 보기 때문입니다.

💜 세계보건기구의 새로운 영유아 성장 기준은 1997년부터 2003년까지, 전 세계 6개 대륙(브라질, 가나, 인도, 노르웨이, 오만, 미국)에서 건강한 8,440명의 모유수유아를 대상으로 하여, 엄격한 기준 하에 신체 측정 및 관련 자료를 수집하고 과학적인 분석 작업을 통해서 얻은 결과입니다. 발표된 연령별 체중, 신장 및 체질량 지수와 두위 등은 모유수유를 하고, 어머니가 담배를 피우지 않고, 아기에게 반복되는 감염성 설사와 같은 질병이 없이 영아 성장에 기본적으로 요구되는 조건이 충족된다면, 인종이나 민족에 상관없이 전 세계 영유아기 그에 따라 성장해야만 하는 기준으로서 제시되었다는 점에서 매우 큰 의미를 갖고 있습니다.

💜 도표와 그래프에 쓰인 나이는 모두 만 나이입니다. 예를 들어 1개월은 태어난 날로부터 30일째 되는 날이고, 돌은 12개월로 365일째 되는 날을 말합니다.

💜 백분위수(퍼센타일)란 100명 가운데 어느 위치에 있는가를 나타내는 수치입니다. 즉 신장에서 백분위수가 1인 아이는 100명 가운데 신장이 가장 작다는 뜻이고, 백분위수가 100인 아이는 100명 가운데 신장이 가장 크다는 뜻입니다. 백분위수가 50이라는 것은 그 또래의 평균치가 되겠지요. 백분위수가 3 이하이거나 97 이상인 아이는 평균치에서 상당히 많이 벗어나 있는 것입니다.

💜 0~24개월의 남자 아기와 여자 아기의 체중과 신장 백분위수는 남아와 여아의 체중과 신장의 표준치를 나타낸 도표입니다. 이 표를 통해 여러분의 아기가 같은 성별, 같은 나이의 아이들에 비해 키가 어느 정도 크고 작은지, 몸무게가 어느 정도 많고 적은지 등을 알 수 있습니다. 예를 들어 생후 8개월 된 남자 아기의 체중이 8kg이라면 이 아기의 체중 백분위수는 25입니다. 이 말은 8개월 된 남자 아기들 100명 가운데 25번째로 몸무게가 적게 나간다는 뜻으로, 이 아기는 평균보다 약간 적게 몸무게가 나가는 것입니다.

💜 체질량지수란 몸무게를 키의 제곱으로 나눈 값으로, 비만도를 추정하는 방법입니다.

0~13주(0~3개월) **남아**의 체중 및 신장 백분위수

		1	3	5	15	25	50	75	85	95	97	99
0주	체중(kg) 신장(cm)	2.3 45.5	2.5 46.3	2.6 46.8	2.9 47.9	3.0 48.6	**3.3** **49.9**	3.7 51.2	3.9 51.8	4.2 53.0	4.3 53.4	4.6 54.3
1주	체중(kg) 신장(cm)	2.4 46.7	2.6 47.5	2.7 48.0	3.0 49.1	3.2 49.8	**3.5** **51.1**	3.8 52.4	4.0 53.1	4.4 54.2	4.5 54.7	4.8 55.5
2주	체중(kg) 신장(cm)	2.7 47.9	2.8 48.8	3.0 49.2	3.2 50.4	3.4 51.1	**3.8** **52.3**	4.1 53.6	4.3 54.3	4.7 55.5	4.9 55.9	5.1 56.8
3주	체중(kg) 신장(cm)	2.9 48.9	3.1 49.8	3.2 50.2	3.5 51.4	3.7 52.1	**4.1** **53.4**	4.5 54.7	4.7 55.4	5.1 56.6	5.2 57.0	5.5 57.9
4주	체중(kg) 신장(cm)	3.2 49.9	3.4 50.7	3.5 51.2	3.8 52.4	4.0 53.1	**4.4** **54.4**	4.8 55.7	5.0 56.4	5.4 57.6	5.6 58.0	5.9 58.9
5주	체중(kg) 신장(cm)	3.4 50.8	3.6 51.7	3.7 52.1	4.1 53.3	4.3 54.0	**4.7** **55.3**	5.1 56.7	5.3 57.4	5.8 58.6	5.9 59.0	6.3 59.9
6주	체중(kg) 신장(cm)	3.6 51.7	3.8 52.5	4.0 53.0	4.3 54.2	4.5 54.9	**4.9** **56.2**	5.4 57.6	5.6 58.3	6.1 59.5	6.3 59.9	6.6 60.8
7주	체중(kg) 신장(cm)	3.8 52.5	4.1 53.4	4.2 53.8	4.5 55.0	4.8 55.7	**5.2** **57.1**	5.6 58.4	5.9 59.1	6.4 60.3	6.5 60.8	6.9 61.7
8주	체중(kg) 신장(cm)	4.0 53.3	4.3 54.1	4.4 54.6	4.7 55.8	5.0 56.5	**5.4** **57.9**	5.9 59.2	6.2 60.0	6.6 61.2	6.8 61.6	7.2 62.5
9주	체중(kg) 신장(cm)	4.2 54.0	4.4 54.9	4.6 55.4	4.9 56.6	5.2 57.3	**5.6** **58.7**	6.1 60.0	6.4 60.7	6.9 61.9	7.1 62.4	7.4 63.3
10주	체중(kg) 신장(cm)	4.4 54.7	4.6 55.6	4.8 56.1	5.1 57.3	5.4 58.0	**5.8** **59.4**	6.3 60.7	6.6 61.5	7.1 62.7	7.3 63.2	7.7 64.1
11주	체중(kg) 신장(cm)	4.5 55.4	4.8 56.3	4.9 56.8	5.3 58.0	5.6 58.7	**6.0** **60.1**	6.5 61.5	6.8 62.2	7.3 63.4	7.5 63.9	7.9 64.8
12주	체중(kg) 신장(cm)	4.7 56.0	4.9 56.9	5.1 57.4	5.5 58.7	5.7 59.4	**6.2** **60.8**	6.7 62.1	7.0 62.9	7.5 64.1	7.7 64.6	8.1 65.5
13주	체중(kg) 신장(cm)	4.8 56.6	5.1 57.6	5.2 58.0	5.6 59.3	5.9 60.0	**6.4** **61.4**	6.9 62.8	7.2 63.5	7.7 64.8	7.9 65.2	8.3 66.2

0~12개월 남아의 체중 및 신장 백분위수

		1	3	5	15	25	50	75	85	95	97	99
0개월	체중(kg) 신장(cm)	2.3 45.5	2.5 46.3	2.6 46.8	2.9 47.9	3.0 48.6	**3.3** **49.9**	3.7 51.2	3.9 51.8	4.2 53.0	4.3 53.4	4.6 54.3
1개월	체중(kg) 신장(cm)	3.2 50.2	3.4 51.1	3.6 51.5	3.9 52.7	4.1 53.4	**4.5** **54.7**	4.9 56.0	5.1 56.7	5.5 57.9	5.7 58.4	6.0 59.3
2개월	체중(kg) 신장(cm)	4.1 53.8	4.4 54.7	4.5 55.1	4.9 56.4	5.1 57.1	**5.6** **58.4**	6.0 59.8	6.3 60.5	6.8 61.7	7.0 62.2	7.4 63.1
3개월	체중(kg) 신장(cm)	4.8 56.7	5.1 57.6	5.2 58.1	5.6 59.3	5.9 60.1	**6.4** **61.4**	6.9 62.8	7.2 63.5	7.7 64.8	7.9 65.3	8.3 66.2
4개월	체중(kg) 신장(cm)	5.4 59.0	5.6 60.0	5.8 60.5	6.2 61.7	6.5 62.5	**7.0** **63.9**	7.6 65.3	7.9 66.0	8.4 67.3	8.6 67.8	9.1 68.7
5개월	체중(kg) 신장(cm)	5.8 61.0	6.1 61.9	6.2 62.4	6.7 63.7	7.0 64.5	**7.5** **65.9**	8.1 67.3	8.4 68.1	9.0 69.4	9.2 69.9	9.7 70.8
6개월	체중(kg) 신장(cm)	6.1 62.6	6.4 63.6	6.6 64.1	7.1 65.4	7.4 66.2	**7.9** **67.6**	8.5 69.1	8.9 69.8	9.5 71.1	9.7 71.6	10.2 72.6
7개월	체중(kg) 신장(cm)	6.4 64.1	6.7 65.1	6.9 65.6	7.4 66.9	7.7 67.7	**8.3** **69.2**	8.9 70.6	9.3 71.4	9.9 72.7	10.2 73.2	10.7 74.2
8개월	체중(kg) 신장(cm)	6.7 65.5	7.0 66.5	7.2 67.0	7.7 68.3	8.0 69.1	**8.6** **70.6**	9.3 72.1	9.6 72.9	10.3 74.2	10.5 74.7	11.1 75.7
9개월	체중(kg) 신장(cm)	6.9 66.8	7.2 67.7	7.4 68.3	7.9 69.6	8.3 70.5	**8.9** **72.0**	9.6 73.5	10.0 74.3	10.6 75.7	10.9 76.2	11.4 77.2
10개월	체중(kg) 신장(cm)	7.1 68.0	7.5 69.0	7.7 69.5	8.2 70.9	8.5 71.7	**9.2** **73.3**	9.9 74.8	10.3 75.6	10.9 77.0	11.2 77.6	11.8 78.6
11개월	체중(kg) 신장(cm)	7.3 69.1	7.7 70.2	7.9 70.7	8.4 72.1	8.7 73.0	**9.4** **74.5**	10.1 76.1	10.5 77.0	11.2 78.4	11.5 78.9	12.1 80.0
12개월	체중(kg) 신장(cm)	7.5 70.2	7.8 71.3	8.1 71.8	8.6 73.3	9.0 74.1	**9.6** **75.7**	10.4 77.4	10.8 78.2	11.5 79.7	11.8 80.2	12.4 81.3

13~24개월 **남아**의 체중 및 신장 백분위수

		1	3	5	15	25	50	75	85	95	97	99
13개월	체중(kg) 신장(cm)	7.6 71.3	8.0 72.4	8.2 72.9	8.8 74.4	9.2 75.3	**9.9** **76.9**	10.6 78.6	11.1 79.4	11.8 80.9	12.1 81.5	12.7 82.6
14개월	체중(kg) 신장(cm)	7.8 72.3	8.2 73.4	8.4 74.0	9.0 75.5	9.4 76.4	**10.1** **78.0**	10.9 79.7	11.3 80.6	12.1 82.1	12.4 82.7	13.0 83.8
15개월	체중(kg) 신장(cm)	8.0 73.3	8.4 74.4	8.6 75.0	9.2 76.5	9.6 77.4	**10.3** **79.1**	11.1 80.9	11.6 81.8	12.3 83.3	12.7 83.9	13.3 85.0
16개월	체중(kg) 신장(cm)	8.1 74.2	8.5 75.4	8.8 76.0	9.4 77.5	9.8 78.5	**10.5** **80.2**	11.3 82.0	11.8 82.9	12.6 84.5	12.9 85.1	13.6 86.2
17개월	체중(kg) 신장(cm)	8.3 75.1	8.7 76.3	8.9 76.9	9.6 78.5	10.0 79.5	**10.7** **81.2**	11.6 83.0	12.0 84.0	12.9 85.6	13.2 86.2	13.9 87.4
18개월	체중(kg) 신장(cm)	8.4 76.0	8.9 77.2	9.1 77.8	9.7 79.5	10.1 80.4	**10.9** **82.3**	11.8 84.1	12.3 85.1	13.1 86.7	13.5 87.3	14.2 88.5
19개월	체중(kg) 신장(cm)	8.6 76.8	9.0 78.1	9.3 78.7	9.9 80.4	10.3 81.4	**11.1** **83.2**	12.0 85.1	12.5 86.1	13.4 87.8	13.7 88.4	14.4 89.7
20개월	체중(kg) 신장(cm)	8.7 77.7	9.2 78.9	9.4 79.6	10.1 81.3	10.5 82.3	**11.3** **84.2**	12.2 86.1	12.7 87.1	13.6 88.8	14.0 89.5	14.7 90.7
21개월	체중(kg) 신장(cm)	8.9 78.4	9.3 79.7	9.6 80.4	10.3 82.2	10.7 83.2	**11.5** **85.1**	12.5 87.1	13.0 88.1	13.9 89.9	14.3 90.5	15.0 91.8
22개월	체중(kg) 신장(cm)	9.0 79.2	9.5 80.5	9.8 81.2	10.5 83.0	10.9 84.1	**11.8** **86.0**	12.7 88.0	13.2 89.1	14.2 90.9	14.5 91.6	15.3 92.9
23개월	체중(kg) 신장(cm)	9.2 80.0	9.7 81.3	9.9 82.0	10.6 83.8	11.1 84.9	**12.0** **86.9**	12.9 89.0	13.4 90.0	14.4 91.9	14.8 92.6	15.6 93.9
24개월	체중(kg) 신장(cm)	9.3 80.7	9.8 82.1	10.1 82.8	10.8 84.6	11.3 85.8	**12.2** **87.8**	13.1 89.9	13.7 91.0	14.7 92.8	15.1 93.6	15.9 94.9

25~36개월 **남아**의 체중 및 신장 백분위수

		1	3	5	15	25	50	75	85	95	97	99
25개월	체중(kg) 신장(cm)	9.5 80.7	10.0 82.1	10.2 82.8	11.0 84.7	11.4 85.9	**12.4** **88.0**	13.3 90.1	13.9 91.2	14.9 93.1	15.3 93.8	16.1 95.2
26개월	체중(kg) 신장(cm)	9.6 81.4	10.1 82.8	10.4 83.6	11.1 85.5	11.6 86.7	**12.5** **88.8**	13.6 90.9	14.1 92.1	15.2 94.0	15.6 94.8	16.4 96.2
27개월	체중(kg) 신장(cm)	9.7 82.1	10.2 83.5	10.5 84.3	11.3 86.3	11.8 87.4	**12.7** **89.6**	13.8 91.8	14.4 93.0	15.4 94.9	15.9 95.7	16.7 97.1
28개월	체중(kg) 신장(cm)	9.9 82.8	10.4 84.2	10.7 85.0	11.5 87.0	12.0 88.2	**12.9** **90.4**	14.0 92.6	14.6 93.8	15.7 95.8	16.1 96.6	17.0 98.1
29개월	체중(kg) 신장(cm)	10.0 83.4	10.5 84.9	10.8 85.7	11.6 87.7	12.1 88.9	**13.1** **91.2**	14.2 93.4	14.8 94.7	15.9 96.7	16.4 97.5	17.3 99.0
30개월	체중(kg) 신장(cm)	10.1 84.0	10.7 85.5	11.0 86.3	11.8 88.4	12.3 89.6	**13.3** **91.9**	14.4 94.2	15.0 95.5	16.2 97.5	16.6 98.3	17.5 99.9
31개월	체중(kg) 신장(cm)	10.3 84.6	10.8 86.2	11.1 87.0	11.9 89.1	12.4 90.3	**13.5** **92.7**	14.6 95.0	15.2 96.2	16.4 98.4	16.9 99.2	17.8 100.7
32개월	체중(kg) 신장(cm)	10.4 85.2	10.9 86.8	11.2 87.6	12.1 89.7	12.6 91.0	**13.7** **93.4**	14.8 95.7	15.5 97.0	16.6 99.2	17.1 100.0	18.0 101.5
33개월	체중(kg) 신장(cm)	10.5 85.8	11.1 87.4	11.4 88.2	12.2 90.4	12.8 91.7	**13.8** **94.1**	15.0 96.5	15.7 97.8	16.9 99.9	17.3 100.8	18.3 102.4
34개월	체중(kg) 신장(cm)	10.6 86.4	11.2 88.0	11.5 88.8	12.4 91.0	12.9 92.3	**14.0** **94.8**	15.2 97.2	15.9 98.5	17.1 100.7	17.6 101.5	18.6 103.2
35개월	체중(kg) 신장(cm)	10.7 86.9	11.3 88.5	11.6 89.4	12.5 91.6	13.1 93.0	**14.2** **95.4**	15.4 97.9	16.1 99.2	17.3 101.4	17.8 102.3	18.8 103.9
36개월	체중(kg) 신장(cm)	10.8 87.5	11.4 89.1	11.8 90.0	12.7 92.2	13.2 93.6	**14.3** **96.1**	15.6 98.6	16.3 99.9	17.5 102.2	18.0 103.1	19.1 104.7

0~13주(0~3개월) **여아**의 체중 및 신장 백분위수

		1	3	5	15	25	50	75	85	95	97	99
0주	체중(kg) 신장(cm)	2.3 44.8	2.4 45.6	2.5 46.1	2.8 47.2	2.9 47.9	**3.2** **49.1**	3.6 50.4	3.7 51.1	4.0 52.2	4.2 52.7	4.4 53.5
1주	체중(kg) 신장(cm)	2.3 45.9	2.5 46.8	2.6 47.2	2.9 48.4	3.0 49.1	**3.3** **50.3**	3.7 51.6	3.9 52.3	4.2 53.4	4.4 53.9	4.6 54.7
2주	체중(kg) 신장(cm)	2.5 47.1	2.7 47.9	2.8 48.4	3.1 49.5	3.2 50.2	**3.6** **51.5**	3.9 52.8	4.1 53.5	4.5 54.6	4.6 55.1	4.9 55.9
3주	체중(kg) 신장(cm)	2.7 48.0	2.9 48.8	3.0 49.3	3.3 50.5	3.5 51.2	**3.8** **52.5**	4.2 53.8	4.4 54.5	4.8 55.6	5.0 56.1	5.3 56.9
4주	체중(kg) 신장(cm)	2.9 48.9	3.1 49.7	3.3 50.2	3.5 51.4	3.7 52.1	**4.1** **53.4**	4.5 54.7	4.7 55.4	5.1 56.6	5.3 57.0	5.6 57.9
5주	체중(kg) 신장(cm)	3.1 49.7	3.3 50.5	3.5 51.0	3.8 52.2	4.0 52.9	**4.3** **54.2**	4.8 55.6	5.0 56.3	5.4 57.5	5.6 57.9	5.9 58.8
6주	체중(kg) 신장(cm)	3.3 50.4	3.5 51.3	3.7 51.8	4.0 53.0	4.2 53.7	**4.6** **55.1**	5.0 56.4	5.3 57.1	5.7 58.3	5.9 58.8	6.2 59.7
7주	체중(kg) 신장(cm)	3.5 51.2	3.7 52.1	3.8 52.5	4.2 53.8	4.4 54.5	**4.8** **55.8**	5.2 57.2	5.5 57.9	5.9 59.1	6.1 59.6	6.5 60.5
8주	체중(kg) 신장(cm)	3.7 51.9	3.9 52.8	4.0 53.2	4.4 54.5	4.6 55.2	**5.0** **56.6**	5.5 57.9	5.7 58.7	6.2 59.9	6.4 60.4	6.7 61.3
9주	체중(kg) 신장(cm)	3.8 52.5	4.1 53.4	4.2 53.9	4.5 55.2	4.7 55.9	**5.2** **57.3**	5.7 58.7	5.9 59.4	6.4 60.6	6.6 61.1	7.0 62.0
10주	체중(kg) 신장(cm)	4.0 53.2	4.2 54.1	4.3 54.6	4.7 55.8	4.9 56.6	**5.4** **57.9**	5.8 59.3	6.1 60.1	6.6 61.3	6.8 61.8	7.2 62.7
11주	체중(kg) 신장(cm)	4.1 53.8	4.3 54.7	4.5 55.2	4.8 56.4	5.1 57.2	**5.5** **58.6**	6.0 60.0	6.3 60.7	6.8 62.0	7.0 62.5	7.4 63.4
12주	체중(kg) 신장(cm)	4.2 54.3	4.5 55.3	4.6 55.8	5.0 57.0	5.2 57.8	**5.7** **59.2**	6.2 60.6	6.5 61.4	7.0 62.6	7.2 63.1	7.6 64.1
13주	체중(kg) 신장(cm)	4.3 54.9	4.6 55.8	4.7 56.3	5.1 57.6	5.4 58.4	**5.8** **59.8**	6.4 61.2	6.7 62.0	7.2 63.2	7.4 63.7	7.8 64.7

0~12개월 **여아**의 체중 및 신장 백분위수

		1	3	5	15	25	50	75	85	95	97	99
0개월	체중(kg) 신장(cm)	2.3 44.8	2.4 45.6	2.5 46.1	2.8 47.2	2.9 47.9	**3.2** **49.1**	3.6 50.4	3.7 51.1	4.0 52.2	4.2 52.7	4.4 53.5
1개월	체중(kg) 신장(cm)	3.0 49.1	3.2 50.0	3.3 50.5	3.6 51.7	3.8 52.4	**4.2** **53.7**	4.6 55.0	4.8 55.7	5.2 56.9	5.4 57.4	5.7 58.2
2개월	체중(kg) 신장(cm)	3.8 52.3	4.0 53.2	4.1 53.7	4.5 55.0	4.7 55.7	**5.1** **57.1**	5.6 58.4	5.9 59.2	6.3 60.4	6.5 60.9	6.9 61.8
3개월	체중(kg) 신장(cm)	4.4 54.9	4.6 55.8	4.7 56.3	5.1 57.6	5.4 58.4	**5.8** **59.8**	6.4 61.2	6.7 62.0	7.2 63.3	7.4 63.8	7.8 64.7
4개월	체중(kg) 신장(cm)	4.8 57.1	5.1 58.0	5.2 58.5	5.6 59.8	5.9 60.6	**6.4** **62.1**	7.0 63.5	7.3 64.3	7.9 65.7	8.1 66.2	8.6 67.1
5개월	체중(kg) 신장(cm)	5.2 58.9	5.5 59.9	5.6 60.4	6.1 61.7	6.4 62.5	**6.9** **64.0**	7.5 65.5	7.8 66.3	8.4 67.7	8.7 68.2	9.2 69.2
6개월	체중(kg) 신장(cm)	5.5 60.5	5.8 61.5	6.0 62.0	6.4 63.4	6.7 64.2	**7.3** **65.7**	7.9 67.3	8.3 68.1	8.9 69.5	9.2 70.0	9.7 71.0
7개월	체중(kg) 신장(cm)	5.8 61.9	6.1 62.9	6.3 63.5	6.7 64.9	7.0 65.7	**7.6** **67.3**	8.3 68.8	8.7 69.7	9.4 71.1	9.6 71.6	10.2 72.7
8개월	체중(kg) 신장(cm)	6.0 63.2	6.3 64.3	6.5 64.9	7.0 66.3	7.3 67.2	**7.9** **68.7**	8.6 70.3	9.0 71.2	9.7 72.6	10.0 73.2	10.6 74.3
9개월	체중(kg) 신장(cm)	6.2 64.5	6.6 65.6	6.8 66.2	7.3 67.6	7.6 68.5	**8.2** **70.1**	8.9 71.8	9.3 72.6	10.1 74.1	10.4 74.7	11.0 75.8
10개월	체중(kg) 신장(cm)	6.4 65.7	6.8 66.8	7.0 67.4	7.5 68.9	7.8 69.8	**8.5** **71.5**	9.2 73.1	9.6 74.0	10.4 75.5	10.7 76.1	11.3 77.2
11개월	체중(kg) 신장(cm)	6.6 66.9	7.0 68.0	7.2 68.6	7.7 70.2	8.0 71.1	**8.7** **72.8**	9.5 74.5	9.9 75.4	10.7 76.9	11.0 77.5	11.7 78.6
12개월	체중(kg) 신장(cm)	6.8 68.0	7.1 69.2	7.3 69.8	7.9 71.3	8.2 72.3	**8.9** **74.0**	9.7 75.8	10.2 76.7	11.0 78.3	11.3 78.9	12.0 80.0

13~24개월 **여아**의 체중 및 신장 백분위수

		1	3	5	15	25	50	75	85	95	97	99
13개월	체중(kg) 신장(cm)	6.9 69.1	7.3 70.3	7.5 709	8.1 72.5	8.4 73.4	**9.2** **75.2**	10.0 77.0	10.4 77.9	11.3 79.5	11.6 80.2	12.3 81.3
14개월	체중(kg) 신장(cm)	7.1 70.1	7.5 71.3	7.7 72.0	8.3 73.6	8.6 74.6	**9.4** **76.4**	10.2 78.2	10.7 79.2	11.5 80.8	11.9 81.4	12.6 82.6
15개월	체중(kg) 신장(cm)	7.3 71.1	7.7 72.4	7.9 73.0	8.5 74.7	8.8 75.7	**9.6** **77.5**	10.4 79.4	10.9 80.3	11.8 82.0	12.2 82.7	12.9 83.9
16개월	체중(kg) 신장(cm)	7.4 72.1	7.8 73.3	8.1 74.0	8.7 75.7	9.0 76.7	**9.8** **78.6**	10.7 80.5	11.2 81.5	12.1 83.2	12.5 83.9	13.2 85.1
17개월	체중(kg) 신장(cm)	7.6 73.0	8.0 74.3	8.2 75.0	8.8 76.7	9.2 77.7	**10.0** **79.7**	10.9 81.6	11.4 82.6	12.3 84.4	12.7 85.0	13.5 86.3
18개월	체중(kg) 신장(cm)	7.8 74.0	8.2 75.2	8.4 75.9	9.0 77.7	9.4 78.7	**10.2** **80.7**	11.1 82.7	11.6 83.7	12.6 85.5	13.0 86.2	13.8 87.5
19개월	체중(kg) 신장(cm)	7.9 74.8	8.3 76.2	8.6 76.9	9.2 78.7	9.6 79.7	**10.4** **81.7**	11.4 83.7	11.9 84.8	12.9 86.6	13.3 87.3	14.1 88.6
20개월	체중(kg) 신장(cm)	8.1 75.7	8.5 77.0	8.7 77.7	9.4 79.6	9.8 80.7	**10.6** **82.7**	11.6 84.7	12.1 85.8	13.1 87.7	13.5 88.4	14.4 89.7
21개월	체중(kg) 신장(cm)	8.2 76.5	8.7 77.9	8.9 78.6	9.6 80.5	10.0 81.6	**10.9** **83.7**	11.8 85.7	12.4 86.8	13.4 88.7	13.8 89.4	14.6 90.8
22개월	체중(kg) 신장(cm)	8.4 77.3	8.8 78.7	9.1 79.5	9.8 81.4	10.2 82.5	**11.1** **84.6**	12.0 86.7	12.6 87.8	13.6 89.7	14.1 90.5	14.9 91.9
23개월	체중(kg) 신장(cm)	8.5 78.1	9.0 79.6	9.2 80.3	9.9 82.2	10.4 83.4	**11.3** **85.5**	12.3 87.7	12.8 88.8	13.9 90.7	14.3 91.5	15.2 92.9
24개월	체중(kg) 신장(cm)	8.7 78.9	9.2 80.3	9.4 81.1	10.1 83.1	10.6 84.2	**11.5** **86.4**	12.5 88.6	13.1 89.8	14.2 91.7	14.6 92.5	15.5 93.9

25~36개월 **여아**의 체중 및 신장 백분위수

		1	3	5	15	25	50	75	85	95	97	99
25개월	체중(kg) 신장(cm)	8.9 79.0	9.3 80.4	9.6 81.2	10.3 83.2	10.8 84.4	**11.7** **86.6**	12.7 88.8	13.3 90.0	14.4 92.0	14.9 92.8	15.8 94.2
26개월	체중(kg) 신장(cm)	9.0 79.7	9.5 81.2	9.8 82.0	10.5 84.0	10.9 85.2	**11.9** **87.4**	12.9 89.7	13.6 90.9	14.7 92.9	15.2 93.7	16.1 95.2
27개월	체중(kg) 신장(cm)	9.2 80.4	9.6 81.9	9.9 82.7	10.7 84.8	11.1 86.0	**12.1** **88.3**	13.2 90.6	13.8 91.8	15.0 93.8	15.4 94.6	16.4 96.1
28개월	체중(kg) 신장(cm)	9.3 81.1	9.8 82.6	10.1 83.5	10.8 85.5	11.3 86.8	**12.3** **89.1**	13.4 91.4	14.0 92.7	15.2 94.7	15.7 95.6	16.7 97.1
29개월	체중(kg) 신장(cm)	9.5 81.8	10.0 83.4	10.2 84.2	11.0 86.3	11.5 87.6	**12.5** **89.9**	13.6 92.2	14.3 93.5	15.5 95.6	16.0 96.4	17.0 98.0
30개월	체중(kg) 신장(cm)	9.6 82.5	10.1 84.0	10.4 84.9	11.2 87.0	11.7 88.3	**12.7** **90.7**	13.8 93.1	14.5 94.3	15.7 96.5	16.2 97.3	17.3 98.9
31개월	체중(kg) 신장(cm)	9.7 83.1	10.3 84.7	10.5 85.6	11.3 87.7	11.9 89.0	**12.9** **91.4**	14.1 93.9	14.7 95.2	16.0 97.3	16.5 98.2	17.6 99.8
32개월	체중(kg) 신장(cm)	9.9 83.8	10.4 85.4	10.7 86.2	11.5 88.4	12.0 89.7	**13.1** **92.2**	14.3 94.6	15.0 95.9	16.2 98.2	16.8 99.0	17.8 100.6
33개월	체중(kg) 신장(cm)	10.0 84.4	10.5 86.0	10.8 86.9	11.7 89.1	12.2 90.4	**13.3** **92.9**	14.5 95.4	15.2 96.7	16.5 99.0	17.0 99.8	18.1 101.5
34개월	체중(kg) 신장(cm)	10.1 85.0	10.7 86.7	11.0 87.5	11.8 89.8	12.4 91.1	**13.5** **93.6**	14.7 96.2	15.4 97.5	16.8 99.8	17.3 100.6	18.4 102.3
35개월	체중(kg) 신장(cm)	10.3 85.6	10.8 87.3	11.1 88.2	12.0 90.5	12.5 91.8	**13.7** **94.4**	14.9 96.9	15.7 98.3	17.0 100.5	17.6 101.4	18.7 103.1
36개월	체중(kg) 신장(cm)	10.4 86.2	11.0 87.9	11.3 88.8	12.1 91.1	12.7 92.5	**13.9** **95.1**	15.1 97.6	15.9 99.0	17.3 101.3	17.8 102.2	19.0 103.9

0~13주(0~3개월) **남아**의 체질량지수(kg/m²) 백분위수

주	백분위수										
	1	3	5	15	25	50	75	85	95	97	99
0	10.8	11.3	11.5	12.2	12.6	13.4	14.3	14.8	15.8	16.1	16.9
1	10.5	11.0	11.3	12.0	12.5	13.3	14.2	14.7	15.6	15.9	16.6
2	10.8	11.3	11.6	12.3	12.8	13.6	14.5	15.0	15.9	16.2	16.8
3	11.4	11.9	12.2	12.9	13.4	14.2	15.1	15.6	16.5	16.8	17.5
4	11.9	12.4	12.7	13.4	13.9	14.8	15.7	16.2	17.1	17.4	18.1
5	12.3	12.8	13.1	13.9	14.3	15.2	16.2	16.7	17.6	18.0	18.7
6	12.6	13.2	13.5	14.2	14.7	15.6	16.6	17.1	18.0	18.4	19.1
7	12.9	13.5	13.8	14.5	15.0	15.9	16.9	17.4	18.4	18.7	19.5
8	13.2	13.7	14.0	14.8	15.2	16.2	17.1	17.7	18.6	19.0	19.8
9	13.4	13.9	14.2	15.0	15.4	16.4	17.4	17.9	18.9	19.3	20.0
10	13.5	14.1	14.4	15.1	15.6	16.5	17.5	18.1	19.1	19.4	20.2
11	13.7	14.2	14.5	15.3	15.7	16.7	17.7	18.2	19.2	19.6	20.3
12	13.8	14.3	14.6	15.4	15.9	16.8	17.8	18.4	19.3	19.7	20.5
13	13.9	14.4	14.7	15.5	16.0	16.9	17.9	18.4	19.4	19.8	20.6

0~13주(0~3개월) **여아**의 체질량지수(kg/m²) 백분위수

주	백분위수										
	1	3	5	15	25	50	75	85	95	97	99
0	10.8	11.2	11.5	12.1	12.5	13.3	14.2	14.7	15.5	15.9	16.6
1	10.3	10.8	11.1	11.9	12.3	13.2	14.1	14.6	15.4	15.8	16.4
2	10.6	11.1	11.4	12.1	12.6	13.5	14.3	14.8	15.7	16.0	16.7
3	11.0	11.5	11.8	12.6	13.1	14.0	14.9	15.4	16.3	16.6	17.3
4	11.4	12.0	12.3	13.0	13.5	14.4	15.4	15.9	16.8	17.2	17.9
5	11.8	12.3	12.6	13.4	13.9	14.8	15.8	16.3	17.3	17.6	18.4
6	12.1	12.6	12.9	13.7	14.2	15.1	16.1	16.7	17.6	18.0	18.8
7	12.3	12.9	13.2	14.0	14.4	15.4	16.4	17.0	17.9	18.3	19.1
8	12.5	13.1	13.4	14.2	14.7	15.6	16.6	17.2	18.2	18.6	19.4
9	12.7	13.2	13.5	14.3	14.9	15.8	16.8	17.4	18.4	18.8	19.6
10	12.8	13.4	13.7	14.5	15.0	16.0	17.0	17.6	18.6	19.0	19.8
11	13.0	13.5	13.8	14.6	15.1	16.1	17.2	17.8	18.8	19.2	20.0
12	13.1	13.6	13.9	14.8	15.3	16.2	17.3	17.9	18.9	19.3	20.1
13	13.2	13.7	14.0	14.9	15.4	16.4	17.4	18.0	19.0	19.4	20.3

0~36개월 **남아**의 체질량지수(kg/m²) 백분위수

개월	백분위수										
	1	3	5	15	25	50	75	85	95	97	99
0	10.8	11.3	11.5	12.2	12.6	**13.4**	14.3	14.8	15.8	16.1	16.9
1	12.0	12.6	12.8	13.6	14.1	**14.9**	15.9	16.4	17.3	17.6	18.3
2	13.3	13.8	14.1	14.9	15.4	**16.3**	17.3	17.8	18.8	19.2	19.9
3	13.9	14.4	14.7	15.5	16.0	**16.9**	17.9	18.5	19.4	19.8	20.6
4	14.1	14.7	15.0	15.7	16.2	**17.2**	18.2	18.7	19.7	20.1	20.9
5	14.3	14.8	15.1	15.9	16.4	**17.3**	18.3	18.9	19.8	20.2	21.0
6	14.4	14.9	15.2	15.9	16.4	**17.3**	18.3	18.9	19.9	20.3	21.1
7	14.4	14.9	15.2	15.9	16.4	**17.3**	18.3	18.9	19.9	20.3	21.1
8	14.4	14.9	15.1	15.9	16.3	**17.3**	18.2	18.8	19.8	20.2	21.0
9	14.3	14.8	15.1	15.8	16.3	**17.2**	18.1	18.7	19.7	20.1	20.8
10	14.2	14.7	15.0	15.7	16.2	**17.0**	18.0	18.6	19.5	19.9	20.7
11	14.1	14.6	14.9	15.6	16.0	**16.9**	17.9	18.4	19.4	19.8	20.5
12	14.0	14.5	14.8	15.5	15.9	**16.8**	17.7	18.3	19.2	19.6	20.4
13	13.9	14.4	14.7	15.4	15.8	**16.7**	17.6	18.1	19.1	19.5	20.2
14	13.9	14.3	14.6	15.3	15.7	**16.6**	17.5	18.0	18.9	19.3	20.1
15	13.8	14.2	14.5	15.2	15.6	**16.4**	17.4	17.9	18.8	19.2	19.9
16	13.7	14.2	14.4	15.1	15.5	**16.3**	17.2	17.8	18.7	19.1	19.8
17	13.6	14.1	14.3	15.0	15.4	**16.2**	17.1	17.6	18.6	18.9	19.7
18	13.6	14.0	14.2	14.9	15.3	**16.1**	17.0	17.5	18.5	18.8	19.6
19	13.5	13.9	14.2	14.8	15.2	**16.1**	16.9	17.4	18.4	18.7	19.5
20	13.4	13.9	14.1	14.8	15.2	**16.0**	16.9	17.4	18.3	18.6	19.4
21	13.4	13.8	14.1	14.7	15.1	**15.9**	16.8	17.3	18.2	18.6	19.3
22	13.3	13.8	14.0	14.6	15.0	**15.8**	16.7	17.2	18.1	18.5	19.2
23	13.3	13.7	14.0	14.6	15.0	**15.8**	16.7	17.1	18.0	18.4	19.1
24	13.3	13.7	13.9	14.5	14.9	**15.7**	16.6	17.1	18.0	18.3	19.1
25	13.5	13.9	14.1	14.8	15.2	**16.0**	16.9	17.4	18.3	18.6	19.4
26	13.4	13.8	14.1	14.7	15.1	**15.9**	16.8	17.3	18.2	18.6	19.3
27	13.4	13.8	14.0	14.7	15.1	**15.9**	16.8	17.3	18.2	18.5	19.2
28	13.3	13.8	14.0	14.7	15.1	**15.9**	16.7	17.2	18.1	18.5	19.2
29	13.3	13.7	14.0	14.6	15.0	**15.8**	16.7	17.2	18.1	18.4	19.1
30	13.3	13.7	13.9	14.6	15.0	**15.8**	16.7	17.2	18.0	18.4	19.1
31	13.2	13.7	13.9	14.5	15.0	**15.8**	16.6	17.1	18.0	18.4	19.1
32	13.2	13.6	13.9	14.5	14.9	**15.7**	16.6	17.1	18.0	18.3	19.0
33	13.1	13.6	13.8	14.5	14.9	**15.7**	16.6	17.0	17.9	18.3	19.0
34	13.1	13.5	13.8	14.4	14.9	**15.7**	16.5	17.0	17.9	18.2	18.9
35	13.1	13.5	13.8	14.4	14.8	**15.6**	16.5	17.0	17.9	18.2	18.9
36	13.0	13.5	13.7	14.4	14.8	**15.6**	16.5	17.0	17.8	18.2	18.9

0~36개월 **여아**의 체질량지수(kg/m²) 백분위수

개월	백분위수										
	1	3	5	15	25	50	75	85	95	97	99
0	10.8	11.2	11.5	12.1	12.5	**13.3**	14.2	14.7	15.5	15.9	16.6
1	11.6	12.1	12.4	13.2	13.6	**14.6**	15.5	16.1	17.0	17.3	18.0
2	12.6	13.2	13.5	14.3	14.8	**15.8**	16.8	17.4	18.4	18.8	19.5
3	13.2	13.7	14.0	14.9	15.4	**16.4**	17.4	18.0	19.0	19.4	20.3
4	13.5	14.0	14.3	15.2	15.7	**16.7**	17.7	18.3	19.4	19.8	20.6
5	13.7	14.2	14.5	15.3	15.8	**16.8**	17.9	18.5	19.6	20.0	20.8
6	13.7	14.3	14.6	15.4	15.9	**16.9**	18.0	18.6	19.6	20.1	20.9
7	13.8	14.3	14.6	15.4	15.9	**16.9**	18.0	18.6	19.6	20.1	20.9
8	13.7	14.3	14.6	15.4	15.9	**16.8**	17.9	18.5	19.6	20.0	20.8
9	13.7	14.2	14.5	15.3	15.8	**16.7**	17.8	18.4	19.4	19.9	20.7
10	13.6	14.1	14.4	15.2	15.7	**16.6**	17.7	18.2	19.3	19.7	20.6
11	13.5	14.0	14.3	15.1	15.5	**16.5**	17.5	18.1	19.1	19.6	20.4
12	13.4	13.9	14.2	15.0	15.4	**16.4**	17.4	17.9	19.0	19.4	20.2
13	13.3	13.8	14.1	14.8	15.3	**16.2**	17.2	17.8	18.8	19.2	20.1
14	13.3	13.7	14.0	14.7	15.2	**16.1**	17.1	17.7	18.7	19.1	19.9
15	13.2	13.7	13.9	14.6	15.1	**16.0**	17.0	17.5	18.6	19.0	19.8
16	13.1	13.6	13.8	14.6	15.0	**15.9**	16.9	17.4	18.4	18.8	19.7
17	13.0	13.5	13.8	14.5	14.9	**15.8**	16.8	17.3	18.3	18.7	19.5
18	13.0	13.4	13.7	14.4	14.8	**15.7**	16.7	17.2	18.2	18.6	19.4
19	12.9	13.4	13.6	14.3	14.8	**15.7**	16.6	17.2	18.1	18.5	19.3
20	12.9	13.3	13.6	14.3	14.7	**15.6**	16.5	17.1	18.1	18.5	19.3
21	12.8	13.3	13.6	14.2	14.7	**15.5**	16.5	17.0	18.0	18.4	19.2
22	12.8	13.3	13.5	14.2	14.6	**15.5**	16.4	17.0	17.9	18.3	19.1
23	12.8	13.2	13.5	14.2	14.6	**15.4**	16.4	16.9	17.9	18.3	19.1
24	12.8	13.2	13.5	14.1	14.6	**15.4**	16.3	16.9	17.8	18.2	19.0
25	13.0	13.4	13.7	14.4	14.8	**15.7**	16.6	17.1	18.1	18.5	19.3
26	13.0	13.4	13.7	14.4	14.8	**15.6**	16.6	17.1	18.1	18.5	19.3
27	13.0	13.4	13.7	14.3	14.8	**15.6**	16.5	17.1	18.0	18.4	19.2
28	12.9	13.4	13.6	14.3	14.7	**15.6**	16.5	17.0	18.0	18.4	19.2
29	12.9	13.4	13.6	14.3	14.7	**15.6**	16.5	17.0	18.0	18.4	19.2
30	12.9	13.3	13.6	14.3	14.7	**15.5**	16.5	17.0	17.9	18.3	19.1
31	12.9	13.3	13.6	14.2	14.7	**15.5**	16.4	17.0	17.9	18.3	19.1
32	12.8	13.3	13.5	14.2	14.6	**15.5**	16.4	16.9	17.9	18.3	19.1
33	12.8	13.3	13.5	14.2	14.6	**15.5**	16.4	16.9	17.9	18.3	19.0
34	12.8	13.2	13.5	14.2	14.6	**15.4**	16.4	16.9	17.9	18.2	19.0
35	12.8	13.2	13.5	14.1	14.6	**15.4**	16.3	16.9	17.8	18.2	19.0
36	12.8	13.2	13.5	14.1	14.5	**15.4**	16.3	16.9	17.8	18.2	19.0

남아의 누운 신장(cm)별 체중(kg) 백분위수

신장(cm)	백분위수										
	1	3	5	15	25	50	75	85	95	97	99
45	2(kg)	2.1	2.1	2.2	2.3	**2.4**	2.6	2.7	2.9	2.9	3
45.5	2.1	2.1	2.2	2.3	2.4	**2.5**	2.7	2.8	2.9	3	3.1
46	2.1	2.2	2.3	2.4	2.5	**2.6**	2.8	2.9	3	3.1	3.3
46.5	2.2	2.3	2.3	2.5	2.5	**2.7**	2.9	3	3.1	3.2	3.4
47	2.3	2.4	2.4	2.5	2.6	**2.8**	3	3.1	3.2	3.3	3.5
47.5	2.3	2.4	2.5	2.6	2.7	**2.9**	3	3.1	3.3	3.4	3.6
48	2.4	2.5	2.6	2.7	2.8	**2.9**	3.1	3.2	3.4	3.5	3.7
48.5	2.5	2.6	2.6	2.8	2.9	**3**	3.2	3.3	3.5	3.6	3.8
49	2.6	2.7	2.7	2.9	2.9	**3.1**	3.3	3.4	3.6	3.7	3.9
49.5	2.6	2.7	2.8	2.9	3	**3.2**	3.4	3.5	3.8	3.8	4
50	2.7	2.8	2.9	3	3.1	**3.3**	3.5	3.7	3.9	4	4.1
50.5	2.8	2.9	3	3.1	3.2	**3.4**	3.6	3.8	4	4.1	4.2
51	2.9	3	3.1	3.2	3.3	**3.5**	3.8	3.9	4.1	4.2	4.4
51.5	3	3.1	3.2	3.3	3.4	**3.6**	3.9	4	4.2	4.3	4.5
52	3.1	3.2	3.3	3.4	3.5	**3.8**	4	4.1	4.4	4.5	4.6
52.5	3.2	3.3	3.4	3.6	3.7	**3.9**	4.1	4.3	4.5	4.6	4.8
53	3.3	3.4	3.5	3.7	3.8	**4**	4.3	4.4	4.6	4.7	4.9
53.5	3.4	3.5	3.6	3.8	3.9	**4.1**	4.4	4.5	4.8	4.9	5.1
54	3.5	3.6	3.7	3.9	4	**4.3**	4.5	4.7	4.9	5	5.3
54.5	3.6	3.8	3.8	4	4.2	**4.4**	4.7	4.8	5.1	5.2	5.4
55	3.7	3.9	4	4.2	4.3	**4.5**	4.8	5	5.3	5.4	5.6
55.5	3.9	4	4.1	4.3	4.4	**4.7**	5	5.1	5.4	5.5	5.8
56	4	4.1	4.2	4.4	4.6	**4.8**	5.1	5.3	5.6	5.7	5.9
56.5	4.1	4.3	4.3	4.6	4.7	**5**	5.3	5.4	5.7	5.9	6.1
57	4.2	4.4	4.5	4.7	4.8	**5.1**	5.4	5.6	5.9	6	6.3
57.5	4.4	4.5	4.6	4.8	5	**5.3**	5.6	5.8	6.1	6.2	6.5
58	4.5	4.6	4.7	5	5.1	**5.4**	5.7	5.9	6.2	6.4	6.6
58.5	4.6	4.8	4.9	5.1	5.3	**5.6**	5.9	6.1	6.4	6.5	6.8
59	4.7	4.9	5	5.2	5.4	**5.7**	6	6.2	6.6	6.7	7
59.5	4.8	5	5.1	5.4	5.5	**5.9**	6.2	6.4	6.7	6.9	7.2
60	5	5.1	5.2	5.5	5.7	**6**	6.3	6.5	6.9	7	7.3
60.5	5.1	5.3	5.4	5.6	5.8	**6.1**	6.5	6.7	7.1	7.2	7.5
61	5.2	5.4	5.5	5.8	5.9	**6.3**	6.6	6.8	7.2	7.4	7.7
61.5	5.3	5.5	5.6	5.9	6.1	**6.4**	6.8	7	7.4	7.5	7.8
62	5.4	5.6	5.7	6	6.2	**6.5**	6.9	7.1	7.5	7.7	8
62.5	5.5	5.7	5.8	6.1	6.3	**6.7**	7	7.3	7.6	7.8	8.1
63	5.6	5.8	5.9	6.2	6.4	**6.8**	7.2	7.4	7.8	8	8.3
63.5	5.7	5.9	6	6.3	6.5	**6.9**	7.3	7.5	7.9	8.1	8.4
64	5.8	6	6.2	6.5	6.6	**7**	7.4	7.7	8.1	8.2	8.6
64.5	5.9	6.1	6.3	6.6	6.8	**7.1**	7.6	7.8	8.2	8.4	8.7

여아의 누운 신장(cm)별 체중(kg) 백분위수

신장(cm)	백분위수										
	1	3	5	15	25	50	75	85	95	97	99
45	2.0(kg)	2.1	2.1	2.2	2.3	2.5	2.6	2.7	2.9	2.9	3.1
45.5	2.1	2.2	2.2	2.3	2.4	2.5	2.7	2.8	3.0	3.0	3.2
46	2.1	2.2	2.3	2.4	2.5	2.6	2.8	2.9	3.1	3.1	3.3
46.5	2.2	2.3	2.3	2.5	2.6	2.7	2.9	3.0	3.2	3.2	3.4
47	2.3	2.4	2.4	2.6	2.6	2.8	3.0	3.1	3.3	3.3	3.5
47.5	2.4	2.4	2.5	2.6	2.7	2.9	3.1	3.2	3.4	3.4	3.6
48	2.4	2.5	2.6	2.7	2.8	3.0	3.2	3.3	3.5	3.5	3.7
48.5	2.5	2.6	2.7	2.8	2.9	3.1	3.3	3.4	3.6	3.7	3.8
49	2.6	2.7	2.7	2.9	3.0	3.2	3.4	3.5	3.7	3.8	3.9
49.5	2.7	2.8	2.8	3.0	3.1	3.3	3.5	3.6	3.8	3.9	4.1
50	2.7	2.8	2.9	3.1	3.2	3.4	3.6	3.7	3.9	4.0	4.2
50.5	2.8	2.9	3.0	3.2	3.3	3.5	3.7	3.8	4.0	4.1	4.3
51	2.9	3.0	3.1	3.2	3.4	3.6	3.8	3.9	4.2	4.3	4.4
51.5	3.0	3.1	3.2	3.4	3.5	3.7	3.9	4.0	4.3	4.4	4.6
52	3.1	3.2	3.3	3.5	3.6	3.8	4.0	4.2	4.4	4.5	4.7
52.5	3.2	3.3	3.4	3.6	3.7	3.9	4.2	4.3	4.6	4.7	4.9
53	3.3	3.4	3.5	3.7	3.8	4.0	4.3	4.4	4.7	4.8	5.0
53.5	3.4	3.5	3.6	3.8	3.9	4.2	4.4	4.6	4.9	5.0	5.2
54	3.5	3.6	3.7	3.9	4.0	4.3	4.6	4.7	5.0	5.1	5.3
54.5	3.6	3.7	3.8	4.0	4.2	4.4	4.7	4.9	5.2	5.3	5.5
55	3.7	3.9	3.9	4.1	4.3	4.5	4.8	5.0	5.3	5.4	5.7
55.5	3.8	4.0	4.0	4.3	4.4	4.7	5.0	5.2	5.5	5.6	5.8
56	3.9	4.1	4.2	4.4	4.5	4.8	5.1	5.3	5.6	5.8	6.0
56.5	4.0	4.2	4.3	4.5	4.7	5.0	5.3	5.5	5.8	5.9	6.2
57	4.1	4.3	4.4	4.6	4.8	5.1	5.4	5.6	5.9	6.1	6.3
57.5	4.3	4.4	4.5	4.8	4.9	5.2	5.6	5.7	6.1	6.2	6.5
58	4.4	4.5	4.6	4.9	5.0	5.4	5.7	5.9	6.2	6.4	6.7
58.5	4.5	4.6	4.7	5.0	5.2	5.5	5.8	6.0	6.4	6.5	6.8
59	4.6	4.8	4.9	5.1	5.3	5.6	6.0	6.2	6.6	6.7	7.0
59.5	4.7	4.9	5.0	5.2	5.4	5.7	6.1	6.3	6.7	6.9	7.2
60	4.8	5.0	5.1	5.4	5.5	5.9	6.3	6.5	6.9	7.0	7.3
60.5	4.9	5.1	5.2	5.5	5.6	6.0	6.4	6.6	7.0	7.2	7.5
61	5.0	5.2	5.3	5.6	5.8	6.1	6.5	6.7	7.2	7.3	7.6
61.5	5.1	5.3	5.4	5.7	5.9	6.3	6.7	6.9	7.3	7.5	7.8
62	5.2	5.4	5.5	5.8	6.0	6.4	6.8	7.0	7.4	7.6	8.0
62.5	5.3	5.5	5.6	5.9	6.1	6.5	6.9	7.2	7.6	7.8	8.1
63	5.4	5.6	5.7	6.0	6.2	6.6	7.0	7.3	7.7	7.9	8.3
63.5	5.5	5.7	5.8	6.1	6.3	6.7	7.2	7.4	7.9	8.0	8.4
64	5.6	5.8	5.9	6.2	6.4	6.9	7.3	7.5	8.0	8.2	8.5
64.5	5.7	5.9	6.0	6.3	6.6	7.0	7.4	7.7	8.1	8.3	8.7

여아의 연령별 체중, 출생~6개월(퍼센타일)

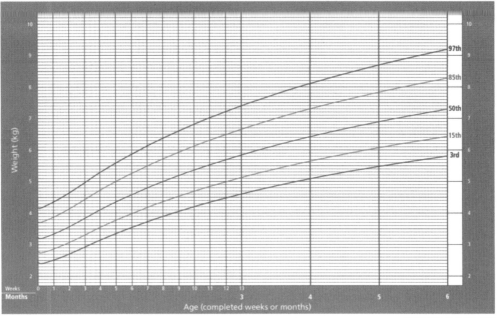

WHO Child Growth Standards

남아의 연령별 체중, 출생~6개월(퍼센타일)

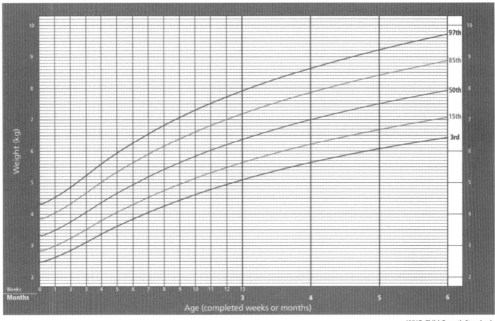

WHO Child Growth Standards

여아의 연령별 키, 출생~6개월(퍼센타일)

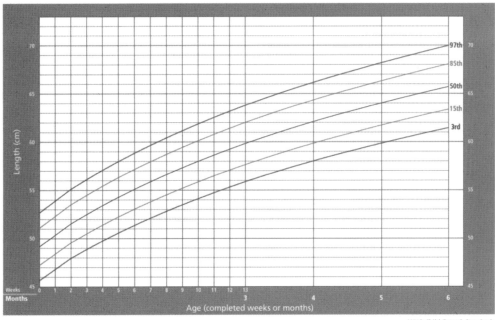

남아의 연령별 키, 출생~6개월(퍼센타일)

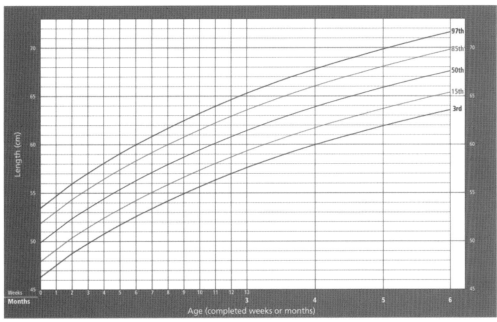

여아의 신장별체중-비만도, 출생~24개월(퍼센타일)

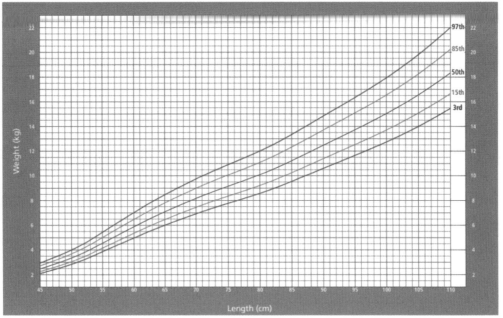

WHO Child Growth Standards

남아의 신장별체중-비만도, 출생~24개월(퍼센타일)

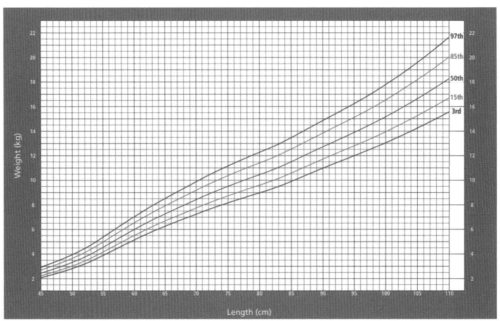

WHO Child Growth Standards

찾아보기

ㄱ

갈락토즈혈증 212
감기 189, 193, 197, 206, 208, 231, 281
감기약 169, 171, 174, 227
갑상선 기능저하 174, 281
갑상선 기능항진 174, 281
결핵 183, 184, 270
고기 31, 32, 63, 118, 134~136, 207, 222, 249, 261, 267, 274
고형식 30~32, 79, 109, 134, 138, 205, 258, 267, 274
곰팡이 감염 152
교차요람식 수유 자세 88, 190
구개열, 구순열 93, 94
국내 모유수유율 22~25, 126

ㄴ

냉동 보관 240, 246~248, 270
냉동젖 녹이는 방법 247
냉장 보관 239, 240, 246~248
노리개젖꼭지 38, 43, 46, 70, 78, 83, 121, 154, 194, 237, 253, 286
녹변 52, 54, 92, 147, 148
농양 159, 161~163
뇌 발달 18
누워서 먹이는 자세 34, 88, 167, 196, 273

ㄷ

5가지 식품군 31, 63, 222
다이어트 143, 228
단백가수분해분유 123, 126
단설소대 200, 288
단순포진 바이러스 183
담배와 모유수유 58, 63, 225, 283
당뇨병 있는 엄마의 모유수유 181
대변 35, 147, 231
대변 보지 않을 때 148
대변의 양 52
대변 횟수 35, 71, 99, 146

대상포진 181, 183
대소변 기저귀 개수 99
독감 예방접종 174

ㅁ

만성 B형간염 산모 176
맥주와 모유수유 223, 283
먹는 습관(식습관) 80, 96, 119, 140, 193, 266
먹다 남은 모유 243
면역 글로불린 30, 176, 178, 258
면역 성분 36, 44, 49~51, 135, 171, 216
모유 강화제 217
모유 끊을 때 258
모유대체품 판촉에 관한 국제 규약 129
모유량 99, 100, 120, 125, 150, 196, 241
모유량이 너무 많을 때 285
모유량이 부족할 때 101, 196
모유를 약하게 빨 때 200
모유를 충분히 먹은 아기 98
모유 먹는 아기에게 보충해 줄 것 103
모유 보관 246
　　냉동 보관 240, 246~248, 270
　　냉장 보관 239, 240, 246~248
　　상온 보관 246
모유 부족 99, 120, 196
모유 부족(이차성) 121
모유 부족(일차성) 120
모유 생성 호르몬 245
모유수유 교육 33
모유수유 기간 20, 21, 30
모유수유 기록 75
모유수유모 예방접종 173
모유수유 시간 51, 69, 201
모유수유 시 젖이 아플 때 151
모유수유아와 분유수유아 체중 증가 차이 100
모유수유아 우유 먹이기 260
모유수유아의 고형식(이유식) 32, 134, 137
모유수유아의 변 145
모유수유아 트림시키기 93
모유수유 엄마가 먹을 수 있는 약 169
모유수유에 성공하려면 36, 42, 60
모유수유에 성공하려면(직장 나가는 엄마) 236
모유수유에 친근한 소아청소년과 65
모유수유와 생리 278

모유수유와 흡연 225, 283
모유수유율 22~29
모유수유율 감소 이유 25
모유수유의 장점 16~21
모유수유 중 문제 38
모유수유 초기에 알아둘 것들 82
모유수유 한쪽만 90
모유수유 횟수 33, 42, 96, 101, 110
모유에 피가 섞여 나오면 150
모유은행 123, 126, 270
모유의 성분 49
모유의 장점 17
모유의 질 267
모유의 질병 예방 효과 17
모유의 특성 49
모유 잘 나오게 하는 법 58
모자동실 18, 28, 33, 37, 38, 46, 60, 61
모자동실이 중요한 이유 37, 68
몸무게 31, 44, 52, 79, 83, 99, 109, 131
몸무게가 잘 안 늘 때 100, 122, 132
몸무게가 적을 때 131
몸무게가 적을 때(신생아 시기) 133
몸무게 감소 99
무지방 우유 64, 261, 262
물젖 53
묽은 변 145, 147, 206, 208
미숙아 16, 18, 49, 72, 95, 171, 209
미숙아 모유 먹이기 72, 216
미식축구식 수유 자세 88
미역국 282, 283
민물고기 283

ㅂ

밤에 먹이기 70
밤중수유 110~119
밤중수유 줄이는 법 115
밥 안 먹고 젖만 빨려 하면 203
배고파할 때 먹이자 69, 198
버릇 가르치기 32
변의 횟수 146
보충수유 필요성 122
보충수유 하는 법 123
보충식 66, 123, 126
분리불안 114
분유 126
붉은색 소변 147

비만 16, 17, 132, 261, 265
비타민 64
비타민A 108, 139
비타민B12 63, 222, 283
비타민D 103~109
비타민K 65, 109, 125
B형간염 보유자 44
B형간염 예방접종 65, 176~179
빈혈 20, 31, 115, 140~142, 206
빌리루빈 수치 122, 123, 213~215

ㅅ

사례 193, 195, 196, 200
사출 56, 193
사출반사 55
사출에 영향을 미치는 요소 58
사출이 너무 강할 때 191, 195
사출이 늦어질 때 57, 58
사출이 잘 안 될 때 57
산전 검진 61
산전 모유수유 교육 33, 60
산전 유방 마사지 62
산후우울증 19
산후조리 75
산후조리 보약 172
산후조리원 27, 28
산후 출혈 9
산후 합병증 68
산후 회복 19, 228
설사 40, 44, 54, 147, 206, 208, 274
설탕물 22, 43, 44, 135
설파제 172
성숙유 40, 50, 68, 231
소대변 기록 75
소변의 양 52
소변 횟수 99
손으로 젖 짜기 243
수두 174, 181
수두 예방접종 182, 183
수면습관 80, 110, 114~116
수면 의식 115
수유모 약품 안전성 169
수유보충기 70, 84, 85, 100, 102, 122, 123, 125, 181, 210
수유 시 보채는 아기 190, 194
수유 자세 85, 88

수유 자세(잘못된 경우) 151
수유 중 유방 압박하기 94
수유 횟수 석볼 때 110
수유 후 젖을 짜면 168
술 223
스스로 잠드는 습관 114
식사와 모유수유 222
신생아 굶기지 말라 36
신생아 모유 먹이기 42, 44, 78, 83
신생아 몸무게 79, 83
신생아 밤중수유 110
신생아 시기 몸무게가 적을 때 133
신생아 적정 수유량 73
신생아 황달에 관한 보호자 안내문 213
쌍둥이 수유 76
C형간염 180

ㅇ

아구창 153, 189, 232
아목시실린 172, 175
아스피린 175
아침 이유식 140
아토피 피부염 16, 206
알레르기 29, 44, 127, 135, 193, 228, 266
약 62, 169, 172, 174
약하게 빠는 아기 200
양쪽 젖 수유 90
엄마가 먹은 음식이 아기에게 영향 미칠 때 197
엄마와 아기의 피부 접촉 65
엉덩이가 짓무를 때 54
A형간염 예방접종 186
염색 229, 279
엽산 64
영아산통 114
예방접종과 모유수유 173
오곡가루 42, 44, 50
오구멘틴 175
옥시토신 19, 55
완전모유수유(완모수) 31, 135
완전모유수유율 22
요람식 수유 자세 88, 166
요오드 282
우는 아기 달래는 법 80
우유 198, 260
우유병 42, 72, 84, 95, 124, 251

우유병 거부 252
우유병 꼭지 70, 84, 164
누뉴병 수유 55
우유병으로 먹이지 않으려면 77
우유병으로 모유 주기 95, 251
우유병으로 젖 먹이는 연습 238, 255
울혈 예방 155
원드링크 223
위식도 역류증 94
유관구 막힘 156
유관 내 유두종 150
유당과다 55
유당불내성 208
유두 동통 151
유두 보호기 152, 160, 165
유두혼동 77, 83
유두혼동 고치려면 84
유두혼동 생기는 원인 84
유두 훈련 150
유방 농양 159, 161~163
유방 수술 162
유방암 20, 160, 195
유방 울혈 154~157, 194
유방이 아플 때 150
유방 크기 62
유선염 157~161, 195
유선염 예방법 160
유선염이 잘 생기는 경우 157
유선염 재발 160
유선염 증상 157
유선염 치료법 158
유선염 항생제 치료 159, 161
유축기 39~41, 238, 244
유축기 깔때기 77, 256
유축기 사용 전 알아둘 것들 41
음주와 모유수유 223
24시간 모자동실 18, 28, 38
이유식 22, 31, 94, 117, 118, 137, 140, 215
이유식과 잠자기 118
이유식 먹이는 시간 135
이차성 모유 부족 121
인공젖꼭지 70
일본 산후케어센터 43
일차성 모유 부족 120
임산부가 보충할 것 63
임신과 모유수유 228

ㅅ

자면서 먹는 습관 111
자연분만 64
잘 먹고 있는지 아는 방법 35
잘못된 수유 자세 194
잠 31, 112
장염 16, 145, 208, 274
재수유에 성공하려면 143
저지방 우유 261, 262
전동식 유축기 40, 75, 102, 144, 217, 244, 255
전유 82
전유만 먹이게 되는 흔한 경우 52
전유 많이 먹은 아기의 증상 52
전유후유불균형 51
정기점검(소아청소년과 방문) 39, 71
정장제 54, 146
젖꼭지가 아플 때 192
젖 끊기 189, 258, 285
젖 끊는 약 229, 260, 285
젖먹는 데 집중하지 않는 아기 203
젖먹다 졸려 하는 아기 199
젖먹이는 방법 81
젖물림(젖물리기) 34, 85, 194
젖 빨기 93
젖 생성 호르몬 225
젖양 늘리는 방법 101
젖양 변화 154
젖양을 유지해야 196
젖양이 너무 많으면 196
젖양이 적을 때 56, 196
젖을 거부하는 아기 188, 193
젖을 깨무는 아기 202
젖을 깨물렸을 때 대처법 203
젖을 깨물지 않게 하려면 202
젖을 물고 자려는 아기 204
젖을 약하게 빠는 아기 200
젖을 오래 빨면 30, 201
젖을 제대로 못 빠는 아기 200
젖을 조금씩 자주 먹는 아기 201
젖을 직접 물리기 힘든 경우 114, 217
젖이 너무 많이 나올 때 167
젖이 늦게 돌 때 197
젖이 샐 때 166
젖 짜기 39, 193, 217, 238, 241

젖 짜기(손으로) 243
젖 짜기(유축기로) 244
젖 짜는 방법 241
제왕절개 33, 61, 64, 68, 83, 88, 179, 245, 284
종합감기약 174, 227
종합비타민 64, 283
중이염 71, 127, 189, 192, 197, 253, 273
직장 나가는 엄마 236
진균 감염 152
진균 감염 치료법 153
진통제 155, 159, 275
짜놓은 젖 먹이는 연습 238
짜증이 많은 아기 198

ㅊ

차(茶) 227
채식주의자 엄마 49, 63, 222, 283
천식 16, 17
천식약 227
철분 20, 31, 32, 49, 64, 109, 134, 206, 207, 267, 274
철분강화분유 109
철분 강화 시리얼 136
철분약 109, 207, 267
초유 16, 40, 50
초콜릿 227
출산 과정과 모유수유 64
출산 전 검진 61
출산 전 모유수유 교육 33, 60
출산하러 갈 때 준비할 것들 62
출산 후 직접 젖을 먹일 수 없을 경우 74
출생 후 첫 1주일 33
충치 207, 253, 274, 275
치과 치료와 모유수유 281

ㅋ

카제인 50, 146, 148
카페인 226
칸디다감염 150, 152, 276
캥거루 케어 218
커피와 모유수유 227
컵 수유 70, 95, 217, 252
컵 수유 시 주의할 점 96
키/체중 141

ㅌ

태변 147
트림 53, 81, 93, 195, 274
트림시키는 법 93, 94

ㅍ

파마 229
퍼센타일 133
편평 유두 61
프로락틴 19, 47, 225, 245
피부 접촉 64, 65, 73, 122, 125
피임 20, 278

ㅎ

한국 모유수유율 22~29
한국 완전모유수유율 26
한쪽 젖만 먹으려는 아기 201
한쪽 젖 수유 90
한쪽 젖이 잘 안 나올 때 166
함몰 유두 61, 163~165
함몰 유두 교정기 277
항생제 153, 157, 159~161, 172, 175
항암제 172, 212
항체검사 176, 178
해동된 모유 248
해열제 175
헤파빅 176~179
혀로 젖꼭지를 밀 때 194
혀의 움직임(젖 빨 때와 우유병 빨 때) 123, 218
혀 짧은 아기 198
호프만 방법 61, 165, 276
혼합수유 120, 250
황달 209
황달(모유가 원인일 때) 210
황달과 모유수유 211
황색포도상구균 160
후유 82
흡연 225, 283

성공적인 모유수유를 위한
「엄마 젖이 최고야」 DVD 한국 출시!!

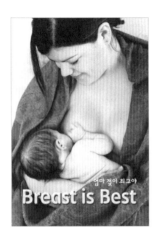

「엄마 젖이 최고야」 DVD는?

- 노르웨이 The National Resource Center for Breastfeeding에서 제작한 DVD(45분)로 2008년 새로 전면 개정된 내용입니다.

- 세계 여러 나라에서 다양한 언어로 번역되었으며 아시아에서는 한국에서 처음으로 번역되었습니다.

- 세계보건기구(WHO)와 유니세프(UNICEF)의 성공적인 모유수유를 위한 10단계를 근간으로 하고 있습니다.

「엄마 젖이 최고야」가 다루고 있는 33가지 주제들

※ 하나씩 따로 떼어 볼 수 있도록 구성되어 있습니다.

모유수유의 과거와 현재 | 모유수유의 장점 - 엄마 | 모유수유 준비 | 신생아 모유수유 방법 | 제왕절개 중 모유수유 | 피부 접촉의 중요성 | 모유수유의 장점 - 아기 | 산후우울증 | 수유량을 알 수 있는 방법 | 배고파 하는 단계별 신호 | 모유수유 자세 - 엄마, 아기 | 젖물기(latch-on) | 졸린 아기 깨우는 방법 | 단설소대 | 올바른 유방 관리 | 유두 통증 | 편평 유두와 함몰 유두 | 크고 늘어지는 유방 | 모유수유 tip | 유방 울혈 | 보충 수유 | 컵수유 | 우유병과 노리개젖꼭지 | 미숙아 | 유축(손이나 유축기)과 보관 | 젖양 부족 | 밤중수유 | 유관구 막힘과 유선염 | 수유모 지지 모임 | 젖을 먹이지 못할 때 | 쌍둥이나 다태아 | 복직 | 모유수유 기간

기획 한국모유수유연구소 | 번역 정유미(소아청소년과전문의, FABM, IBCLC)
제작 육아방송 | DVD 구입 문의 d55452@hanmail.net